El gran libro del masaje

Apreciado lector:

Me siento honrada de participar en su viaje por las maravillas del contacto a través del masaje.

La experiencia de dar y recibir un masaje es tal que usted la apreciará y crecerá con ella. Una vez haya comenzado la exploración del masaje, las posibilidades son infinitas. Imagine a toda la familia compartiendo el don de dar por medio del contacto físico lleno de amor y compasión. Nosotros nunca dejamos de necesitar amor o de ser amados, por lo que el contacto físico cariñoso suple esta necesidad en su totalidad.

Para mí, la alegría del masaje consiste en poder ver y saber que se le puede ayudar a alguien a sentirse mejor, tanto emocional como físicamente. ¡Tocar es sanar; es una gran bendición! Mi intención aquí es compartir con usted mis años de experiencia y conocimiento gracias a una guía fácil que le permita ensayar el masaje en usted mismo y en otros.

Namaste,

Valerie Voner

El gran libro del masaje

Técnicas prácticas y sencillas que usted puede emplear en casa para aliviar el estrés, estimular la sanación y sentirse maravillosamente

Valerie Voner, L. M. T., C. R. T., R. M. T.

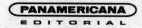
PANAMERICANA
EDITORIAL

Para toda mi familia. Ustedes completan mi vida.

Voner, Valerie
    El gran libro del masaje / Valerie Voner ; traductora Marisa Schmid. --
Bogotá : Panamericana Editorial, 2011.
    300 p. ; 23 cm.
    Incluye bibliografía e índice.
    Título original : The everything massage book.
    ISBN 978-958-30-3559-3
    1. Masaje - Técnicas 2. Masaje - Uso terapéutico I. Schmid, Marisa Ilona,
tr. II. Tít.
615.822 cd 21 ed.
A1271615

        CEP-Banco de la República-Biblioteca Luis Ángel Arango

Editor
Panamericana Editorial Ltda.

Dirección editorial
Conrado Zuluaga

Edición en español
César A. Cardozo Tovar

Traducción
Marisa Schmid

Diagramación y diseño de carátula
Diego Martínez

Fotografía de carátula
© Yuri Arcurs - Fotolia.com

Título original: The Everything® Massage Book

Primera edición en Panamericana Editorial Ltda., enero de 2011

© 2011 Panamericana Editorial Ltda., de la traducción al español
Calle 12 No. 34-30, tels.: (57 1) 3649000
Fax: (57 1) 2373805
www.panamericanaeditorial.com
Bogotá D.C., Colombia

© 2004 F+W Publications, Inc
Adams Media, an F+W Publications Company
57 Littlefield Street, Avon, MA 02322 U.S.A.
www.adamsmedia.com

ISBN: 978-958-30-3559-3

Impreso por Panamericana Formas e Impresos S.A.
Calle 65 No. 95-28, tel.: (57 1) 4302110, fax (57 1) 2763008
Bogotá D.C., Colombia
Quien sólo actúa como impresor.

Contenido

Agradecimientos

Gracias a todos los maestros que he tenido durante mi viaje hacia el trabajo de sanación por medio del contacto físico compasivo. Le doy las gracias a Dios por las muchas bendiciones que recibo y por la oportunidad de trabajar prestando un servicio. Gracias, Taylor, mi hijo, por el apoyo tuyo y de tu familia: Jen, Ashley y bebé Taylor. Amber, gracias por permitirme terminar el libro el día de tu cumpleaños; eres una hija maravillosa. A todos mis hermanos y a mis padres, mucho amor. Mi agente, Barb Doyen, y mi editor, Eric Hall, a ustedes les doy las gracias por animarme siempre durante los tiempos difíciles. Muchas bendiciones a mis amistades; el amor y apoyo de ustedes me han sostenido. Gracias al lector por escoger mi libro. Espero que lo disfrute tanto como lo he disfrutado yo. En paz, *namaste*.

Los diez principales
Beneficios del masaje

1. El masaje es un contacto físico amable y compasivo.
2. El masaje permite la comunicación sin el uso de palabras.
3. El masaje ayuda a calmar la acidez, el dolor abdominal y otros problemas digestivos relacionados con el estrés.
4. El dolor crónico disminuye con el masaje regular.
5. El masaje durante el embarazo ayuda a aliviar los dolores de espalda y contribuye a la salud muscular.
6. Un masaje de cinco minutos puede calmar y energizar.
7. El masaje continuo estimula todos los sistemas del cuerpo para que funcionen adecuadamente.
8. El masaje ayuda a aliviar el estrés y los dolores de cabeza causados por la sinusitis y reduce la tensión en el cuello.
9. Los bebés que reciben masajes lloran menos y son más saludables.
10. Los masajes crean y promueven sentimientos fuertes de conexión entre la persona que da y la que recibe.

Introducción

DESDE LOS COMIENZOS DE LA HUMANIDAD, los humanos han reconocido la importancia y el beneficio del contacto físico. El masaje es una inclinación natural para el contacto, y para calmar, frotar con el fin de desaparecer o aliviar lo que lo esté aquejando. Usted hace parte de esta historia enriquecedora al contribuir con su masaje. Los masajes con manos y dedos abren la puerta del descubrimiento a medida que van eliminando los achaques y los dolores. Un masaje de espalda lleno de amor se convierte en un experimento de contacto a medida que usted va viajando con una variedad de movimientos para felicidad de su pareja. El masaje es un regalo tierno que usted le hace a la barriguita de su bebé, que le permite observar cómo, riéndose, se retuerce de regocijo. El masaje es una forma de comunicación: usted realmente puede hablar con alguien sin utilizar las palabras. Cuando usted cariñosamente frota los brazos y las manos cansadas de una persona mayor, a quien ama, usted está expresando sus sentimientos a través del masaje compasivo. No hay nada de misterioso en esta manera de comunicación: esto es dar de forma abierta y sincera. La energía entre usted y la persona que recibe fluye libre y claramente. El contacto amable tiene que ver con el amor.

El contacto a través del masaje es compartir su ser con otros. Una relación de honor y de confianza se establece por medio de dar y recibir un masaje cariñoso. Recibir un masaje es brindarle confianza a la persona que lo da; dar un masaje es honrar a quien lo recibe. El conocimiento que va a recibir con este libro contribuirá a su relación consigo mismo y con los demás. Usted está abriendo una puerta a un bienestar completo a medida que estudia el contacto educado, y visualiza sus manos como herramientas de sanación. El masaje quita los achaques y dolores mientras produce bienestar en su instinto más primigenio, el contacto físico.

El masaje hoy en día se usa en una variedad de ambientes. Es utilizado por todos, desde bebés hasta atletas y hombres de negocios. Se emplea para la terapia física y en tratamientos específicos de determinada enfermedad médica. El masaje se ha vuelto popular en muchas áreas de sanación, incluyendo tratamientos de enfermería y *spa*, y, por parte de doctores, en ciertas curaciones que no requieren de medicamentos.

Este libro es una guía que le enseñará cómo emplear el masaje y cómo compartir sus dones. Usted aprenderá varias técnicas, que puede emplear en usted mismo, en amigos y en familiares. Usted podría, inclusive, descubrir que desea seguir una carrera en masajes, y el último capítulo le podría servir de herramienta y ayudarle a encontrar la escuela indicada para usted.

Nosotros hablaremos de los diferentes pases y movimientos que hay en el masaje, exploraremos la variedad de masajes que existen, y le ofreceremos una amplia selección para escoger. A medida que va desarrollando un masaje bien estudiado, sus dedos sabrán qué hacer sobre el cuerpo que están masajeando.

A través del estudio y el examen del masaje, usted entrará en un mundo nuevo, emocionante y libre. Descubrirá que la relajación física y emocional que va a sentir como receptor y oferente del masaje libera el espíritu. Bienvenido al mundo de entrega de dicha. Siéntase libre para dar el salto y ensayar sus pases.

Capítulo 1
Entonces, en resumidas cuentas, ¿qué es el masaje?

Cualquier persona que piense en masajes imagina una situación donde existe una persona en estado relajado y otra que aplica movimientos suaves y constantes para aumentar más la relajación. El cuerpo es como la paleta del pintor, perfecta para el masaje; es la superficie de la piel que pide el masaje. Es más, su reacción intuitiva al dolor, ya sea físico o emocional, es la de estirar la mano y tocar, frotando, instintivamente, el área lastimada, para suavizar el dolor. El masaje es, sencillamente, una expresión organizada de su propia habilidad natural.

Comprender el significado del masaje

El masaje es un sistema que promueve la salud integral, que es el equilibrio del cuerpo, de la mente y del espíritu en un ambiente saludable y libre de drogas. Podemos describir el masaje como la manipulación de tejido y músculo blando para ayudar a la sanación natural, empleando manos, brazos y dedos como herramientas. La aplicación sistemática del contacto físico curativo crea un ambiente de equilibrio que ofrece, a cambio, una buena salud. El masaje ofrece relajación o estimulación, dependiendo de las técnicas empleadas, y estimula la felicidad y la alegría sin importar si la persona es la que recibe o la que da. Resumiendo, el masaje es clave para aumentar nuestro bienestar.

Hecho

Nuestros cuerpos tienen un don innato: la capacidad de promover nuestra propia sanación. El contacto físico es una herramienta efectiva que acciona esta reacción curativa natural. El masaje, al permitir que el cuerpo se relaje, crea un ambiente terapéutico para las funciones curativas del cuerpo.

La estimulación de los sentidos

Nuestro mayor receptor sensorial, la piel, es el objetivo obvio del contacto terapéutico; sin embargo, el masaje afecta todos los sentidos. El uso de aceite tibio y fragante sobre la piel activa el sentido del olfato, lo que contribuye, aún más, a la relajación. Si, fuera de eso, el aceite tiene propiedades medicinales, se estimulan sus habilidades naturales de sanación, y se lleva al cuerpo hacia un mayor equilibrio.

Recibir un masaje con nuestros ojos cerrados permite que mentalmente visualicemos los efectos calmantes viendo a través de los sentimientos. La música suave y tranquilizadora nos arrulla y nos lleva hacia un espacio más profundo de relajación, lo que nos permite liberar toda la tensión. Al comunicarse con nuestro cerebro, el masaje curativo envía señales de confianza, lo que hace que nuestros cuerpos se relajen aún más.

Reacción nerviosa y de tejido

La reacción del tejido blando al masaje es la liberación de la dureza de los músculos tensionados, y el flujo de oxígeno por todo el cuerpo. A medida que la circulación del oxígeno y de la sangre se estabiliza, el cuerpo se anima a funcionar bien. Los masajes estimulan el sistema nervioso al enfocarse directamente en los nervios, debajo de la piel, y en las ramas principales de la espina dorsal.

¡Alerta!

El dolor es una señal natural que nos advierte alguna falla dentro del cuerpo; es una advertencia temprana que no se debe ignorar. La reacción de dolor está presente para sonar la alarma, para que prestemos atención adecuada. El dolor nos indica que debemos comenzar la búsqueda para encontrar su causa.

El sistema nervioso le habla a cada músculo y órgano en el cuerpo. Como el masaje conserva la salud nerviosa, apoya la salud en general. A medida que el tejido conectivo del cuerpo se restaura para que este quede funcionando a un nivel máximo por medio del masaje, el ser emocional reacciona produciendo una sensación de bienestar profundo. Esta sensación de paz se extiende a un nivel espiritual, ya que el masaje mantiene la conexión del cuerpo, la mente y el espíritu.

¿Qué hace el masaje?

El masaje crea un estado relajado del ser. Las sesiones regulares de masajes reducen en gran medida nuestro estrés. El masaje estimula nuestra circulación deficiente, y ayuda al buen flujo de oxígeno y de sangre a través de nuestro cuerpo. Una mala circulación puede producir rigidez y calambres musculares. Todos conocemos los calambres de los dedos del pie o de la pierna, sobre todo aquellos que ocurren a mitad de la noche.

Hecho

Por años, a todos nos han enseñado a estirarnos antes y después del ejercicio. Estudios recientes reportan que el estiramiento de un músculo frío no necesariamente es la mejor práctica. Debemos primero calentar los músculos y tejidos conectivos, lentamente, para evitar lesiones. Caminar durante cinco minutos antes del estiramiento es una de las mejores formas de relajar y soltar las articulaciones y músculos rígidos.

Un músculo congestionado no solo obstaculiza la función corporal, sino que bloquea la energía. Este bloqueo crea un área de dolor que podría provocar un estado crónico de debilidad. Para prevenir estos bloqueos veamos unas sugerencias sencillas:

- Respire correctamente, antes, durante y después de cualquier forma de esfuerzo.
- Camine antes de correr.
- Haga estiramientos antes de cualquier ejercicio prolongado.
- Aprenda a hacer masajes y a utilizarlos.
- Practique el yoga simple.
- Medite regularmente.
- Visualícese a sí mismo como un ser fuerte y saludable.

El masaje no solo ayuda a mantener el bienestar, sino que ayuda a que la buena salud regrese. Nuestros cuerpos consisten en células que componen el tejido de los huesos, piel, músculos, tendones, ligamentos y fascia, así como los nervios, venas y arterias. Muchas enfermedades reaccionan al poder de la sanación a través del masaje. Los dolores de cabeza disminuyen cuando se relaja el tejido de la cabeza, lo que permite que el flujo de oxígeno y sangre alimente al cerebro y a los nervios y músculos que lo rodean. El dolor crónico se reduce o desaparece por medio de la aplicación constante de masajes. Los músculos se relajan, mejora la digestión y el sistema de eliminación de productos de desecho. El masaje es un complemento para cualquier tratamiento médico porque estimula los efectos curativos del mismo.

La historia del masaje

El masaje tiene raíces en todas las culturas antiguas. Las personas de todo el mundo, desde comienzos de los tiempos, se han tocado por instinto, con ternura y amor. Tocar, sostener, abrazar, frotar son todas inclinaciones que pertenecen al universo. Hasta las culturas tribales más remotas han incluido algún tipo de masaje en las curaciones de enfermedades. Los sanadores tribales, conocidos como chamanes, hacían las veces de sacerdotes y, al mismo tiempo, de médicos, y la curación física estaba estrechamente ligada al espíritu. Las primeras prácticas de los chamanes incluían la frotación de la piel como parte del proceso curativo. La técnica chamán consistía en el frote de la piel desde el centro del cuerpo hasta las extremidades, lo que liberaba el cuerpo de enfermedades y malos espíritus por medio de la expulsión.

Prácticas orientales de masajes

Los antiguos chinos desarrollaron el procedimiento del anma o anmo, técnica de masaje que consiste en presionar y frotar partes específicas para calentar las extremidades y curar los órganos. Así como las culturas tribales creían que el cuerpo y el espíritu no eran dos cosas separadas, los chinos también pensaban igual y sostenían que si se sana el uno, se sana el otro. El masaje chino fue considerado un aspecto importante de la sanación, y se desarrollaron escuelas que enseñaban los diferentes métodos.

El masaje anmo de la China se practicaba en el Japón, y finalmente se desarrolló en el shiatsu. Basado en el concepto del equilibrio, el shiatsu fue y sigue siendo utilizado para mejorar todas las funciones por medio de la presión con los dedos a lo largo de los meridianos de energía (ver capítulo 18 para más información acerca del shiatsu y los meridianos).

Información esencial

El mejoramiento de las técnicas de masajes asiáticos continuó con la llegada de la acupuntura, que muchas veces se combina con el shiatsu. Tanto el masaje shiatsu como la acupuntura se enfocan sobre los mismos puntos de los meridianos de energía del cuerpo.

A pesar de que la primera mención de los masajes proviene de China, los viajes entre este territorio e India y Egipto sugieren que cada uno de estos países desarrolló un estilo de masaje único para sus culturas individuales, aunque similares en algunos aspectos. Se dice que de la India proviene un tipo de masaje y baño denominado "lavado", que todavía se utiliza hoy en las culturas indias y árabes. Las técnicas de masaje se hacían en ambientes de baños de vapor, e incluían amasamiento, golpeteo, fricción y manipulación de articulaciones.

Masajes en Grecia y Roma

Las prácticas de masaje y ejercicio florecieron dentro de la sociedad griega. El médico y sacerdote Esculapio fue fundamental en el desarrollo de los famosos gimnasios griegos, donde se promovía una combinación de masajes, ejercicios y tratamientos de agua para librar al cuerpo de enfermedades y apoyar la salud en general.

A Esculapio le fue otorgado el rango divino de dios de la medicina.

Hipócrates (*ca.* 460-377 a. C.), conocido como el padre de la medicina moderna, también se lleva el crédito de ser el promotor del masaje. Su trabajo se basa en la idea de que el cuerpo necesita ser equilibrado para funcionar como debe ser. Él prescribía el masaje como herramienta para que el cuerpo se llenara de bienestar.

Hecho

Hipócrates revolucionó la práctica de la medicina con sus ideas y procedimientos nuevos. Él introdujo el concepto de que los síntomas se relacionan con el entorno del paciente, y empleó tales síntomas como guía para el tratamiento. Hipócrates fue uno de los primeros médicos que comenzó a escuchar el corazón.

Hipócrates creó un tipo de frotamiento llamado anatripsis. La introducción del anatripsis revolucionó la práctica del frotamiento. A diferencia del estilo antiguo chamánico de masaje, donde la meta era frotar hasta que los espíritus malévolos y enfermedades fueran expulsados lejos del cuerpo frotando hacia las extremidades, Hipócrates creía que frotar hacia el corazón era mucho más efectivo. Él pensaba que el masaje movía los fluidos hacia el centro del cuerpo, lo que liberaba al cuerpo, efectivamente, de las toxinas y de los productos de desecho.

La época romana siguió apoyando la terapia de masaje y agua, herramientas que utilizó en tratamientos para el dolor crónico y trastornos musculares, y en otras enfermedades. A diferencia de los griegos, los romanos no instituyeron ningún entrenamiento formal para los médicos, y la mayoría de los doctores eran esclavos, barberos o sacerdotes con poca formación. El masaje muchas veces era administrado por esclavos que trabajaban en los gimnasios. Estos proveedores de masaje también practicaban la medicina.

Claudius Galen (*ca.* 129-216) era un escritor y médico griego prolífico. Galen pasó la mayor parte de su tiempo en Roma, donde ofrecía masajes y terapias de baño a emperadores romanos y a gladiadores. Galen escribió en detalle instrucciones para ejercicios, masajes y terapias de agua destinados a tratamientos para lesiones y dolencias específicas.

La caída del Imperio Romano trajo cambios desafortunados al mundo de la medicina porque muchas de las prácticas beneficiosas fueron suprimidas y prohibidas.

A pesar de que los médicos y transcriptores médicos que vivieron durante ese largo período de la historia seguían empleando el masaje, los baños y el ejercicio, estos descubrimientos médicos importantes, junto a otras enseñanzas, casi se pierden.

Información esencial

Julio César, que era epiléptico, también sufría de neuralgia, enfermedad nerviosa que provocaba un dolor intenso sobre las áreas de su cuerpo y cabeza. A él le hacían masajes de tipo fricción como tratamiento para la neuralgia y como prevención de sus ataques epilépticos.

Los médicos árabes mantuvieron el masaje con vida

A medida que Europa declinaba, las naciones árabes endosaban y utilizaban las enseñanzas de Hipócrates, de Galen y de los filósofos antiguos de Grecia y Roma. Un persa, de nombre Al-Kazi (864-930), también conocido como Rhazes, fue un gran médico musulmán y un escritor productivo enormemente influenciado por estas primeras creencias y tradiciones. Con este conocimiento, muchas veces recomendaba el uso de dietas, ejercicios, baños y masajes.

Otro médico persa, Ibn Sina, también conocido como Avicena (980-1037) tuvo enorme influencia de las prácticas médicas romanas y griegas. Se trató de un escritor prolífico, cuyo trabajo más conocido es *El canon de la medicina*, que es un libro que clasifica, describe y presenta las causas de innumerables enfermedades, y que recomienda el masaje, el baño y el ejercicio como tratamientos de males clasificados.

Masaje en el siglo XIX

El tratamiento natural para las enfermedades utilizando el concepto europeo antiguo de curación, celebró una renovación en el siglo XIX. El masaje moderno puede encontrar sus raíces en este período, cuando prevenir enfermedades y alcanzar buena salud era la meta de la medicina. El redescubrimiento del ejercicio físico como forma de sanación natural que hace parte del trabajo de sanación se puede observar en todos los aspectos del trabajo curativo desde ese entonces. La medicina y la cirugía se utilizaban como medio de curación, y algunos practicantes comenzaron a investigar la experiencia de los gimnasios como alternativa.

Información esencial

La medicina moderna se basa en la alopatía, esto es, medicina y cirugía, para tratar los efectos de la enfermedad, mas no la causa. La medicina tradicional es homeopática, es decir, trata la causa de la enfermedad. La integración de ambos estilos le brinda a usted el mejor tratamiento.

A principios del siglo XIX, Peter Ling, de origen sueco, fisiólogo y experto en esgrima, adaptó un sistema de ejercicio conocido como la gimnasia médica. Junto al ejercicio activo y a movimientos activo-pasivos realizados con la ayuda de un terapeuta, el sistema de Ling recalcaba la importancia de los movimientos pasivos. Estos tenían que ver con golpeteos, amasamientos, frotación, fricción, deslizamientos, sacudidas y muchas otras acciones que, claramente, son técnicas de masajes.

Ling estableció el Instituto Sueco Central de Gimnasia Real, donde se estudiaban los movimientos suecos. Las escuelas tuvieron su auge por toda Europa, y los programas de entrenamiento se desarrollaron para enseñar estas técnicas de curación. Dos hermanos estadounidenses, George y Madison Taylor, estudiaron los movimientos suecos y llevaron los métodos de Ling a los Estados Unidos, donde establecieron un centro de ortopedia en Nueva York.

La aceptación del término 'masaje'

Finalmente, a finales del siglo XIX, la palabra masaje se comenzó a utilizar para describir un componente de curación individual. El masaje era considerado como una modalidad propia con lenguaje propio. Los términos *effleurage, petrissage, tapotement* y "masaje" fueron utilizados cuando se hablaba de la aplicación de estas técnicas conjuntamente con la terapia física. Los libros fueron publicados con instrucciones del masaje sueco así como con otra información que ofrecían otros médicos que empleaban el masaje como forma curativa.

El masaje de hoy

El masaje de hoy es una profesión viable que tiene muchos propósitos. Un masajista profesional recibe una formación estructurada en una escuela estatal acreditada que únicamente maneja el tema del masaje. Los masajistas profesionales han fundado varias organizaciones y asociaciones que representan al masaje y a otros trabajadores del cuerpo. Por ejemplo, la Directiva Nacional de Certificación para el Masaje Terapéutico y Trabajo Corporal impone estándares estrictos de prácticas y requerimientos de continua evidencia competitiva, lo que hace que el estatus del masaje entre al reino del profesionalismo en el cuidado de la salud.

El masaje tiene beneficios innegables que se integran bien con otras formas de tratamiento. Investigaciones han comprobado que el masaje mejora la circulación, incluyendo el movimiento linfático, alivia la congestión entre las articulaciones, y ayuda a liberar la tensión y el estrés del cuerpo. La historia del masaje es como un tapiz tejido con muchos colores y texturas brillantes. El arte del masaje sigue porque el tapiz es un trabajo de arte en progreso. A medida que usted practica las técnicas que aprende en este libro, aporta al trabajo del tapiz, tejiendo un patrón que es especialmente de su autoría.

¿Quién se beneficia del masaje?

Cualquier persona se puede beneficiar del masaje, quien lo practica o quien lo recibe. El instinto natural de un padre es frotar la espalda de su bebé, lo que produce inmediata tranquilidad y bienestar tanto al bebé como al padre. Todos tratamos de ayudarle a alguien que sufre de dolor físico, emocional o espiritual a través del contacto físico. Una simple caricia con la mano significa empatía y compasión.

El uso específico del masaje se ve en muchos campos. La aplicación del masaje se puede encontrar en los hospicios, hogares para el adulto mayor, embarazos y partos. Es un capital importante en el cuidado moderno de la salud, y es recomendado en los consultorios de los quiroprácticos en asociación con la terapia física, y en hospitales como parte de los planes de recuperación. El masaje es igualmente importante en el campo del ejercicio para ayudar a los atletas a tener un buen estado físico y no sentir dolor, y la industria de la belleza también incluye su uso.

El masaje y la recuperación

Estudios indican que el contacto físico compasivo acelera la recuperación de la enfermedad y brinda una liberación de las tensiones que obstaculizan la sanación. Sin importar si una persona se encuentra en el hospital o en la casa, un masaje agradable ayuda a que se restablezca la salud. A medida que los tejidos reciben el masaje, los músculos se relajan y absorben más oxígeno y sangre, lo cual ayuda a que el cuerpo se fortalezca. El agotamiento que prosigue a la enfermedad muchas veces disminuye y puede hasta ser eliminado a través del masaje.

Las personas que sufren de artritis disfrutan el masaje, y encuentran alivio en los dolores articulares y del tejido conectivo. La carencia de movilidad que sufren quienes padecen artritis muchas veces puede ser disminuida por medio del masaje continuo. La artritis, enfermedad degenerativa de las articulaciones, es una de muchas en este grupo de enfermedades que tienen en común la inflamación de las articulaciones, dolor e imposibilidad de movimiento. El masaje es una de las maneras de proporcionar alivio a aquellas personas con este tipo de dolencia.

¡Alerta!

El masaje no es apropiado cuando las articulaciones con artritis están inflamadas. El cuerpo se está protegiendo de manera natural del uso excesivo, produciendo la inflamación en las articulaciones, que resulta en rigidez, hinchazón, exceso de calor en el área afectada así como dolor. Espere a que baje la hinchazón antes de masajear el área inflamada.

El masaje y el trabajo

Cuando estamos parados ocho horas al día, por ejemplo, como un mesero, docente, constructor, enfermera o cualquier otra ocupación que requiera que uno esté de pie, los músculos de espalda, piernas y cuello reciben gran estrés. Aquellas personas que deben estar sentadas todo el día en sus trabajos generan un estrés perjudicial en otras articulaciones y músculos, como espalda, caderas y hombros e inhiben la circulación natural. El peligro de la tensión junto al esfuerzo muscular o a la falta de circulación debe ser reducido. Los masajes frecuentes son esenciales para la salud y el bienestar de todos nuestros músculos cuando el cuerpo se estresa al estar parado o sentado por mucho tiempo.

Las personas que trabajan haciendo movimientos repetitivos también se benefician del masaje. No importa si estamos hablando de golpes de martillo o de escribir sobre el teclado, el uso constante de los mismos músculos muchas veces los debilita así como a los que están en el área que los rodea. Las personas al servicio de otras, como profesionales médicos, trabajadores de situaciones de emergencia, educadores, padres y trabajadores corporales, continuamente exigen a sus cuerpos sin descansar. Aquellas personas que reciben el masaje están recibiendo también instrucciones para relajarse. La persona sobre la cual se está trabajando se suelta a manera de rendición, y libera a su mente y a su cuerpo para su tranquilidad.

El masaje y los deportes

El masaje es una herramienta útil para condicionar los músculos para el ejercicio. Al estimular los músculos, el masaje los tonifica para que tengan un desempeño óptimo. Cuando se masajean después del ejercicio pesado, también se les ayuda a relajarse, pues se extraen rápidamente los productos de desecho. Si se ha padecido una lesión, el masaje mejora la circulación y la función linfática y permite que haya una reparación más veloz.

No se olvide de su mascota

A los animales también les fascina el masaje. Los perros o caballos permiten que nosotros los acariciemos suave, pero firmemente, con una presión pareja a lo largo de sus músculos. Una mascota joven aprende desde pequeña a relajarse y a recibir, lo que crea un patrón que puede continuar a lo largo de toda la vida del animal. Los gatos también permiten el masaje, pero, por lo general, por un período más corto de tiempo. No importa qué tipo de mascota usted tenga, trate de acariciarla suavemente a lo largo de la espalda o de las patas, para acostumbrarla al masaje, el cual ayuda al animal nervioso a relajarse y a crear un ambiente de tranquilidad silenciosa.

¿Puedo aprender a masajearme a mí mismo?

Cualquier persona puede aprender a dar un masaje, todo lo que se requiere es aprender el contacto físico compasivo. Todos sabemos cómo tocar con cariño; el siguiente paso es disciplinar ese conocimiento en un sistema efectivo de masaje.

El masaje es divertido y fuente de placer y cariño. No importa si usted se da el masaje a sí mismo, a un amigo o una persona amada, el arte terapéutico del masaje lleva un estado de conciencia del cuerpo suyo, como primera prioridad, y del de la persona que lo recibe.

Relajación y masaje

Hemos hablado brevemente de la toma de conciencia de los músculos y de cómo reconocer la liberación de la tensión. El acto de dar un masaje es una instrucción de total relajación. El contacto inicial enseña al cuerpo, sin palabras, a confiar en otra persona y en nosotros mismos y a crear un ambiente de sanación. Cada posición, silenciosamente, se centra en el receptor para decirle que se suelte, y que libere sus músculos, se relaje y se restaure.

Hecho

Muchos de nosotros no utilizamos nuestros pulmones en toda su capacidad; es más, tomamos aire corto y poco profundo. Inhale hondamente a través de su nariz, y sienta cómo el aire llena su diafragma. Sostenga la respiración, y luego exhale lentamente, y experimente cómo se contrae el abdomen al expulsar el aire. A medida que aprendemos a respirar bien, nos vamos a sentir más relajados y con más energía.

Si usted ensaya este simple ejercicio para relajar sus músculos, va a poder sentir la experiencia de tener conciencia del cuerpo, que es tan importante en el masaje. Siéntese en una silla cómoda con las plantas de sus pies sobre el piso y sus manos en cada descansabrazo o dejándolas a un lado. Cierre sus ojos y encuentre un punto cómodo con su respiración:

1. Respire lentamente, permitiendo que el aire llene su estómago.
2. Sostenga la respiración, cuente hasta tres y exhale lentamente sintiendo como se libera todo el aire.
3. Vuelva a inhalar, tomando conciencia de sus manos; estas van a comenzar a hacer cosquillas o a sentirse pesadas.
4. Al exhalar, permanezca conectado a sus manos.
5. Una vez más, respire profundamente y sostenga el aire, y sienta cómo su barriga lo expulsa.
6. Lentamente, permita que el aire salga nuevamente hasta aplanar su estómago.
7. Sacuda sus manos con delicadeza, sintiendo cómo toda la tensión abandona su cuerpo.
8. Relaje sus pies y deje que cada hueso, músculo, tendón y ligamento se relaje y se desplome hacia el descanso.
9. Llegue hasta el área de las pantorrillas y espinillas y relájelas.
10. Sienta cómo sus pies y piernas se vuelven más pesados, y suelte cualquier indicio de tensión escondido.
11. Lleve su estado de conciencia hacia sus rodillas, deje que se relajen y se hundan en el suelo. Sienta cómo sus muslos y tendones se relajan.

12. Suelte los últimos vestigios de tensión de sus caderas y nalgas, y permita que la parte inferior de su cuerpo se relaje totalmente.

13. Sienta cómo se relaja su espalda; permita que su espina dorsal se sumerja y relaje; imagine completamente descansado cada nervio y músculo de su espalda.

14. Permita que se relajen sus hombros y brazos; comience a sentir cada parte de sus manos desde la muñeca hasta los dedos; relájese.

15. A medida que respira lentamente hacia dentro y hacia fuera, cada órgano se está relajando, mientras lo invade una sensación de tranquilidad desde adentro; sienta esa tranquilidad.

16. Diríjase hacia su cuello y permita que todos los músculos de esa parte se relajen.

17. Sienta cómo se relaja su cara, quijada, boca, lengua y dientes; permita que también se relajen sus mejillas, sus senos paranasales, su nariz, sus ojos y su frente.

18. Imagine que una luz brillante aparece detrás de sus párpados, entre sus cejas, en la mitad de su frente; ese es su tercer ojo, su centro psíquico.

19. Permita que esa luz fluya hacia la parte de arriba de su cabeza, después baje por la parte trasera de su cuerpo a lo largo de su espina y luego hasta los nervios de la planta de los pies. Pinte la luz con un color rosado u ópalo suave y brillante.

20. Siéntase completamente relajado, cada parte de su cuerpo libre de tensiones y preocupaciones. Esta es la sensación que alcanzamos cuando experimentamos el masaje. Esta es la intención con la cual entramos en una relación con la terapia del contacto físico.

El contacto físico compasivo a través del masaje sana en todos los niveles. Nos ayuda a relajarnos, lo que, a su vez, alimenta nuestros cuerpos, mente y alma. Se desarrolla en nosotros como una sensación de confianza para que podamos recibir o dar un masaje, lo cual desarrolla una profunda sensación en el ser.

Capítulo 2
La importancia del contacto físico

En el masaje, sus ojos muchas veces residen en sus dedos y manos, porque las sensaciones que usted recoge a través de ellos transmiten impresiones inmediatas. Usted aprende a evaluar por medio del tacto dónde debe trabajar sobre el cuerpo que yace debajo de sus manos. El milagro y la felicidad que se crean mediante este tipo de expresión son sencillos, pero profundos. Cada vez que usted encuentre un área que requiere un masaje específico, la emoción de lo que se descubre es impresionante.

¿Qué es el contacto físico?

El primer sentido que se utiliza en la vida es el del tacto. Los bebés son arrullados, abrazados, alimentados y envueltos, lo que equivale a darles la bienvenida a este mundo. Para los bebés, el contacto físico no solo es una señal de seguridad, sino que también desencadena la hormona del crecimiento. Para los niños de todas las edades, el metabolismo normal depende del contacto físico. Las familias viven en ambientes cerrados, compartiendo el espacio, tocándose el uno al otro, tranquilizando a los niños y adultos de igual manera, para hacerles sentir que están en un lugar seguro y que todo está bien. Nosotros necesitamos del contacto físico para sobrevivir.

El contacto físico no solo estimula el crecimiento, sino que también es un ingrediente especial en el desarrollo de un ser bien adaptado. Ser tocado con amor promueve el bienestar espiritual, físico, mental y emocional. Para poder ser un bebé, un niño y, finalmente, un adulto feliz, lleno de amor, inteligente y estable se necesita de un contacto físico tierno y lleno de cuidado. Los bebés comienzan tal contacto físico desde el útero de sus madres. Al nacer, el primer sentido que el bebé demuestra es la necesidad del tacto, ya sea el de succión para amamantarse o el de querer sentir a su mamá con sus manitas. No hay un pensamiento consciente al hacer esto, es una conducta instintiva impulsiva, que permite al recién nacido reaccionar al sentido del tacto.

El tacto es un sentido

La sensación del tacto se origina a través de los receptores de nuestra piel, que son unos órganos sensoriales que reciben información, conocida como estímulo, ya sea desde adentro o desde fuera de nuestros cuerpos, y luego transmiten esta información como impulso nervioso al cerebro, el cual identifica la sensación, y lleva nuestra conciencia al sentimiento.

Hecho

El tacto, o sensación táctil, está conectado a receptores conocidos como mecanorreceptores, capaces de percibir tres tipos (o niveles) de sensaciones: el tacto, la presión y la vibración.

Los receptores que se encuentran justamente debajo de la capa superior de la piel reaccionan a la estimulación que resulta en la sensación del contacto físico. Estos receptores del contacto le permiten a usted tener la habilidad para sentir el contacto, y saber si es leve y genérico o profundo y localizado. Cuando se toca de manera leve, usted reconoce que algo ha tocado la piel, pero a lo mejor no puede reconocer exactamente qué o dónde está siendo tocado. Tocar a alguien tan suave como con una pluma, explorando la superficie de la piel, crea una sensación de cosquilleo que permanece después de haber retirado los dedos. Con el contacto localizado, usted sabe con precisión dónde está siendo tocado su cuerpo gracias a la presión firme de dedos y manos. Los receptores del tacto para la presión y vibración se encuentran más hacia dentro del cuerpo en los niveles inferiores del tejido. Estas sensaciones de presión y vibración generalmente cubren un área del cuerpo más amplia y duran más que las sensaciones leves o localizadas.

Receptores de temperatura y dolor

La reacción a lo caliente y a lo frío se conoce como sensación termorreceptiva. Los receptores termorreceptivos son terminaciones nerviosas libres que reaccionan a las temperaturas ambientales, tanto internas como externas. Estos receptores se encuentran en la piel, el tejido y los órganos.

Los receptores del dolor son terminaciones nerviosas que se encuentran en casi todo el cuerpo y son esenciales para sobrevivir. El dolor es la reacción a la sobreestimulación del tacto y a la temperatura. A medida que estos receptores del dolor reaccionan al estímulo, alertan al cuerpo acerca del peligro y le informan que algo anda mal.

Introducir el contacto físico a otros y a sí mismo

Su piel puede sentir diferentes niveles de contacto. Usted puede reconocer el leve murmullo de la brisa suave así como el oleaje fuerte del océano cuando golpean contra su piel. Usted también tiene la habilidad de adaptarse al contacto, como cuando siente el peso constante de su abrigo de invierno por un minuto o dos y después de un rato ya no siente la carga adicional. Los receptores de contacto en su piel se ajustan a la presencia constante del abrigo, y permiten que su conciencia se concentre en otra parte.

El contacto físico como medio de comunicación

Usted toca a su bebé con mucho cuidado y frota su espalda para recordarle que usted está ahí para protegerlo. Usted abraza a su pareja, permanece en contacto próximo, y permite que su cuerpo roce levemente el de él o de ella para mantener la conexión. Usted saluda a un amigo con un abrazo fuerte. Usted agarra y sostiene las manos de un mentor u otra persona a la cual honra, en señal de bienvenida calurosa. Usted puede tocar ligeramente a la persona con la que está hablando como forma de permanecer en contacto o de precisar los puntos de discusión. Usted conoce a alguien por primera vez y saluda con las manos de manera breve, pero firme.

En cada uno de estos encuentros, el contacto físico fue el medio de comunicación. Se dice mucho a través del contacto, en especial con el masaje, porque con él usted se comunica por medio de diferentes niveles. El contacto físico puede ser firme o profundo. A veces es tan leve que el calor de la energía se puede transmitir sin ser tocado.

Información esencial

Oriente siempre el masaje hacia la necesidad particular del receptor de ese momento. Averigüe si existe algún área adolorida o lesionada. Pregunte si el receptor está preocupado, bajo mucho estrés o si tiene algún problema emocional. Averigüe si el masaje que va a recibir al final del día es para relajarse o si el receptor tiene que regresar al trabajo y necesita un descanso energizante.

Siempre hable primero con su pareja de masaje, identifique las áreas sensibles y prepare una zona cómoda. Una vez haya preparado a la persona que va a recibir el masaje, los diferentes movimientos serán las "palabras" que se emplearán durante la sesión. Usted y las personas sobre las cuales va a trabajar disfrutarán el viaje del masaje multiplicado por diez, siempre y cuando usted tenga la intención de utilizar el masaje apropiado.

La intuición y el contacto físico

La intuición es esa parte suya que le permite saber en qué lugar debe trabajar y qué hacer sin tener ninguna pista del receptor. Usted puede obtener una sensación real o un pensamiento o, inclusive, una imagen de lo que el receptor disfrutará. Siempre hágale caso a su ser intuitivo, y déjese guiar por lo que usted siente. El contacto a través de la intuición añade profundidad a su masaje, permitiendo que usted se convierta en más que solo un técnico.

Tocar o masajear a alguien muchas veces produce una reacción en su propio cuerpo. Usted puede estar masajeando a una persona y sentir un leve dolor en su hombro izquierdo. Practique el masaje sobre el mismo hombro a su receptor utilizando su cuerpo como guía, evaluando qué tipo de movimiento o presión debe utilizar. Confíe en lo que usted siente, y se dará cuenta de que, a medida que trabaja esa zona, el dolor en su hombro o donde quiera que lo sienta, se disipará.

Hecho

El 9 de septiembre de 1971, el Exploratorio del Palacio de Bellas Artes de San Francisco, abrió una exposición permanente llamada Cúpula Táctil. La exposición se encuentra dentro de una estructura en forma de cúpula geodésica cuyo interior es un laberinto completamente oscuro, para el cual se requiere de una hora y quince minutos para recorrerlo, guiado únicamente por medio del tacto. El sendero oscuro es una experiencia que solo depende de la habilidad de los participantes para caminar, gatear y sentir su camino por medio de los diferentes materiales.

El contacto físico compasivo

El contacto físico lleno de amor y compasivo crea una atmósfera que conduce hacia la autosanación. Preocuparse por el bienestar de la persona sobre la cual está trabajando hace que se ofrezca un masaje de máxima calidad. Procure estar siempre dispuesto a entrar al espacio de los masajes, con la intención de permitir cualquier cosa apropiada para el receptor.

Brindar seguridad por medio del contacto físico

La plenitud de cuerpo, mente y espíritu es un concepto que usted va a estimular en todos aquellos sobre quienes va a trabajar. Por medio del masaje, usted va a producir una curación llena de amor. Su mensaje cariñoso puede ser transmitido al receptor por medio del contacto físico. El masaje amable dice: "Ahora te encuentras en un lugar seguro; puedes soltar toda la tensión y relajarte completamente".

El contacto físico a través del masaje le permite al receptor despejar, limpiar y liberar de toxinas el cuerpo, para dar la bienvenida a la liberación y agradecer la compasión transmitida a través del masaje. Los músculos acumulan tensión resultado del estrés, y el masaje es la clave que se usa para aliviar este impedimento. Muchas veces las personas se guardan los problemas no resueltos en vez de resolverlos.

Cuando se contienen las emociones dentro del cuerpo, parte de él se congela, y en algo se restringe la función de tal parte, trátese de un músculo, de un órgano o de un hueso. Y cuando perdemos el contacto con un área del cuerpo, generalmente la rechazamos, lo que atrae la disfunción en general: el músculo se tensionará, el hueso dolerá y el órgano no se dará cuenta de su entera capacidad. El contacto físico cariñoso reconoce la necesidad de celebrar el cuerpo entero y de abrazar cada parte.

Usted puede ayudarle al receptor a aprender a regocijarse en su cuerpo, a aceptarlo tal como es en vez de escuchar los lamentos acerca de lo que quisiera que fuera. Muchas veces, la parte del cuerpo ignorada o rechazada no funcionará de la forma deseada por su dueño. El terapeuta masajista le enseña al receptor cómo sentir el cuerpo en su totalidad, incluyendo sus restricciones. El contacto físico compasivo escucha al cuerpo, trabaja para permitir la relajación, y le enseña al receptor a regocijarse en la plenitud de su cuerpo.

Enseñanza del amor propio

El masaje realizado con compasión crea un ambiente que estimula la conexión con el ser propio y la aprobación del ser mismo. La autocrítica es mantenida en el cuerpo como tensión, lo cual resulta en dolor muscular, huesos adoloridos y congestión de los órganos. El amor propio libera los bloqueos que ocultan el equilibrio necesario para la plenitud. Si se entiende que la aflicción indica un desequilibrio, el receptor comienza el sendero hacia el bienestar.

Algunas enfermedades que se mantienen dentro del cuerpo son crónicas, lo que quiere decir que son enfermedades de vida a largo plazo. A través de la compasión y el amor, el masaje ayuda a las personas que sufren de estas enfermedades crónicas a aprender a aceptarlas, mas no a ignorarlas. Usted puede ayudar a las personas a vivir con sus enfermedades, y a no sentirse limitadas por estas. Cuando se acepta el concepto del bienestar pleno, se les permite a las personas escoger una modalidad de sanación integral, como el masaje, que les ayudará a vivir con su enfermedad crónica y a no ser gobernadas por ella.

Usted le puede ayudar a su receptor en su viaje hacia la sanación. El contacto físico compasivo que usted emplee le ayudará al receptor a concentrarse en su cuerpo para reconocerlo con amor y aceptación. El contacto amable transmite lo siguiente: "Yo soy digno del concepto del autoamor y de la apreciación, pues le enseño al receptor a reconocer el don de la vida".

Cuanto más acepte la persona el cuerpo dentro del cual vive, más cambiará su cuerpo. A medida que la persona aprende a amar su cuerpo, se esmerará más en honrar su bienestar.

El contacto físico apropiado

El masaje físico tiene todo que ver con proporcionar el contacto físico apropiado. Es importante saber cuándo emplear un movimiento en el masaje, cuánta presión aplicar y cuánto tiempo se debe permanecer sobre un área. Igual de importante es saber cuándo trabajar sobre un área y cuándo no. Consulte siempre con el receptor antes de masajear para saber en dónde debe centrar el masaje.

El resultado de un masaje sanador es una sensación de bienestar y tranquilidad interior. El contrato entre el masajista y el receptor reconoce la necesidad de este último de sentirse completamente relajado y confiado en la habilidad del primero para ofrecer de manera adecuada lo requerido. Usted brinda contacto físico compasivo en un ambiente de respeto y con límites. Los límites establecidos en este contrato sagrado son manejables y apropiados.

Cuando el contacto físico es inapropiado

El masaje es una herramienta curativa maravillosa para la relajación y el alivio de la tensión muscular. Ayuda a las personas a liberar el estrés y a sentirse más fuertes, saludables y felices. Mejora la circulación, y da a la piel un aspecto más fresco. Sin embargo, hay tiempos en que el masaje no es recomendable y hay partes del cuerpo que pueden estar demasiado sensibles para recibirlo, o no son apropiadas para el contacto físico. Utilice su sentido común siempre que vaya a ofrecer un masaje a alguien.

Enfermedades

Hay momentos en que enfermedades subyacentes indican que el masaje no es conveniente. Si el receptor tiene una temperatura más alta de lo normal como resultado de una fiebre o de una infección, el masaje no es la mejor forma de relajación en ese momento. La temperatura elevada es la forma como el cuerpo combate los gérmenes que atacan el sistema inmunológico; por ello, la fiebre del receptor indica que su cuerpo está buscando a los invasores para eliminarlos. El masaje interferiría con el proceso natural del cuerpo, así que es mejor esperar hasta que la temperatura vuelva a la normalidad.

El masaje no es una buena idea si alguien siente mucho dolor, así usted sepa que el dolor se debe a un espasmo muscular. Cuando los músculos están activamente involucrados en un espasmo intenso, es decir, mayor que un calambre muscular, el masaje no es de ayuda. Si alguien tiene un espasmo tan doloroso que casi no se puede mover, por favor, sugiérale a la persona consultar con un terapeuta de masajes profesional. A veces hasta el mismo profesional no acepta trabajar sobre el espasmo y le recomendará a la persona ir adonde un médico.

¡Alerta!

El dolor es la forma que tiene el cuerpo de hacerle saber que existe un problema grave, que puede ser señal de una dificultad interior. Indíquele esto siempre a su receptor y recomiéndele acudir adonde el médico. No practique ningún masaje hasta que no lo haya examinado un médico profesional.

Alguien que presenta dificultades en la respiración no debe recibir un masaje. Una persona desorientada, preocupada o muy nerviosa tampoco es candidato para un masaje. Y finalmente, las personas mayores que sufren de osteoporosis necesitan autorización de sus médicos antes de recibir un masaje, el cual debe ser muy cuidadoso.

Áreas de sensibilidad

Algunas áreas del cuerpo se deben masajear únicamente como si lo estuviera haciendo con una pluma. El espacio en el centro de la garganta es un área que se debe evitar porque es muy sensible. El área del cuello en general debe ser masajeada con mucho cuidado porque los nervios y arterias están cerca de la superficie y son también muy sensibles.

La cara también tiene partes que no deben ser tocadas: no debe masajear los ojos, ni siquiera alrededor de su área blanda; y los oídos solo se deben tocar con mucho cuidado, manteniéndose alejado del punto justo debajo y detrás de la parte inferior de la oreja.

Los brazos tiene ciertas áreas que solo se deben tocar suavemente. Las axilas son muy sensibles y muchas veces cosquillosas. La parte interior del brazo superior, que está llena de nervios, debe ser masajeada con cuidado desde la axila hasta el codo. El codo tiene el "hueso de la risa", que cuando se golpea puede causar mucho dolor. ¡Nada chistoso!

Las piernas tienen algunas partes que también son sensibles. La parte interior del área superior de la pierna, donde se conecta con la pelvis, lo es mucho, así que no presione ahí porque puede cortar la circulación y eso también duele. La parte trasera de las rodillas debe ser masajeada con mucho cuidado, como con una pluma, y la parte trasera del talón también está llena de nervios, así que tenga precaución aquí también.

El estómago es especialmente susceptible, pues si se toca demasiado leve produce cosquillas, y muy fuerte duele. A algunas personas no les gusta que les presionen o pinchen el área del estómago, y eso está bien; prosiga con el masaje. La parte inferior de la espalda, por debajo de la cintura, es donde se encuentran los riñones, y es un lugar donde debe masajear con suavidad. Por último, la propia espina dorsal no debe ser trabajada; usted puede masajear en ambos lados, pero no debe presionar sobre la espina.

El contacto físico hostil

Nunca trabaje sobre alguien con quien está enfadado. Espere hasta haber aclarado el problema que ha causado ese sentimiento antes de comenzar una terapia de contacto físico. Como el masaje es un relajador maravilloso e infunde una sensación de placer si se practica adecuadamente, el contacto siempre debe tener la intención de entrega incondicional, nunca de rabia.

Si usted está involucrado en una lucha o conflicto de poder de cualquier tipo con el receptor, resuelva el problema antes de practicar el masaje. Hasta el enfado que no está dirigido al receptor se puede percibir, así que es mejor si espera hasta sentirse bien antes de ofrecer el masaje. Recuerde, ese masaje es una terapia física y energizante, y lo que usted siente será transmitido a través del tacto.

Área genital

El masaje nunca debe preocupar, incomodar, intimidar ni ofender a la persona que lo está recibiendo. Asegúrese siempre de que su receptor se sienta bien, y de cubrir las áreas que no se están trabajando, en especial las genitales. A través de su masaje confiado y su método serio, el receptor siempre se sentirá bien y seguro.

El contacto físico leve

Sin importar si usted es la persona que recibe o la que proporciona el masaje, la calidad del contacto físico es clave para disfrutar el masaje. Inicialmente, el contacto debe ser leve, pero constante, como introducción al ritmo enérgico de otra persona. Usted puede colocar sus manos ligeramente sobre la espalda del receptor, y eso establece una conexión profunda. El contacto leve, pero firme, establece la base para el ambiente de sanación.

Los efectos del contacto físico leve

Un contacto leve y suave despierta recuerdos de la primera infancia. Al emplear el contacto físico leve para crear un ambiente de masajes agradable, usted le recuerda al receptor las cobijas suaves y los brazos llenos de amor. El receptor se soltará y relajará, y liberará la capa inicial de tensión a medida que sus movimientos suaves le dan permiso de soltarse.

Relaje su respiración para que pueda entonarse con el ritmo de la respiración de la persona sobre la camilla. Observe si el patrón de respiración del receptor es suave y tranquilo o irregular y restringido. Sus movimientos suaves son señales para desenrollar todos los problemas y calmarse y relajarse.

Emplear el contacto físico leve

La calidad de su masaje es expresada a través de su habilidad para ofrecer un masaje consistente y sencillo. Coloque sus manos suavemente sobre el receptor para comenzar a recibir información acerca del cuerpo que va a trabajar.

Utilice sus manos y dedos para encontrar áreas de tensión a medida que va explorando suavemente sobre el cuerpo receptor, acariciándolo con movimientos suaves y tranquilos. La tensión se reconoce como una rigidez en el músculo, lo que hace que la piel se sienta más dura debajo de sus dedos. Un cambio de temperatura de una parte del cuerpo a otra también indica la presencia de tensión. Practique manteniendo el contacto a medida que se va moviendo lentamente con sus manos sobre la piel y los músculos, evaluando las áreas que se sienten tirantes e, inclusive, las que se sienten demasiado relajadas.

Hecho

Un músculo que se siente demasiado suelto y plano significa que la tonificación normal que crea una forma redonda y firme de un músculo saludable no está presente. Un área que es demasiado relajada puede ser señal de una atrofia que está comenzando por falta de uso. El masaje es una herramienta importante para ayudar a ejercitar el músculo.

La presión profunda

El masaje suave va evolucionando hacia una presión más profunda a medida que usted se mueve hacia las áreas del cuerpo con problemas. Sus manos hacen las veces de sus ojos, y sienten dónde deben trabajar de manera suave y dónde progresar más profundamente a medida que se comunican con el cuerpo y el cuerpo se comunica con usted. Empleando la presión profunda asegura un contacto continuo y constante, y toca el núcleo de la aflicción.

Aplicar la presión profunda

Sus manos y dedos están alertas para encontrar las áreas que necesitan una presión más profunda, identificando puntos con nódulos de tensión. Los hombros y los músculos de la espalda muchas veces requieren de un masaje más profundo, una vez usted haya calentado el cuerpo con el masaje leve que abre regiones del cuerpo que necesitan ese trabajo más profundo. A medida que va penetrando en esas áreas, sienta la tensión debajo de la piel. El movimiento lento y constante le permite profundizar el masaje, deshacer con éxito los nódulos.

La presión profunda se utiliza para liberar la inflamación y para disolver una cicatriz. La cicatriz, de manera adversa, afecta la función del área a la cual está conectada, muchas veces formando adhesiones. El masaje profundo también ayuda a disolver esas adhesiones.

Información esencial

Las adhesiones son resultado de la unión del tejido en forma anormal. Estas se encuentran en áreas inflamadas como resultado de una lesión en el tejido, muchas veces causada por las cirugías, y se forman a lo largo de la incisión. Las adhesiones a veces necesitan ser retiradas; esto se puede hacer quirúrgicamente o a través del masaje profundo.

Mueva su cuerpo

La mejor manera de aplicar una presión profunda es moviendo su cuerpo. Ensaye este ejercicio. Coloque su música reggae, hip-hop o rock favorita y prepárese para bailar. Tenga a alguien sobre la camilla y coloque sus manos sobre la espalda de esa persona; usted y el cuerpo de ella deben estar parados frente a la cabecera de la camilla. Sus pies deben estar firmes sobre el piso, apartados a una distancia como el ancho del hombro. Sus manos deben descansar sobre la espalda de manera suave, y moverse al ritmo de la música de un lado hacia otro; recuerde que debe doblar sus rodillas.

Observe cómo sus manos comienzan a presionar sobre la espalda sin mayor esfuerzo. Coloque una pierna detrás de usted, y muévase como en posición de guerrero, parecida al yoga. Sus manos deben cambiar levemente; una puede presionar más que la otra. Siga moviéndose al ritmo de la música y sus manos automáticamente presionarán más y más profundo a medida que usted se mueve.

Comience con unos movimientos lentos y circulares con sus manos. A medida que va acercándose a la camilla, sus dedos presionan con más profundidad. Al alejarse de la camilla, el talón de sus palmas ejerce una mayor presión.

Practique este tipo de movimiento sobre diferentes partes del cuerpo del receptor. Sienta el ritmo y no piense en los movimientos. Usted está encontrando la onda que mejor resulta para usted, implantando la memoria del movimiento en su masaje. El ritmo de su cuerpo es mucho más efectivo que la simple presión de sus manos. Al emplear todo su cuerpo, el receptor siente la presión profunda, continua y confiada. Cuando usted utiliza todo su cuerpo y no solo sus manos y brazos, está asegurando poder trabajar con los masajes por muchos años, ya que no está agotando ninguna parte de su cuerpo.

El mundo del masaje es un lugar seguro y cómodo. Disfrute la sensación de entregar tanto como recibe. Cuando usted practica un masaje, usted también está recibiendo. La felicidad pura de proporcionar paz y bienestar a otra persona también crea una sensación de paz y bienestar en el masajista. El mundo magnífico del masaje lo espera.

¡Alerta!

Al mover su cuerpo rítmicamente, usted puede aplicar una presión más profunda sin producir dolor al receptor o a usted, el masajista. El masaje puede generar un poco de incomodidad, lo que se denomina el "dolor aceptable" en el receptor. Sin embargo, la presión excesiva que ocasiona una verdadera incomodidad hará que los músculos se tensionen y provoquen una lesión. Recuerde, debe moverse, moverse y moverse.

Capítulo 3
La estructura física

El cuerpo humano es una unidad fabulosa de autocontención, que funciona en un estado perfecto de equilibrio la mayoría del tiempo. Las varias estructuras que componen el cuerpo se comunican de diferentes maneras para que las funciones sigan operando adecuadamente. Los distintos niveles estructurales, en últimas, se agrupan todos en sistemas corporales que trabajan conjuntamente; un sistema no puede operar sin los esfuerzos combinados de cada uno de los otros sistemas en el cuerpo.

El sistema óseo

El sistema óseo nos ayuda a movernos y protege nuestros órganos. Está compuesto por cartílagos y huesos que se conectan y sostienen nuestro cuerpo. El esqueleto se compone de 206 huesos, unidos al cuerpo por ligamentos, tendones y músculos. Los huesos trabajan en coordinación con otras partes del cuerpo para mantenernos saludables. Por ejemplo, los huesos almacenan minerales y producen glóbulos rojos.

Su cuerpo constantemente reemplaza tejido óseo viejo por nuevo. A este reemplazo perpetuo de tejido óseo se le denomina remodelamiento, y se realiza durante toda su vida. Los huesos, generalmente, destruyen el hueso viejo en el centro y forman el hueso nuevo desde la parte exterior. Junto al proceso de la eliminación y reemplazo, la remodelación coloca a los huesos en una posición de servir como depósitos de calcio para el organismo.

Hecho

El calcio es necesario para muchas funciones. Por ejemplo, los músculos necesitan calcio para efectuar las operaciones de contracción; las células nerviosas requieren de calcio para realizar el trabajo de conducción; y los huesos necesitan el calcio para mantenerse fuertes. El calcio es suplido en todos los tejidos del cuerpo por intermedio de la sangre. El cuerpo constantemente recicla el suministro de calcio por todos los órganos.

La composición de los músculos

Para mover el cuerpo, la estructura del esqueleto trabaja por medio de la contracción y relajación de los músculos. El 50% de su cuerpo consiste de músculos. Ellos calientan el cuerpo, lo mantienen estable y se aseguran de que sus órganos internos funcionen. Existen más de seiscientos músculos óseos en el cuerpo, y todos se pueden beneficiar del masaje indirecto o directo.

Tipos de músculos

El tejido muscular se divide en tres tipos: esquelético, cardíaco y liso. A los músculos de tejido esquelético o estriado también se les conoce como voluntarios, porque se mueven de acuerdo con lo que usted ordene. Ellos forman la figura del cuerpo y mueven los huesos del esqueleto a los cuales están adheridos.

Información esencial

Para caminar, brincar, correr o saltar usted mueve sus músculos por voluntad. Puede atrapar o tirar algo, escribir sobre el teclado del computador, voltear las páginas de un libro, conducir un carro y bailar toda la noche porque sus músculos de tejido esquelético se mueven voluntariamente. Masticar comida, sonreír, hablar, cantar o fruncir la frente son movimientos voluntarios realizados por usted.

El músculo del corazón es conocido como músculo cardíaco. Solo se encuentra en el corazón, y produce el movimiento necesario para el latido de ese órgano. Es un músculo involuntario, lo que quiere decir que no tiene ningún control sobre las palpitaciones del corazón. El músculo cardíaco debe ser alimentado constantemente por oxígeno para apoyarlo mientras se contrae y se relaja a una velocidad promedio de 75 veces por minuto.

El músculo liso también es un músculo involuntario, y se encuentra dentro de los órganos, vasos sanguíneos y en los puntos de la piel donde se adhieren los folículos capilares. El tejido de músculo liso se puede estirar enormemente sin perder su elasticidad. Cuando la vejiga o el estómago están llenos, este músculo tiene la capacidad de estirarse para acomodar la llenura; cuando están vacíos, regresa a su tamaño normal, listo para volverse a llenar.

La composición de la fibra muscular dictamina el hecho de si se puede volver a regenerar o no. Algunos músculos de tejido esquelético tienen la habilidad de renovarse por sí solos, y los músculos lisos se restauran considerablemente, pero los músculos cardíacos no lo pueden hacer.

El ejercicio aumenta el flujo de sangre y oxígeno, lo que contribuye al crecimiento y a la renovación de los músculos de tejido esquelético.

Funciones de los músculos

Los músculos realizan el movimiento, mantienen la postura y producen calor. Ellos realizan este trabajo por medio de contracciones que ocurren cuando el proceso químico interno convierte la energía en movimiento. Algunos movimientos musculares se pueden observar, como correr, bailar, hablar, cantar y teclear. Otros movimientos no se pueden ver, pero se realizan cuando digiere su comida, cuando su corazón late o cuando elimina productos de desecho.

Sus músculos sostienen su postura y permiten que usted pueda sentarse o pararse sin caerse. Por último, la contracción de los músculos produce y mantiene el calor corporal. Piense en el que usted siente cuando hace ejercicio; este es un perfecto ejemplo de cómo trabajan los músculos.

El masaje y el tejido de músculo esquelético

El músculo esquelético es el tipo de músculo que se ve afectado de primeras por el masaje. Este músculo consiste en tejido conectivo, sangre, linfa y tejido nervioso. La sangre y la linfa suministran nutrientes a los músculos y eliminan los productos de desecho. Los nervios envían la sensación y los impulsos del movimiento.

El masaje trabaja sobre las capas conectivas del tejido muscular y hace que los músculos se sientan bien. El masaje sistemático y constante de los músculos libera las toxinas que pueden causar la fatiga. El masaje también ayuda a mejorar la tonificación muscular y previene los espasmos musculares.

El sistema nervioso

El sistema nervioso es uno de los responsables de la homeóstasis, es decir, del mantenimiento del equilibrio del cuerpo. El sistema nervioso responde a los cambios en el cuerpo a través de los impulsos nerviosos, y ajusta las funciones del cuerpo según necesidad. La homeóstasis y toda la salud dependen del funcionamiento adecuado del sistema nervioso en sociedad cooperativa con el sistema endocrino.

Las tres principales funciones del sistema nervioso son sentir, reaccionar e integrar. La parte sensorial del sistema nervioso monitorea el estímulo que causan los cambios ambientales dentro y fuera de su cuerpo, y establece contacto con todos sus sentidos. La parte de la reacción monitorea el estímulo de sus músculos y glándulas. La parte interactiva analiza la información recibida de estos sentidos y asiste dirigiendo el motor de la reacción.

El sistema nervioso se divide en dos secciones, el sistema nervioso central (SNC) y el sistema nervioso periférico (SNP). El cerebro y la médula espinal conforman el SNC mientras que el SNP está formado por los nervios craneales y espinales.

El SNC interpreta la información sensorial enviando señales a los músculos y glándulas así como creando pensamientos y emociones y almacenando recuerdos. El SNP, que es responsable de los impulsos sensoriales y de los impulsos motores de todo el cuerpo, genera reacciones voluntarias e involuntarias.

Hecho

El SNP utiliza los nervios sensoriales para enviar mensajes al cerebro, y los nervios motores conducen los mensajes del cerebro hacia el resto del cuerpo. La piel es el principal transmisor de ambos tipos de mensajes, el de recibir y enviar información. Como resultado, el masaje es una herramienta valiosa en la estimulación o relajación del sistema nervioso.

El masaje y el sistema nervioso

El masaje afecta los nervios, los cuales, a su vez, contribuyen a la estimulación de la mayoría de las funciones del cuerpo. A medida que los músculos y el tejido nervioso se relajan, los nervios que alimentan todas las áreas del cuerpo parecen desempeñarse con más eficacia. A medida que el sistema nervioso funciona a un nivel más alto, el cuerpo reacciona con más eficiencia, hasta alcanzar su más alto potencial. La buena salud se mantiene a través del masaje regular.

El sistema endocrino

El sistema endocrino trabaja bajo el mismo ritmo que el sistema nervioso. El segundo envía mensajes eléctricos para dirigir el cuerpo, mientras que el primero manda mensajes químicos. Las glándulas endocrinas segregan hormonas hacia el flujo sanguíneo para mantener el equilibrio del cuerpo. Las hormonas de estas glándulas tienen que ver con el crecimiento y el desarrollo, y son claves para el proceso reproductivo. Las hormonas son las responsables de la producción y alimento de los recién nacidos, y también ayudan al cuerpo a manejar las exigencias, como las infecciones o el estrés.

Las glándulas y los órganos que contienen tejido endocrino son los siguientes:

- **Glándulas pituitarias:** segregan muchas hormonas, incluyendo las que controlan las funciones reproductivas.
- **Glándulas pineales:** producen la hormona que influye en los patrones del sueño.
- **Glándulas tiroideas:** regulan el metabolismo, el crecimiento y el desarrollo, y el sistema nervioso.
- **Glándulas paratiroides:** ayudan a regular los niveles del calcio y otros elementos en la sangre.

- **Timo:** ayuda a producir células que combaten las infecciones.
- **Glándulas suprarrenales (adrenales):** segregan muchas hormonas, incluyendo aquellas que ayudan a manejar el estrés.
- **Páncreas:** produce hormonas que regulan el azúcar en la sangre y ayudan a la digestión.
- **Ovarios:** producen las hormonas sexuales femeninas.
- **Testículos:** producen las hormonas sexuales masculinas.

Hecho

El otro tipo de glándulas en el cuerpo son las glándulas exocrinas. Ellas son las que tienen ductos que transportan sus secreciones hacia el cuerpo o hacia la superficie del mismo. Exocrinas son las glándulas sudoríparas, los ductos lacrimógenos, las glándulas sebáceas, las glándulas digestivas y las glándulas mucosas.

El funcionamiento del corazón y la sangre

El corazón, la sangre y los vasos sanguíneos hacen parte del sistema conocido como sistema cardiovascular o circulatorio. El corazón es el músculo que trabaja constantemente, veinticuatro horas al día, latiendo 60 a 80 veces por minuto, bombeando toda la sangre en su cuerpo, en todo un ciclo, ¡una vez por minuto! La sangre circula por su cuerpo, llevando oxígeno y nutrientes, a través del sistema de vasos sanguíneos. Un corazón puede crecer mucho más fuerte y saludable con el ejercicio.

La circulación de la sangre

El corazón tiene cuatro recámaras conocidas como aurículas derecha e izquierda y ventrículo derecho e izquierdo. La sangre viaja a través de las venas del cuerpo y entra a la aurícula derecha. De ahí es bombeada hacia el ventrículo derecho, y luego hacia los pulmones para ser oxigenada y eliminar el dióxido de carbono y otros productos de desecho. La sangre oxigenada luego regresa a la aurícula izquierda y baja hacia el ventrículo izquierdo. Este último la bombea hacia el resto del cuerpo a través de las arterias, de donde pasará a las diminutas ramas llamadas capilares. De ahí, la sangre desoxigenada regresa a repetir el ciclo a través de las venas y retorna al corazón, cuyas válvulas evitan que la sangre fluya en dirección equivocada.

La presión arterial

la presión arterial es lo que obliga a los nutrientes y al oxígeno a penetrar las células del cuerpo, por ello es tan importante tener una presión sanguínea equilibrada para contar con buena salud. Cuando se posee un buen nivel de presión, el cuerpo mantiene los vasos sanguíneos y el corazón saludable. El ejercicio, la nutrición y la reducción del estrés son maneras integrales de mantener funcionando bien al corazón. El masaje es muy efectivo para apoyar el sistema circulatorio porque estimula la eliminación de los productos de desecho y mantiene el oxígeno corriendo por todo el cuerpo.

El sistema linfático

El sistema linfático y el sistema circulatorio trabajan juntos. El linfático consiste en linfa, nódulos linfáticos, vasos linfáticos y ductos linfáticos. La linfa es un fluido amarillento, que es transportado por los vasos sanguíneos para combatir invasiones infecciosas en el cuerpo. Los nódulos linfáticos contienen linfocitos, que ayudan a eliminar las bacterias del fluido linfático antes de que llegue a la sangre. La linfa combinada con otros órganos del sistema inmune (timo, bazo y amígdalas) sostienen la posición de primera guardia en el cuerpo. Todo en este sistema, que fluye hacia el corazón, recoge en su camino, continuamente, productos de desecho. El masaje ayuda a mantener el sistema linfático saludable, y contribuye a que el cuerpo tenga la capacidad de liberar toxinas.

El sistema respiratorio

El sistema respiratorio superior consiste en nariz y faringe. El aire penetra por la nariz, donde es calentado, humedecido y filtrado. El vello de la nariz filtra las partículas más grandes de polvo mientras que los mocos atrapan el polvo restante. Pequeñas estructuras, llamadas cilios, mueven el moco y el polvo hacia la faringe, que es la garganta. En la faringe el moco es tragado o expulsado.

El sistema respiratorio inferior consiste en laringe, tráquea, bronquios y pulmones. La laringe es la estructura que contiene las cuerdas vocales, a veces denominada caja de la voz. La laringe permite que el aire pase a la tráquea o instrumento de viento. La tráquea fluye hacia dos estructuras, el bronquio izquierdo y el derecho, que son los conductos que transportan el aire desde y hacia los pulmones. El oxígeno del aire en los pulmones pasa a la sangre y fluye a través del cuerpo llevando nutrientes a las células. Los productos de desecho, en forma de dióxido de carbono, son eliminados de las células y llevadas a la sangre de regreso a los pulmones y fuera del cuerpo. El oxígeno permanece en el cuerpo y el dióxido de carbono es eliminado. El intercambio de los gases se ha completado.

El sistema digestivo

El alimento suministra nutrientes que producen tejidos y los reparan, y generan energía. La habilidad de nutrir las células es posible gracias a la conversión química de alimentos sólidos en una estructura adecuada a través del proceso de la digestión. El sistema digestivo está comprendido por los órganos que descomponen los alimentos en unidades utilizables: la faringe (la garganta), el esófago (que conecta la garganta al estómago), el estómago y los intestinos delgado y grueso.

El sistema digestivo también contiene órganos accesorios, que producen enzimas requeridas para la descomposición de los alimentos. El páncreas, la glándula digestiva que segrega enzimas para descomponer las proteínas, carbohidratos y grasas, envía estos químicos hacia el intestino delgado para ayudar al trabajo del estómago.

Hecho

El hígado tiene más de quinientas funciones. Es la glándula más grande del cuerpo, produce bilis para descomponer la grasa, almacenando importantes vitaminas y minerales, así como la producción de aminoácidos. El hígado es el órgano que desintoxica, limpia el cuerpo de sustancias como las drogas, el alcohol, la nicotina y otros químicos tóxicos.

El sistema digestivo funciona para ingerir, mover, digerir, absorber y eliminar alimentos. La ingestión de alimentos es el proceso de comer. El movimiento de la comida se produce a través de una serie de contracciones musculares. La digestión de la comida involucra la masticación así como la función ejercida por los intestinos de revolver y de mezclar; una vez se ha completado el proceso mecánico, el alimento continúa su proceso de digestión por medio de la adición de enzimas. La absorción de los alimentos ocurre cuando los nutrientes se mueven hacia las células por todo su cuerpo por medio de la sangre y la linfa. La eliminación se produce por la excreción del cuerpo de la materia no digerible.

La eliminación de los productos de desecho

La verdadera eliminación de los productos de desecho involucra muchos sistemas del cuerpo. El sistema respiratorio libera el dióxido de carbono del cuerpo, que es un desperdicio grande producido por las células. La piel permite que los productos de desecho sean eliminados a través del sudor. El sistema digestivo elimina los desechos por medio de la deposición.

Los riñones, junto con los uréteres, la vejiga y la uretra componen el sistema urinario. Los riñones producen orina, filtran la sangre para permitir la entrada de los nutrientes y mantienen los desechos fuera. También mantienen el equilibrio de agua, sal y potasio en el cuerpo. Esta función ayuda a prevenir la retención excesiva de líquidos que producen hinchazón.

Los uréteres son los responsables de retirar la orina de los riñones y llevarla a la vejiga, donde es depositada. Una vez llena, la presión del volumen hace que la vejiga, a través de la uretra, un pequeño tubo que parte de ella hasta la parte exterior del cuerpo, elimine la orina almacenada.

El sistema tegumentario

Está compuesto de grupos de tejidos diferentes, pero que, relacionados y combinados, forman un sistema orgánico que cubre y protege el cuerpo. Lo conforman piel, vello, uñas, sudor y glándulas sebáceas y terminaciones nerviosas, pero dentro del masaje nuestro principal enfoque es sobre la piel, la cual es nuestro contacto y vehículo de sensaciones con el mundo físico. La piel protege el cuerpo, puesto que es su defensa primordial. Inclusive, reflejamos nuestras emociones a través de nuestra piel, ya sea por color, expresión o temperatura. El masaje es una manera de mantener la piel saludable, flexible y fuerte.

¡Alerta!

Toda la piel se beneficia cuando los rayos ultravioleta del sol aumentan el crecimiento de la melatonina, lo que genera un bronceado que la protege de la radiación dañina. Claro que demasiada exposición a los rayos UV puede producir cáncer de piel. La exposición moderada al sol y el uso de protector solar asegurará una adecuada producción de melatonina, sin efectos dañinos.

Las tres capas de la piel

La parte superior de la piel, la epidermis, está compuesta de cinco capas separadas, responsables de la protección de la piel y de monitorear el paso de agua. La epidermis también contiene terminaciones nerviosas para el tacto. El tejido epitelial que compone la capa superior se regenera continuamente, pues reproduce células que son empujadas hacia la superficie exterior. A medida que las células van subiendo a través de las capas comienzan a morir hasta llegar a la capa superior, desde donde son expelidas.

El rejuvenecimiento de la piel toma aproximadamente entre tres y seis semanas.

Las células responsables de la pigmentación de la piel también se encuentran en la epidermis. A medida que las células nuevas germinan de la capa básica, algunas desarrollan gránulos de melanina. Las células llamadas melanocitos generan melanina, que es la que produce el color de la piel. Todos nacemos con el mismo número de melanocitos; la cantidad de melanina producida es la que determina el color de la piel. La piel oscura produce más melanina que la piel blanca, lo cual le da mayor protección contra el envejecimiento y el daño ambiental.

La segunda capa de la piel, la dermis, se encuentra debajo de la epidermis y está conectada a ella. Los vasos sanguíneos y las terminaciones nerviosas adicionales se encuentran allí, así como las fibras que le proporcionan a la piel su elasticidad o capacidad de estirarse. La dermis también contiene los folículos capilares y las glándulas sudoríparas y sebáceas.

Hecho

La elasticidad es la capacidad de la piel de estirarse, como sucede durante el embarazo, la ganancia de peso o la hinchazón excesiva. La elasticidad permite que la piel regrese a su estado original. A veces la piel se estira demasiado, lo que causa pequeñas rupturas en la dermis, que son las marcas que llamamos estrías.

La tercera y más profunda capa de la piel es la capa subcutánea. Está compuesta por un tejido adiposo, es decir, de grasa, elemento necesario para una piel saludable. Esta capa de tejido conecta la dermis al músculo y al hueso que se encuentran debajo. La capa subcutánea le da la forma al cuerpo y brinda una protección adicional para la piel de encima.

Lo que hace la piel

La función de la piel, incluyendo todo el sistema tegumentario, es extensa. La piel es un sistema regulatorio eficiente y esencial para el mantenimiento de todo el cuerpo. Ofrece protección, produce vitaminas, conserva y regula la temperatura del cuerpo y elimina los desechos tóxicos. Una proteína llamada queratina produce una barrera a prueba de agua a lo largo de la superficie de la piel para proteger al cuerpo contra la pérdida y ganancia de líquidos. La piel sirve de línea de defensa contra microorganismos e invasores ambientales, como bacterias, virus, químicos y radiación. También actúa como la primera barrera contra lesiones físicas. La piel es nuestro órgano sensorial más grande.

Tipos de piel

La piel tiene muchos colores y texturas debido a muchos factores. La genética dictamina algunas enfermedades de nuestra piel. Así lo hace la exposición al sol, lo que comemos, si fumamos o no y otros factores ambientales.

Hecho

Las arrugas son evidencia de momentos no protegidos del sol a temprana edad a pesar de que, de todas formas, aparecen en la piel con los años. Las investigaciones han probado que las personas que se mantienen alejadas del sol se ven seis a diez años más jóvenes que aquellas que constantemente están expuestas a él. Si pudiéramos mantenernos alejados del sol toda la vida, nuestra piel podría quedar elástica y de apariencia joven hasta los setenta años de edad.

Todos hemos visto comerciales que hablan de los diferentes tipos de piel: demasiado seca, muy grasosa o apenas bien, dependiendo del criterio. En realidad, la piel es una característica individual que le pertenece solo a usted. Su piel está afectada por sus enfermedades internas, como fluctuaciones hormonales, y por enfermedades externas del lugar en que vive, relacionadas con el clima y la exposición al sol. El maquillaje, las cremas y limpiadoras faciales y cualquier otro producto para el cuidado de la piel también la afectan. Existen tres tipos principales de piel:

- **Piel grasosa**, que se debe a una sobre producción de sebo, que normalmente permite que la piel sea tersa, suave y plegable. Los puntos negros se forman cuando los poros se tapan por culpa del sebo excesivo.

- **Piel seca**, que muchas veces es producida por el medio ambiente y la edad. El clima seco o el aire en época de invierno extraen mucha humedad de nuestra piel, y la dejan tirante y seca. Con la edad, la piel se reseca porque la capa superior de la epidermis tiene menos capacidad de retener agua.
- **Piel sensible**, que puede ser resultado de alergias, sobreexposición a químicos o a demasiado sol. Los cosméticos contienen químicos y fragancias que pueden causar sensibilidad en algunas personas. La mayoría de la gente tiene piel sensible en algún momento de su vida.

Los efectos del masaje en la piel

la piel recibe un beneficio muy grande del masaje, pues este ayuda a eliminar la capa superior de células muertas, lo que regenera la condición de la piel y la hace ver y sentir más saludable. Se mejora la circulación, pues se consigue un suministro de sangre fresco a las glándulas sebáceas. A medida que la sangre fresca circula, las glándulas sebáceas producen más sebo para mantener la piel suave y tersa. Una circulación mejorada estimula las glándulas sudoríparas, lo que facilita la eliminación de toxinas. Al mismo tiempo, los vasos sanguíneos se expanden y le brindan nutrientes a la piel. El masaje ayuda a liberar el tejido grasoso del cuerpo y a descomponer el tejido cicatrizado.

El masaje es esencial como apoyo y función de los sistemas del cuerpo. A medida que el masaje reduce el estrés en el cuerpo, este y sus diferentes sistemas trabajan al máximo nivel posible. El masaje es una herramienta preventiva y un beneficio. No importa si usted cuenta con una buena salud o sufre de algo crónico, el masaje es importante y ayuda a obtener mejor salud.

Capítulo 4
Preparación para comenzar

El masaje puede ser extravagante o sencillo, dependiendo de lo que usted haga. Ofrecer un masaje es una experiencia placentera y se puede hacer en cualquier lugar; solo se requiere de dos personas: el masajista y el receptor. No importa si usted se encuentra afuera o adentro, en la casa o en la oficina, organice una tarde de tiempo libre o escoja la hora de almuerzo, ya que ofrecer y recibir un masaje casi siempre es posible. Lo que importa es relajarse y disfrutar. ¡Recibir un masaje u ofrecer uno puede ser una experiencia fantástica!

Cómo prepararse

El masaje es una técnica directa. Cuando usted tenga planeado masajear a alguien, siempre es bueno que primero se relaje y desestrese antes de iniciarlo. Recuerde: el masaje es un medio de comunicación; por eso, es importante contar con una intención calmada y llena de amor cuando se acerque al receptor. Ayudarle a alguien a sentirse bien siempre es una experiencia agradable; el proceso natural del masaje es una forma placentera de repartir amor.

Pregunta

¿Cómo puedo crear esa intención calmada y agradable? Existen muchas maneras de generar y mantener una actitud relajada y calmada. Usted puede meditar o hacer ejercicios antes de comenzar a trabajar. O también puede darse usted mismo un masaje mientras escucha su música favorita. Una visualización guiada también es una herramienta constructiva. La comunicación con la naturaleza es de gran utilidad también.

A medida que usted se familiariza con los diferentes estilos de relajación, encontrará los más apropiados para usted. Algunas de las mejores formas de relajación nos enseñan a escuchar nuestro propio cuerpo, y, una vez hayamos comprendido lo que necesitamos, podemos entender las necesidades de los demás. Gran parte del trabajo del masaje es sintonizarse con la persona sobre la cual va a trabajar. Si esta le ha indicado que le duele el cuello, entonces esa será el área donde va a trabajar. Recuerde que usted debe estar relajado y en calma cuando se acerque al receptor, y sus manos se convertirán en sus ojos y le ayudarán a descubrir las áreas que requieren atención.

Para relajar su cuerpo debe estar recto, tener los hombros sueltos y los pies separados a una distancia como del ancho de sus hombros, con sus brazos libres y caídos a cada lado. Cierre sus ojos e inhale profundamente, subiendo, al mismo tiempo, sus hombros hasta la altura de sus orejas. Exhale empujando sus hombros hacia abajo y estirando el cuello hacia arriba. Repita este ejercicio tres veces.

Continúe en esta posición relajada, deje que su cabeza caiga cuidadosamente hacia la derecha y recuerde que debe respirar. Cuando inhale, suba su cabeza lentamente y luego déjela caer hacia el lado izquierdo.

Repita este ejercicio una vez más hacia la derecha y luego hacia la izquierda y regrese nuevamente a la posición original con su cabeza en posición vertical. Coloque sus manos entrelazadas detrás de su espalda, y dé un paso hacia adelante con su pie y pierna derecha con la rodilla doblada levemente. Estire sus brazos alejándolos de su espalda y sienta cómo se liberan los músculos; luego bájelos, las manos siguen entrelazadas por detrás, y regrese su pierna derecha a la posición anterior. Dé un paso hacia adelante con su pie y pierna izquierda y su rodilla ligeramente doblada y estire los brazos lejos de la espalda con las manos todavía juntas.

¡Alerta!

Es importante saber que no se puede "reparar" a nadie. Más bien, usted puede ayudar o facilitar la sanación a medida que la sabiduría de su cuerpo interior continúa con su trabajo. El masaje es una herramienta maravillosa que nos ayuda a sentir mejor, pero si alguien tiene un dolor no identificado debe aconsejarle a esa persona que consulte con un profesional de la salud.

Por último, comience a estirar los brazos hacia el cielo estando su cuerpo en posición recta, juntando sus manos encima de su cabeza. Separe sus piernas un poco más que a una distancia del ancho del hombro y doble su cuerpo a partir de la cintura hacia delante, contrayendo su estómago al tiempo que estira sus manos hacia abajo. Estírese solo hasta un punto que sea cómodo para usted, doblando ligeramente sus rodillas. Lentamente vuelva a subir su cuerpo hasta una posición erguida. Ahora está listo para comenzar.

Considere al receptor

Antes de comenzar a trabajar con su pareja de masaje dedique unos minutos para hablar acerca de las necesidades de ella. Todo masaje es relajante, aunque algunos están dirigidos a problemas específicos. El masaje se emplea para aliviar un dolor, relajar un músculo tensionado o relajar todo el cuerpo. ¿Qué es lo que el receptor está buscando?

Establezca una rutina con usted mismo, que le permita tener tiempo para tratar las necesidades y preocupaciones del receptor antes de comenzar con el masaje. La idea es permanecer flexible y brindar uno relajante y efectivo.

Tenga en cuenta las necesidades de su receptor

Recuerde que cuando tome la decisión de cómo dar un masaje, debe tener en cuenta no solo lo que el individuo solicite, sino también sus propias observaciones. Siempre debe considerar cualquier restricción en movilidad, y estar atento a cualquier enfermedad crónica que pueda prohibir un masaje normal.

Pregunta

¿Qué es una enfermedad crónica? Cualquier enfermedad prolongada, como diabetes o artritis, es considerada crónica porque es a largo plazo o de nunca acabar. Presión sanguínea alta o afección de la tiroides son otros ejemplos de enfermedades de largo plazo o crónicas. Algo que puede sanar como un hueso roto o un brote de hiedra venenosa, es una enfermedad aguda.

La edad desempeña un factor en las opciones que usted deberá considerar cuando vaya a administrar un masaje. Otra información importante es qué es lo que va a hacer el receptor después del masaje. Averigüe si tiene lesiones anteriores o actuales o cirugías; esto determinará su presión y su estilo.

También debe tener en cuenta el tiempo de que dispone. Ofrecer un masaje tarde en la noche, cuando usted está cansado, no es tan buena idea. Un masaje durante la hora del almuerzo está bien si ambos han dispuesto de suficiente tiempo para lo que se necesita. Comenzar con un masaje justo antes de la llegada de los niños a casa para comer no es la mejor hora. Organice bien el tiempo tanto para usted como para el receptor para que ambos dispongan de espacio y de un lapso suficiente y tranquilo.

Siéntase cómodo

Una vez usted y su receptor hayan determinado que están listos, cerciórese de que su receptor tenga la máxima comodidad. Utilice refuerzos, cuñas y almohadas —inclusive toallas enrolladas— para garantizar mayor comodidad. Asegúrese de contar con suficientes sábanas y cobijas para cubrir al receptor, para que se sienta seguro y bien.

También es su responsabilidad ofrecer un ambiente tranquilo, privado y limpio para el masaje. Prepárese para dedicarle este tiempo a su receptor —¡desconecte el teléfono!—. No importa si usted tiene un espacio grande para la sanación o un área hermosa de terraza cubierta, el ambiente debe ser cómodo y protegido, tanto para usted como para su receptor. Tómese el tiempo para crear un espacio caluroso, lleno de amor y seguro, que sea invitador y también un refugio. La gran regla cuando se prepara para un masaje es asegurarse de que usted y su espacio sean limpios y organizados.

Mantenga el espacio despejado y libre de polvo. Amenice con música y luz para que el espacio invite a descansar.

Información esencial

La palpación es una parte integral del masaje. Palpar significa tocar el tejido muscular para poder obtener información. Usted, a través del tacto, puede sentir lo que sus ojos no ven. Puede ver un área inflamada, pero sus dedos le informarán si esa área es dura y caliente o blanda y llena de fluido.

Saber cuándo el masaje es apropiado

De muchas maneras, el masaje es una herramienta útil en una variedad de situaciones. Usted puede utilizarlo para estimular la relajación. Puede emplearlo para reducir el dolor, para estimular la sanación, para dispersar tejido cicatrizado y adhesiones. También puede usarlo para ayudar a restaurar la movilidad, mejorar la circulación y contribuir a la digestión y a la eliminación.

Relajación de los músculos tensionados

El masaje puede ayudar a los músculos tensionados y a deshacer los espasmos musculares producidos por el estrés físico. Cuando se relajan los músculos tensionados, el masaje también puede aliviar el estrés emocional o mental. Recibir un masaje ayuda al receptor a hacer algunos cambios positivos en cuerpo, mente y espíritu.

Pregunta

¿Qué es un espasmo muscular? Los músculos que funcionan adecuadamente son suaves, sin traumas perceptibles. Un espasmo produce una especie de bola que aparece a lo largo de la línea del músculo como una curva o nudo en una cuerda. El estrés sobre un músculo puede producir estas áreas retorcidas y curvas, que llegan a interferir con la operación adecuada del músculo.

El estrés y el movimiento repetitivo suelen ser los causantes de los músculos tensos y rígidos, como estar sentado en una oficina o vehículo por largos períodos. El masaje regular ayuda a prevenir o aliviar estos síntomas.

Las personas que caminan todo el día en sus trabajos o que hacen ejercicio constante, también se sienten, muchas veces, tensas y rígidas. El levantamiento y jalonamiento también pueden crear un patrón de lesión. No importa el movimiento, si este es repetido sin mayor cuidado, puede provocar lesión muscular y, consecuentemente, un espasmo o una restricción de movimientos. Si cambiamos la forma como realizamos una labor y la acompañamos con ejercicio y masaje, ayudaremos a prevenir mayores lesiones y reparar problemas antiguos.

Piense en un cuello y en unos hombros rígidos, de lo que muchas personas se quejan, o en los muchos dolores de espalda y caderas en la parte inferior, que limitan la participación en muchos eventos. Esto, generalmente, se debe a movimientos repetitivos. Cada acción que realizamos, con el tiempo se vuelve repetitiva, por el simple hecho de vivir y envejecer. Muchas veces el masaje puede aliviar esos síntomas dolorosos.

Recuperación de una lesión

Cuando alguien ha sufrido una lesión, el masaje muchas veces ayuda durante el tiempo de la recuperación y posteriormente. Las áreas suturadas, cuando sanan, se benefician del masaje, que ayuda a prevenir que se forme tejido de cicatriz y suelta las adhesiones. Una adhesión es tejido fibroso, que resulta de un proceso inflamatorio que comienza durante la curación del tejido que ha sido separado, como sucede después de una cirugía o de una lesión. Las adhesiones pueden limitar el movimiento muscular. El masaje estimula el sistema para permitir el flujo de sangre de manera efectiva a todas las áreas del cuerpo, en especial a las áreas de la lesión. Los músculos se vuelven más firmes y la piel se pone más flexible con la aplicación de masajes.

Reconocer cuándo el masaje no es apropiado

El masaje es apropiado la mayoría de veces, sin embargo, existen enfermedades en las cuales no sería beneficioso, sino, por el contrario, contraproducente. Algunas de ellas tienen que ver con síntomas de enfermedades o defectos físicos particulares, como temperatura corporal anormal, inflamación o anomalías de las venas, mientras que otras tienen que ver con enfermedades de la piel. Varias son trastornos específicos y otras son más generales, pero igual de importantes.

Hecho

"Contraindicado" significa "no aconsejable". Para algunas enfermedades, el masaje puede ser totalmente contraindicado, mientras que para otras solo cierto tipo de movimientos o masajes no son recomendados.

Temperatura de cuerpo anormal e inflamación

Si alguien presenta una temperatura alta o se queja de fiebre, el masaje no es recomendable. La fiebre es la manera como el cuerpo combate los ataques al sistema inmunológico. Por lo general, la temperatura alta es una señal para que el cuerpo se cure a sí mismo, sin la ayuda suya por el momento. Otra razón para sentir una temperatura alta puede ser la inflamación de un área particular, e indicar una anormalidad. Muchas veces, estas áreas muestran una hinchazón y a veces hasta decoloración. Aconséjele a su amigo consultar a un médico. Habrá ocasiones en que encontrará infecciones abiertas, con pus o decoloramiento. El pus es otro método empleado por el cuerpo para combatir una infección, al concentrarla solo en esa área. El masaje podría empujar la infección hacia el flujo de sangre, lo que la incrementaría, así que es mejor no trabajar sobre una persona con esta enfermedad. Esta infección requiere de tratamiento médico.

Anormalidades de las venas

Existen varias enfermedades que afectan las venas, para las cuales el masaje sería contraproducente. Las várices son la más obvia de estas enfermedades.

Hecho

Las várices son producidas por la ruptura de válvulas, que permiten que la sangre fluya por las venas en dirección al corazón. Tales válvulas trabajan como puertas que se abren y cierran para permitir el paso de la sangre en una sola dirección y no en sentido contrario. Cuando la acción de las válvulas no funciona, la sangre corre de regreso a través de la puerta, lo que genera los abultamientos en la vena.

Las várices, normalmente, tienen un color azulado, son más grandes de lo normal y, por lo general, son protuberancias que se encuentran en la parte inferior de las piernas. A veces las venas protuberantes pueden ser dolorosas sin ser tocadas. Las várices pueden producirse al permanecer largas horas sentados o parados, cuando las válvulas reciben demasiado estrés. El embarazo o la obesidad también pueden ocasionar esta enfermedad. Las venas várices también pueden ser hereditarias, pueden hallarse en cualquier parte de las piernas, y no deben ser tocadas.

La flebitis es una inflamación de la vena que puede ser dolorosa y que, generalmente, viene acompañada de hinchazón. Muchas veces la flebitis puede convertirse en tromboflebitis, que sucede cuando un coágulo de sangre se ha formado a lo largo de la pared de la vena. El masaje, obviamente, no es recomendable en caso de existir esta enfermedad.

Los vasos sanguíneos con rupturas no deben ser masajeados, pero usted sí puede hacerlo, con mucho cuidado, alrededor de ellos.

Enfermedades de la piel

Muchas enfermedades de la piel no se afectan por el masaje. Usted se debe preocupar por aquellas que se pueden esparcir por todo el cuerpo del receptor o por el suyo. La regla general es que si la piel está abierta, cortada, sangrando o si tiene un brote, no se debe masajear.

Si el receptor tiene acné, furúnculos, quemaduras, llagas, eczemas o psoriasis no trabaje sobre el área afectada. Usted puede masajear otras partes del cuerpo, pero no las áreas afectadas.

Las partes quemadas por el sol no deben ser masajeadas tampoco, ni cualquier otra que tenga picaduras o mordeduras de insectos. Si existe dermatitis de contacto o exposición a la hiedra venenosa, cedro o zumaque venenoso, por el momento es mejor no practicar ningún masaje sobre el cuerpo porque esto puede hacer que la infección se esparza no solo en el receptor, sino también en usted.

Otras enfermedades

Algunos trastornos requieren del visto bueno de un médico antes de poder practicar el masaje. Las personas que están ingiriendo medicamentos por largo tiempo o medicina contra la presión alta, asma, trastornos nerviosos o cáncer deben primero consultar a sus médicos antes de comenzar con las sesiones de masajes. Todas estas enfermedades reaccionan bien al masaje, pero el visto bueno del médico es indispensable. Una vez se tenga su aprobación, el masaje actúa en apoyo de cualquier tratamiento convencional que se haya escogido.

Las personas con presión sanguínea baja pueden sentir mareo después de un masaje; así que tenga cuidado y permita que esa persona se relaje por más tiempo sobre la camilla, y bríndele su ayuda al levantarse. Los pacientes con dolencias del corazón reaccionan bien al masaje (con el consentimiento de su médico). Aunque estas enfermedades y trastornos no descartan del todo el masaje, se debe ser muy cuidadoso. Si el masaje es permitido, debe practicarse con suavidad, y su duración debe ser reducida. Si tiene dudas, es mejor no practicarlo.

Herramientas utilizadas en el masaje

Existe una variedad de maneras de realizar un masaje. Lo que usted necesita es bastante sencillo: una superficie plana, un área privada y, lo más importante, sus manos. Usted puede ser extravagante o sencillo, pero una vez se haya preparado y conozca las limitaciones de la otra persona en cuanto al masaje, usted ya estará listo para el siguiente paso.

Sus manos

Sus manos son su herramienta más valiosa. Para comenzar, asegúrese de que sus uñas estén cortas y bien limadas. Siempre verifique el largo de estas antes de comenzar el masaje. Utilice un cepillo de limpieza para uñas para mantenerlas aseadas.

Lávese siempre las manos antes del masaje. Enjabónese las manos y los antebrazos. Primero enjuáguese con agua tibia y luego con agua fría para cerrar los poros. Séquese las manos con toallas de papel y deseche las de tela.

Observe si sus manos tienen alguna cortada abierta. Asegúrese también de mirar las cutículas y puntas de los dedos, y los antebrazos. No trabaje sobre nadie si llega a presentar una herida abierta y al descubierto sobre sus manos o brazos. Mantenga suficientes curitas cerca para cubrir pequeñas cortadas, y si tiene heridas abiertas que supuran o cortadas, o trastornos en la piel, no trabaje sobre nadie hasta que no hayan sanado. Mantenga bien humectadas sus manos para que estén suaves y no sean ásperas ni resecas. Si usted no está seguro de si sus manos deben realizar un masaje, espere a que todas las áreas en duda se hayan curado. Sin embargo, si a pesar de todo usted desea realizar un masaje a un amigo o a un familiar, puede también utilizar guantes quirúrgicos. Mantenga una caja de estos cerca para casos de necesidad.

Una superficie plana

El piso es una de las superficies más planas que usted pueda encontrar; solo necesita suficientes almohadones para crear una base firme. Puede emplear una colchoneta de espuma gruesa o acolchados de algodón, como un futón, o cualquier cosa que sea suave, pero plegable. Puede también utilizar varias cobijas de lana para formar una especie de colchoneta cómoda, o puede colocar unas láminas de espuma dentro de un edredón, enrollarlo y llevarlo a todas partes.

Cuando se trabaja sobre el piso se tiene suficiente espacio para moverse, y eso le permite al receptor suficiente libertad para estirarse. Coloque unas almohadas debajo de las rodillas del receptor cuando trabaje la parte delantera del cuerpo y debajo de los tobillos cuando se ocupe de la de atrás. Haga un *descansacabezas* de toallas enrolladas para sostener la cara del receptor alejada del piso y para apoyar el cuello mientras realiza el masaje en la parte de la espalda.

A pesar de que el piso es un buen lugar de trabajo, algunos de ustedes pueden sentir dolor en la espalda o en las rodillas al trabajar. Ensaye arrodillándose sobre una almohada para amortiguar las rodillas y para brindarle apoyo a su espalda. Si le parece que el masaje sobre el piso no es una buena opción para usted, existen otras.

Una camilla para masajes

Aparte de sus manos, una camilla de trabajo para masajes es la herramienta más importante que usted podrá utilizar si piensa realizar muchos masajes. Trabajar sobre una camilla puede ser mucho más cómodo que permanecer arrodillado sobre el piso al lado de su receptor. Las camillas pueden ser portátiles o fijas, caseras o compradas en un almacén, pero cualquiera que escoja debe tener las siguientes características: ser lo suficientemente larga para acomodar a una persona alta, lo suficientemente ancha para que los brazos del receptor descansen con facilidad sobre la camilla, y lo suficientemente fuerte para resistir el peso del receptor así como parte del suyo cuando usted se incline sobre ella durante el masaje. Y, sobre todo, asegúrese de que la camilla no se mueva.

Información esencial

Su camilla para masajes debe ser de una altura cómoda. Para ensayar esto, coloque la palma de su mano encima y estire el brazo. Párese con los pies firmes sobre el piso y relaje su hombro. Si su mano descansa bien sobre la camilla, entonces la altura es adecuada para usted.

El acolchado también es importante: cualquier camilla que utilice debe tener un acolchado grueso y firme para amortiguar el cuerpo. Lo mejor son varias capas porque evitan que el receptor sienta la camilla y brinda un mayor apoyo. La idea es permitir que la persona se sienta bien amortiguada y con suficiente apoyo al mismo tiempo.

Para el uso en casa, tiene más sentido utilizar una camilla fija, o una camilla plegable que se pueda doblar y guardar. Usted puede colocar varias láminas de espuma o doblar algunas cobijas para cubrir la camilla y amortiguarla.

Un colchón cartón de huevo funciona bien, así como un cobertor de varias capas o cualquier otra cobija suave.

Usted puede conseguir camillas en los almacenes al por mayor y también en catálogos, revistas especiales de masajes y, claro, en la Internet. Es fácil encontrar una camilla plegable que sea fuerte, acolchada y no costosa. Lo bueno de tener una camilla especial para masajes es la facilidad que otorga para la utilización de los accesorios para el masaje.

Accesorios para su camilla

Una base o cuna para la cara ayuda a mantener la cabeza y el cuello del receptor en posición derecha cuando esté acostado bocabajo y le permite a la persona respirar. El descansador para la cara está hecho de espuma y está encajado en un marco redondo que va unido a la cabecera de la camilla. Algunas bases para la cara son ajustables, lo que permite un mayor acceso al cuello. La base ofrece comodidad para la cara y apoyo para el cuello, y también añade una prolongación a la camilla.

Los apoyos para los brazos pueden agregar más espacio hacia lo ancho o brindar una plataforma para que sus brazos descansen. Se puede colocar unas extensiones laterales en los lados de la camilla para dar más espacio a los brazos, y estos puedan descansar a una distancia un poco más alejada del cuerpo.

¡Alerta!

Cuando esté acostado bocabajo, los brazos que cuelgan hacia los lados de la camilla pueden "dormirse". Usted conoce ese cosquilleo. Eso indica que el suministro de sangre a los nervios está comprometido. Siempre que esté trabajando sobre alguien en esta posición, asegúrese de que los brazos de esa persona descansen a los lados o sobre una superficie.

Si usted ha inventado su propia camilla, los demás componentes se pueden improvisar. Invéntese su propio descansacara. Lo puede hacer enrollando toallas y encorvándolas en un círculo o comprando espuma extra gruesa, y luego cubrirla de un material a prueba de agua, que sea removible. No importa lo que haga, guarde un espacio para que la cara descanse en forma cómoda mientras que el cuello debe estar en una posición derecha. Usted puede inventarse un descansabrazo colocando una silla a cada lado de la camilla y poniendo sobre ellas unas almohadas hasta que lleguen al nivel de los brazos.

Asegúrese de que las almohadas estén lo suficientemente altas para que los brazos puedan descansar bien sobre ellas sin ningún estrés sobre la base de los hombros. Ensaye con ambas opciones, para ver cómo se sienten.

Silla de masaje

El masaje también se puede hacer utilizando una silla. El receptor se puede sentar sobre una silla mirando hacia el espaldar y descansando los brazos y la cabeza sobre ese espaldar. El receptor, inclusive, se puede sentar sobre una butaca y colocar su cabeza y sus brazos sobre la camilla. Los brazos deben estar cruzados y la cabeza descansando sobre ellos; normalmente se coloca una almohada debajo de los brazos como apoyo y comodidad. De esta manera, usted puede trabajar sin ningún inconveniente sobre la espalda, el cuello y los brazos.

Una silla de masaje es una opción más extravagante. Es fácil de usar y muy portátil. Es una minicamilla, con un apoyo para el pecho, descansacabeza y descansabrazo. Utilizar una silla solo le permite trabajar la espalda, el cuello y los brazos, pero, afortunadamente, estas son muchas veces las partes que la gente prefiere que le trabajen. Con este tipo de mueble, usted puede realizar un masaje en cualquier lugar. Generalmente, un masaje de silla se practica a la persona estando completamente vestida, así que usted podría, inclusive, masajear a sus compañeros de trabajo.

Refuerzos para el apoyo

Almohadas, cuñas y refuerzos circulares son sistemas de apoyo que usted debe tener. Ofrecen un apoyo muy bueno sin importar si el receptor se encuentra bocabajo o sobre su espalda. Las almohadas para el cuello vienen en diferentes formas. Usted puede inventarse su propia almohada con toallas. Sencillamente, enrolle una toalla de baño gruesa en forma de cilindro apretado, y colóquela debajo del cuello por la parte de atrás. Esto brindará un apoyo y amortiguación mientras permite a la cabeza de la persona descansar cómodamente sobre la camilla.

Una almohada debajo de las rodillas ayuda a eliminar la presión de la espalda cuando la persona se encuentra boca arriba. Cuando esté bocabajo, se coloca una almohada debajo de los tobillos, y eso ayudará a apoyar y a aliviar la espalda. Una almohada en forma de cuña es una herramienta versátil que se puede colocar en el borde angosto debajo de las rodillas, o debajo de los tobillos. Una cuña también se puede deslizar debajo de la espalda.

Sábanas limpias

Adquiera varios juegos de sábanas de algodón destinadas para el masaje. Las sábanas de franela brindan más calor y son más cómodas durante los meses fríos. Las sábanas blancas son las más fáciles de cuidar porque se pueden blanquear muchas veces porque no se manchan ni decoloran. Las sábanas para camas individuales tienen el tamaño perfecto. Debe cubrir todas sus almohadas con fundones limpios cada vez que practique un masaje. Estos también deben ser de algodón.

Las toallas de baño son excelentes sin son grandes y suaves. Sirven para cubrir a las personas y para envolver a los receptores cuando se suben o bajan de la camilla. Las toallas normalmente resisten varios lavados con blanqueadores.

¡Alerta!

Siempre cambie sábanas, toallas y fundones para cada receptor. Lave todo con detergentes y cloros y séquelo en la secadora, y no los mezcle con su ropa personal.

Utilice cobijas livianas, pero calientes, para ofrecer más calor y cubrimiento. La lana acrílica tiene un peso ideal para los meses fríos: son fáciles de lavar, muy calientes y ligeras. Una cobija liviana de algodón o cobertor es más recomendable para los meses más calientes, si se llegan a necesitar. Todos deben ser hechos de materiales que se puedan lavar.

Música suave

La música para masajes se encuentra en todas partes. Cualquier almacén que venda música tiene una variedad de sonidos para la relajación. Busque música instrumental con sonidos suaves y de sanación. La música para los masajes, yoga, meditación y sanación de energía ofrece un ritmo tranquilizante, apropiado para el trabajo corporal. Algunas personas prefieren el silencio total y estar completamente conscientes mientras reciben el masaje. Averigüe siempre lo que le gusta al receptor.

Luz suave

La luz natural ofrece el mejor ambiente para el masaje. Si el cuarto donde va a practicar el masaje tiene suficiente luz natural, aprovéchela. Utilice cortinas o persianas que permitan filtrar la luz mientras ofrecen privacidad. Pero no todos los cuartos donde va a practicar un masaje cuentan con luz natural. Las luces suaves y claras son las mejores; pueden provenir de lámparas de camilla o de una lámpara de pie. No utilice luces fuertes que encandilen o luces de techo.

Cubrimiento adecuado

La privacidad durante el masaje es extremadamente importante. Es esencial que el receptor se sienta bien y seguro. Permita que este sepa que usted reconoce y respeta su vulnerabilidad, y que se siente honrado por la confianza que le ha brindado. Es fácil proporcionar un cubrimiento apropiado; una sobresábana para cama individual es muy efectiva, así como una sábana de baño o toalla de playa. Solo deje al descubierto la parte del cuerpo sobre la que está trabajando; todo lo demás debe estar cubierto por una sábana o toalla. Algunas personas prefieren tener los brazos por fuera (cualquier cosa que proporcione comodidad, está bien).

Información esencial

Existen diferentes escenarios para quitarse la ropa, dependiendo del nivel de comodidad que experimente el receptor. Permita que las personas tengan la libertad de decidir si desean estar desnudos debajo de las cobijas o si quieren llevar puesta su ropa interior o más prendas de vestir. La cantidad de ropa que se quiten o dejen puesta es algo que el individuo debe decidir.

Algunas personas prefieren desvestirse en privado. Si la persona se va a desvestir en el mismo cuarto donde usted va a practicar el masaje, déjelo solo por unos instantes. Facilítele una toalla o una bata que se pueda poner mientras le ayuda a subirse a la camilla o a acostarse sobre la colchoneta. Muchas veces, las personas ya están debajo de las cobijas cuando usted regresa al cuarto; otras pueden necesitar de su ayuda. Claro que si usted va a practicar un masaje a su pareja, aplicarán otras reglas.

Y también está el amigo veterano en masajes que ya está desvestido y acostado sobre la camilla antes de usted haber dejado el cuarto para lavarse las manos.

Aceites, cremas y talcos

El uso de lubricantes permite que sus manos se deslicen fácilmente para los movimientos del masaje. Existen diferentes tipos, todos con un propósito diferente para usar de una manera específica. Ensaye con varios de los productos hasta encontrar el que más le guste.

La pregunta de si utilizar aceite o crema cuando vaya a aplicar un masaje dependerá de lo que a usted más le gusta o de lo que el receptor prefiera. Algunas personas optan por sentir cómo las cremas penetran la piel mientras que otras adoran la sensación del aceite caliente y de la absorción de sus propiedades curativas por parte de la piel. Algunas enfermedades reaccionan mejor con el uso de aceites esenciales aplicados en cantidades diluidas. Sin importar lo que vaya a usar, recuerde que lo que importa es lo bien que el masaje y el producto que usted usa hace sentir al receptor.

El uso de aceites

Los aceites son un medio suave y libre de fricción que le permite a usted masajear grandes áreas. Existen diferentes tipos de aceites: algunos son a base de vegetales o plantas; otros son aceites esenciales; mientras que otros más están hechos de nueces o de semillas. Escoja preferiblemente aceites que nutran la piel en lugar de aquellos que contienen alcohol o sustancias minerales, porque estos le quitan a la piel sus nutrientes.

¡Alerta!

Verifique siempre si su receptor tiene alguna alergia conocida o enfermedad de la piel. Muchas personas saben cuáles productos pueden o no usar. Hable sobre los componentes del producto para masajes antes de aplicarlo. En caso de duda, utilice un producto hipoalergénico o solicítele al receptor llevar su propio lubricante.

También debe estar seguro de conocer la tolerancia del receptor con respecto a la fragancia y a los productos a base de nueces. Un aceite básico bueno es el aceite natural de jojoba, que se puede utilizar solo o con aceites esenciales. No se daña y normalmente no produce ninguna reacción. Otro punto positivo es que la jojoba no mancha las sábanas ni su ropa.

Uso de cremas y lociones

Las cremas y lociones son de consistencia más gruesa que los aceites y menos deslizantes. La loción se absorbe con facilidad por la piel mientras que las cremas necesitan ser frotadas antes de ser absorbidas. Ambos productos para masajes son fáciles de usar y no son tan grasosos como la mayoría de aceites. Las cremas pueden ser más fáciles de usar para usted cuando vaya a practicar un masaje más profundo de músculos. Cremas y lociones son buenas para usar en la cara o en cualquier otra parte donde el aceite no sea apropiado. Las cremas también funcionan bien en regiones velludas, como la pantorrilla y la espalda, porque las manos pueden deslizarse fácilmente y la crema mantiene las áreas húmedas.

El uso de talcos

El talco reduce la fricción durante el masaje, pero no es tan bueno como las cremas, lociones y aceites. Es óptimo para usar en pieles grasosas o cuando el receptor no quiere que le apliquen aceites o cremas. A un receptor con excesiva cantidad de vello en el cuerpo o con una enfermedad de piel eruptiva, como el acné, le va mejor con el uso del talco. El mejor talco para usar es la maizena o aquellos de base natural hechos de plantas o de granos, porque no obstruyen tan fácilmente los poros.

Sin importar lo que vaya a utilizar como lubricante, aplíquelo primero sobre las manos y luego sobre el cuerpo. No utilice aceite, loción, crema o talco directamente sobre el cuerpo porque la sensación fría puede ser desagradable para la persona. Vierta, agite o saque por cantidades el lubricante sobre sus manos, calentándolo primero, para luego aplicarlo. Usted se divertirá ensayando los diferentes productos, hasta decidir cuál es el mejor, y aplicarlo en usted o en los demás.

Capítulo 5
Movimientos básicos de masaje

Para comenzar cualquier masaje, piense primero en la calidad de su movimiento. Usted se ha preparado a sí mismo y al espacio; ahora llegó la hora de practicar el contacto físico sensible y de aprender cómo entrar en la esfera de otra persona con confianza y compasión. Usted aprenderá a crear un ambiente de comodidad y confianza, expresando su sentido de integridad y aprecio para el receptor. Sus manos se comprometerán con la sanación a medida que practica y realiza diferentes movimientos de masajes en otros y en usted.

El primer contacto físico

El contacto físico inicial en el masaje marca el tono para la relajación continua. Así como con cualquier terapia de contacto físico, es indispensable crear un ambiente de armonía que permita un flujo y una completa liberación.

Primero, permítale a la persona que va a recibir el masaje tiempo suficiente para relajarse mientras que usted toma conciencia del ritmo de la respiración de ella. Preste atención a la respiración constante y relajada cuando se acerque a su receptor.

Debe estar seguro de que el receptor se sienta cómodo sobre la camilla. Algunas partes del cuerpo del receptor pueden necesitar más apoyo, como rodillas, tobillos, cabeza y cuello. Recuerde, usted puede utilizar una variedad de almohadas, toallas, cuñas y refuerzos para ofrecer comodidad y apoyo durante la sesión. Coloque las ayudas debajo de rodillas o cabeza o cuello si la persona se encuentra boca arriba; si el receptor se encuentra bocabajo, coloque un refuerzo debajo de los tobillos.

Cubrir a la persona con sábanas o toallas para que no sienta frío y se sienta bien es importante, sin interesar si prefiere estar vestida o no. Algunas personas prefieren recibir el masaje con su ropa interior o ropa deportiva puesta. Se debe tener en cuenta las preferencias y respetarlas. Usted puede utilizar adicionalmente cobijas de algodón o de lana acrílica para ofrecer mayor calor.

Por dónde comenzar

No hay un lugar específico para empezar un masaje. La parte del cuerpo por donde se comience dependerá de usted y de la experiencia que está adquiriendo en el arte de aplicar el masaje.

Algunas personas prefieren comenzar por la espalda porque es una superficie grande buena para los movimientos de inicio. Otros prefieren hacerlo por la cara o por los pies. No importa por dónde empiece, con seguridad será un buen inicio para usted.

Los siguientes ejemplos tienen que ver primero con la espalda, la cual siempre es, como dijimos, un buen lugar para comenzar porque es una parte no intimidante con amplio espacio para aplicar una variedad de movimientos, y es, además, un buen lienzo que le permite plasmar su creatividad en una obra maestra. A continuación veremos unos temas que explican cómo utilizar la espalda como punto de partida.

Establezca una conexión

Cuando su pareja se encuentre acostada bocabajo, párese al lado, de tal forma que su cuerpo se sienta cómodo en esa posición. Coloque ambas manos cuidadosamente sobre el cuerpo cubierto, y deje que su contacto físico fluya de manera tranquila y silenciosa hacia el receptor. Permita que sus manos descansen en una posición apacible, para estimular la relajación. Este ejercicio de contacto físico agradable le informa al receptor acerca de la intención que tiene el masajista. Esta es la forma como se inicia el viaje informado.

Mientras sus manos descansan suavemente sobre el receptor, respire lenta y regularmente, influenciando silenciosamente la respiración del receptor. Mueva una mano hacia la nuca y la otra hacia la parte más estrecha de la espalda, trazando una línea invisible de energía. De pronto, usted sentirá la inclinación de dejar descansar ambas manos sobre la espalda superior, lo que creará una conexión de energía en ese lugar. La idea aquí es que usted pueda volverse consciente de su sentido intuitivo. Sus manos son la herramienta que lo guiará a lo largo de este proceso.

Hecho

La intuición es definida como el acto de saber sin pensar racionalmente. Nuestro sentido de intuición nos permite saber o sentir instintivamente algo sin tener que pensar, y este es un aspecto de nuestros sentidos que utilizamos todos los días.

El primer contacto físico abre el sendero de la comunicación entre el cuerpo sobre el cual usted está trabajando y sus manos. Observe si usted siente tensión en el cuerpo debajo de sus manos. ¿Siente la espalda tensa? ¿Cómo siente el cuello? Permita que los ojos de sus manos revelen lo que la piel está transmitiendo. Cuando se sienta satisfecho con su evaluación, entonces estará listo para comenzar.

El contacto físico tipo roce (*Effleurage*)

El roce es el primer movimiento general en el masaje. Consiste en movimientos largos y definidos que se deslizan a lo largo de la superficie de la piel. El nombre técnico para este movimiento es *effleurage* (se pronuncia eflurash). El *effleurage* son movimientos suaves y deslizantes y existe en varias técnicas.

El *effleurage* se aplica con aceite y suaviza los músculos. Tales movimientos suaves y deslizantes, que inician la sesión, le permiten cubrir una gran parte del cuerpo e introduce un estilo de masaje plácido y aceptable.

El *effleurage* se aplica utilizando manos, dedos y a veces antebrazo. Al realizar sus movimientos sobre el tejido de la piel, usted está afectando la circulación y estimulando el sistema linfático. Una vez se hayan relajado los músculos del receptor, sus movimientos deben ser más profundos y penetrantes, hasta llegar a áreas de mayor resistencia.

Los movimientos *effleurage* deben ser aplicados con menos presión cuando se va acercando a la parte inferior del cuerpo, y con mayor a medida que va subiendo hacia la parte superior del cuerpo, imitando el flujo de sangre. Cuando aplica masajes con menos presión en dirección opuesta al corazón y una mayor presión en dirección hacia el corazón está apoyando la circulación sanguínea por todo el cuerpo. Al ayudar a la circulación, usted ayuda a eliminar las toxinas y a suministrar nutrientes a todos órganos del cuerpo.

Aplicación del masaje *effleurage* suave

Imagine la espalda como si fuera un lienzo limpio esperando que usted pinte un cuadro sobre él. Párese detrás de la cabeza del receptor con el fin de tener una vista de toda su espalda. Con el aceite que usted y su receptor hayan escogido, aplique un poco en sus manos para que este elemento reciba el calor de su cuerpo. Frote sus manos para que se esparza sobre ellas y colóquelas sobre la espalda, entre los hombros. Mueva sus manos al mismo tiempo por ambos lados de la columna, esparciendo el aceite.

¡Alerta!

¡Nunca ejerza presión sobre la columna! Si usted pasa suavemente con los dedos a lo largo de ella, podrá sentir las vértebras que protegen la espina dorsal. Usted también debe poder sentir los músculos adheridos, que apoyan a la columna. Para evitar lesionar esta zona sensible, trabaje siempre a los lados de la espina y nunca sobre ella.

Con las manos sobre la espalda, baje hacia la parte cerca de la cintura; luego súbalas nuevamente hacia los hombros, deslizándolas. Continúe los movimientos largos hacia abajo y luego hacia arriba, cubriendo toda la espalda. Es como si estuviera pintando medialunas sobre la espalda. Su cuerpo debe moverse de acuerdo con los movimientos de sus manos, es decir, debe acercarse al cuerpo cuando esté bajando con las manos o alejarse de él cuando esté masajeando hacia arriba. El mayor tiempo posible, sus manos deben estar abiertas y planas en contacto con la piel. Los movimientos deben ser suaves y deslizantes, y, con el tiempo, un poco más profundos, a medida que los músculos se relajan.

Usted debe sentir cómo la piel reacciona a sus movimientos. Cada circuito alrededor de la espalda permite una mayor penetración. Confíe en lo que sus manos le están diciendo acerca de la piel debajo de ellas.

Los dedos también se pueden utilizar

Algunas áreas del cuerpo son demasiado pequeñas para acomodar toda su mano abierta con el masaje *effleurage*. Por ejemplo, cuando está masajeando la cara, utilice solo sus dedos para los movimientos largos y deslizantes sobre la piel.

El masaje tipo aleteo es otra forma del *effleurage*. Se caracteriza por los movimientos de los dedos, que imitan el aleteo de las plumas, y se aplica con mucha suavidad sobre la superficie del cuerpo empleando las yemas de los dedos o toda la mano. El aleteo suave tranquiliza las terminaciones nerviosas y es una excelente forma de concluir el masaje en la parte del cuerpo sobre la cual está trabajando. El aleteo suave con los dedos a lo largo de la espalda a veces es empleado para pasar de la espalda a otra parte del cuerpo.

El campo electromagnético

Otra forma del *effleurage* es el llamado aura, que es muy relajador para el receptor. Aquí la mano no toca el cuerpo, pero sí lo traza desde arriba. Con las manos abiertas y unidas en los dedos pulgares, estas se deslizan lenta y suavemente justo en la parte de arriba de la espalda. Para comenzar, párese al lado de cuerpo, comience en la cintura y deslice sus manos hacia la espalda, comenzando por el centro, cerciorándose de no tocar el cuerpo. Regrese a la cintura y trabaje de arriba hacia abajo y de abajo hacia arriba, trabajando un lado por completo; pase hacia el otro lado del cuerpo y deslícese hacia arriba y hacia abajo nuevamente. Repita estos movimientos tres veces cada uno. Preste atención a la sensación en las palmas de sus manos. Usted puede sentir calor o frío, o una impresión de energía que las atraviesa.

Los científicos todavía estudian el campo de energía electromagnético o aura que rodea el cuerpo. Al trabajar con este cuerpo sutil de energía podemos influenciar el cuerpo, la mente y el espíritu del receptor en una manera profunda de sanación.

Masaje de amasamiento (*Petrissage*)

El amasamiento o *petrissage* es una técnica efectiva que se puede realizar después del *effleurage*. El *effleurage* ablandó los músculos y ahora el cuerpo está preparado para que se proceda con más profundidad. En el *petrissage*, usted levanta la piel y el músculo y realiza movimientos que tuercen, pellizcan, aprietan, hacen rodillos o presionan. En palabras simples, es un movimiento de amasamiento que penetra más profundamente en el tejido del cuerpo. Esta técnica sirve para estirar el músculo, aumentar el flujo de sangre y separar el tejido cicatrizado.

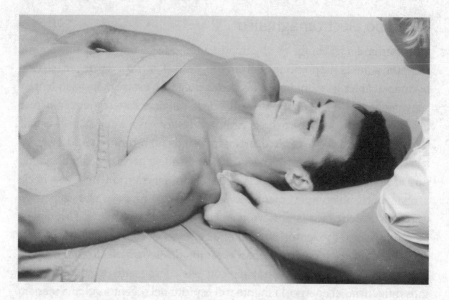

Figura 5-1, Amasamiento profundo del músculo.

El *petrissage* se puede aplicar sobre grandes áreas del cuerpo o en secciones más pequeñas. Utilice ambas manos en las superficies amplias y una sola sobre las regiones más pequeñas. En otras ocasiones se utilizan solo las palmas o dedos y pulgares, como vemos en la ilustración figura 5-1, donde solo los dedos y pulgares amasan los músculos de espalda y hombro de manera profunda. Cuando se suelta el músculo agarrado o prensado, presione firmemente el área y diríjase suavemente hacia la siguiente, en movimiento circular.

El *petrissage* es una técnica importante, lo que quiere decir que debe practicar, practicar y practicar. Aquí el ritmo del movimiento es trascendental. Recuerde que no solo debe mover sus manos, sino también su cuerpo, ajustando la presión de acuerdo al ritmo de su movimiento.

Un ejercicio en amasamiento

Practique el movimiento básico del amasamiento sobre la espalda de su paciente. Párese en el lado derecho del cuerpo y coloque sus manos sobre el área izquierda de la espalda. Comience por la parte inferior de la espalda y agarre un puñado de piel, alzándola y apretándola sin pellizcar. Utilice toda su mano con sus dedos sobrepuestos sobre la piel y su dedo pulgar un poco hacia delante. Su mano debe hacer movimientos circulares.

Ahora utilice su mano derecha, agarrando otro puñado de piel y repitiendo el mismo movimiento, sosteniendo la piel y músculo mientras su mano se mueve en círculos. Ambas manos deben moverse en la misma dirección, agarrando la piel firmemente y haciendo movimientos circulares leves. Mueva su cuerpo de lado a lado al hacer estos movimientos. Deslice la piel de su mano derecha hacia su izquierda, y suba con su mano derecha un poco a lo largo de la espalda. La mano izquierda agarra la piel recién soltada por la derecha, y la mano derecha agarra una sección nueva.

Continúe enrollando, agarrando y pellizcando la piel a medida que va subiendo hacia el hombro. Cambie de lado y trabaje la espalda utilizando la misma técnica.

Recuerde mover su cuerpo al ritmo de los movimientos de sus manos. Si sus manos se cansan, es porque no está utilizando su *cuerpo* para aplicar la presión, que es el sitio de donde esta debe provenir. También debe verificar si sus manos están bien posicionadas sobre el cuerpo del receptor, y si sus muñecas están dobladas, desdóblelas.

Si tiende a ir demasiado lejos sobre el cuerpo, reubíquese para que no pierda el equilibrio.

Información esencial

Una buena forma de practicar la técnica del amasamiento por sí solo es amalgamando un poco de masa, sea de pan o de plastilina. Preste atención a la forma como debe hacer los movimientos de su cuerpo para ver cómo cambia la masa de forma y de textura. Practique las diferentes técnicas de amasamiento mientras trabaja la masa.

La técnica del rodillo

El rodillo es el amasamiento, pero solo en las capas superiores del tejido utilizando el dedo pulgar y los otros dedos. Quédese en el lado izquierdo del cuerpo, con sus manos descansando sobre el mismo lado de la espalda. Su mano derecha es la que está más cerca a la cintura y su mano izquierda se encuentra al lado. Con sus dedos y pulgares, tome un poco de piel y suavemente enróllela hacia delante y hacia atrás. Sus dedos empujan la piel hacia sus pulgares, y sus pulgares enrollan la piel de vuelta hacia sus dedos. Continúe con este movimiento de empujar de un lado a otro al tiempo que va subiendo a lo largo de la columna hasta llegar a los hombros. Regrese a la cintura sobre el mismo lado y vuelva a subir haciendo rodillos. Repita esto las veces que sean necesarias para cubrir todo ese lado de la espalda. Pase hacia el lado derecho y practique los rodillos aquí.

La técnica del tornillo

El tornillo es una forma de *petrissage* que se practica sobre brazos y piernas. Imagínese exprimiendo su camiseta favorita: una mano gira en una dirección y la otra en dirección contraria. Este movimiento alternado de un lado a otro es suave, pero profundo. Aplique una cantidad de aceite suficiente para obtener un movimiento deslizante fácil mientras va torciendo la piel hacia arriba y hacia abajo.

Practiquemos sobre los brazos. Es más fácil aplicar esta técnica cuando el receptor se encuentra acostado de boca arriba. Ayúdele al receptor a dar la vuelta. Vuelva a acomodar la cobija o cubrimiento dejando al descubierto un brazo. Estando parado al lado del cuerpo, tome el brazo descubierto y comience a torcer la piel de un lado hacia otro, subiendo y bajando a lo largo del brazo desde el codo hasta el hombro.

Doble el brazo en el codo, agarre por debajo de la muñeca con ambas manos y tuerza hacia arriba y hacia abajo por el antebrazo. Aplique una presión firme y constante cuando vaya subiendo hacia el codo y una presión menor cuando regrese hacia la muñeca. Termine en el codo, torciendo dos o tres veces más. Deje descansar el antebrazo del receptor sobre la camilla y cubra el brazo. Pase al otro lado y repita.

Masaje de fricción

La fricción es una forma de masaje que, al mover las capas superiores del tejido que se encuentran sobre las capas más profundas, estimula los músculos más profundos. Este masaje se aplica después de los masajes *effleurage* y *petrissage*, y permite que los músculos generen calor al ser frotados. La fricción es buena para soltar los músculos tensos y el tejido cicatrizado, y para aumentar la circulación. La fricción alrededor de las articulaciones llega hasta el tejido subyacente de manera efectiva y puede aliviar las articulaciones dolorosas. Utilice sus dedos, el talón de sus palmas y, de vez en cuando, solo sus pulgares para aplicar la fricción, la cual puede ser a un ritmo rápido o lento y profundo. Por lo general, el estilo rápido requiere de más aceite, al contrario de los movimientos más profundos.

Hecho

Si el movimiento es deslizante, tipo corredizo, asegúrese de emplear suficiente aceite. El trabajo profundo de los tejidos necesita de muy poco aceite, porque si se usa demasiado se puede resbalar del área. La piel seca o de adultos mayores puede necesitar más aceite. Alguien con mucho vello corporal puede necesitar loción y aceite. ¡Debe ensayar!

El uso de movimientos de fricción en el masaje muestra la habilidad del cuerpo para curarse a sí mismo. Los beneficios al aplicar las técnicas de fricción son muchos. Por ejemplo, las técnicas de fricción pueden:

- Estirar y ablandar el tejido
- Soltar el tejido cicatrizado
- Aumentar el calor corporal
- Aumentar el ritmo metabólico
- Promover el intercambio de líquidos intersticiales (entre las células y los vasos sanguíneos)
- Aumentar la circulación de la piel
- Aumentar la circulación de las articulaciones

La práctica de los movimientos básicos de la fricción

Solicite a su receptor de masaje que se vuelva a colocar en la posición bocabajo, y arrópelo hasta la cintura porque va a trabajar nuevamente sobre la espalda. Párese en la cabecera de la camilla mirando hacia la espalda de su receptor. Aplique un poco de aceite sobre sus manos, frote sus palmas y sienta el calor que emana de esta pequeña fricción. Coloque sus manos sobre los hombros, las palmas extendidas sobre el cuerpo, los dedos unidos. Inclínese un poco y empuje su mano derecha sobre la espalda a lo largo del borde derecho de la columna. Cuando esta mano haya alcanzado la cintura, empuje su mano izquierda hacia el borde izquierdo. Al mismo tiempo, vuelva a subir su mano derecha hasta el hombro.

Continúe trabajando de esta forma, presionando con una mano hacia abajo mientras que la otra se devuelve. Tome nota del calor que va sintiendo debajo de su mano a medida que la fricción comienza a calentar los músculos. Utilice su cuerpo para aplicar presión, y crear un ritmo de sube y baja. Esta forma de masaje de fricción sobre la espalda se mueve en dirección de las fibras musculares.

Información esencial

El movimiento de su cuerpo es esencial para el éxito de su trabajo. Recuerde que siempre debe mover su cuerpo cuando haga el masaje. ¡No sienta miedo de hacerlo! Muévase hacia delante y hacia atrás, de lado a lado, dependiendo del área donde usted esté trabajando y también de la técnica que esté aplicando.

Fricción circular

La fricción circular es exactamente tal como suena: una fricción aplicada en movimientos circulares. Para practicar esta técnica, usted se debe ubicar en la cabecera de la camilla. Sus manos deben descansar con las palmas hacia abajo sobre los hombros, los dedos unidos apuntando hacia abajo en dirección a la cintura. Levante las palmas de sus manos de tal forma que sus dedos estén mirando hacia abajo con las yemas sobre la espalda. Luego incline su cuerpo hacia delante y presione con sus dedos.

Sienta cómo los músculos debajo ceden bajo la presión que usted está ejerciendo. Sus dedos deben descansar sobre la pequeña hendidura o surco que usted ha creado. Comience lentamente a hacer círculos, moviendo la piel y no los dedos, y sienta cómo los tejidos debajo de la piel se mueven. Suba sus dedos un poco hacia la superficie de la piel y vuelva a hacer círculos sin ejercer ninguna presión. Presione y haga fricción. ¿Siente la diferencia? Cuando usted ejerce presión, está trabajando el músculo debajo de la superficie de la piel. Cuando deja de ejercerla, está trabajando únicamente la capa superior de la piel.

Información esencial

Para que usted entienda mejor la sensación de la fricción, trabaje primero sobre el cuerpo vestido. Con sus manos sobre la espalda del receptor, ejerza un poco de presión y haga movimientos en círculos en una sola área con las puntas de sus dedos. La camisa no se mueve, pero la piel debajo sí lo hace. Eso imita la sensación de una capa de piel moviéndose debajo de otra.

Fricción cruzada

Las fibras musculares están formadas por grupos que corren en la misma dirección. Los movimientos de fibra cruzada trabajan a través del tejido muscular en vez de hacerlo en dirección de la fibra muscular. Este es un movimiento más profundo, para el cual usted puede emplear sus dedos, sus pulgares y, a veces, la base de la palma de sus manos. Coloque sus dedos sobre el área estresada y muévalos como si estuvieran caminando a través del área y luego de regreso. La presión ejercida por sus dedos hace que la capa superior de la piel se mueva debajo de la capa inferior, sin deslizamientos, justo como en la técnica circular. Claro, la mayor parte de la presión proviene del movimiento de su cuerpo cuando se desplaza hacia delante y hacia atrás, de lado a lado.

Para obtener un acceso más profundo, coloque una mano sobre la otra. Mientras que la que se encuentra debajo realiza el movimiento cruzado, la palma se mueve a través de la piel con fricción mientras que la mano de encima ejerce más presión. Esta técnica permite una mayor penetración al área adolorida.

Masaje de golpeteo (*Tapotement*)

El *tapotement* o golpeteo es una técnica de percusión utilizada para producir estimulación tratando el cuerpo como si fuera un tambor. El movimiento es un constante golpeteo que produce un enrojecimiento en la piel, una sensación de bienestar y otra de energía renovada. Existen muchas formas del golpeteo creadas por diferentes posiciones de manos y dedos. Unas de las formas más populares son los machetazos, golpear con la mano en forma ahuecada, con palmaditas y golpes rápidos. Sus manos siempre deben estar sueltas a partir de la muñeca, incluyendo los dedos y pulgares, tal como lo vemos en el ejemplo de los golpes rápidos en la figura 5-2.

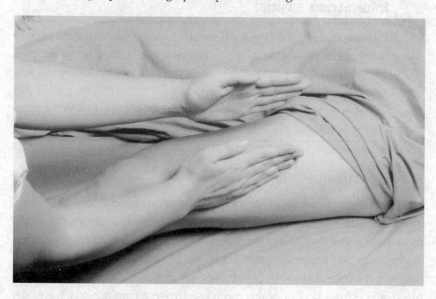

Figura 5-2, La técnica del golpe rápido.

Relaje por un momento sus manos. Estando sentado o parado agítelas, de tal forma que se suelten. Sus manos y muñecas se voltearán hacia atrás y hacia delante, sus dedos se pegarán unos contra otros y sus pulgares también harán lo mismo. Deje caer sus brazos hacia los lados y relájese de los hombros para abajo. Permita que todo se suelte y libere.

A continuación, practique el tamboreo. Coloque sus dedos sobre una superficie dura como una camilla y comience en forma lenta. Golpee la camilla con un dedo primero y luego con los otros, progresivamente, creando un ritmo suave. Que los movimientos de sus dedos sean fáciles y delicados mientras van entrando en un ritmo constante. Usted puede utilizar sus pulgares para apoyar sus manos mientras sus dedos ejercen los golpes.

Acelere el ritmo; observe cómo la camilla comienza a responderle. Cuando sus dedos sientan un leve dolor, disminuya la presión, pero siga con el ritmo.

Continúe experimentando con el golpeteo, creando una composición propia. La idea es crear una experiencia exclusiva, que sea constante y cómoda, que estimule y agregue una sensación general de renovación. ¡El golpeteo no se debe realizar tan fuerte como para que duela! En vez de golpear tan fuerte, hágalo con todos los dedos al mismo tiempo; esto creará una mayor intensidad.

Estando aún sobre la superficie dura, pase a la posición de las manos de la técnica del golpe rápido, como en la figura 5-2, solo que esta vez sus dedos deben permanecer sueltos. Golpee su mano lentamente sobre la camilla (no lo haga con fuerza porque le dolerá) y acelere el ritmo a medida que va adquiriendo más confianza con la técnica.

¡Alerta!

Los terapeutas de masajes siempre deben estar conscientes de sus cuerpos. La posición adecuada es indispensable para poder trabajar y para la salud general de las articulaciones, tejidos conectivos y músculos de sus manos. Trate de mantener sus brazos y manos relajadas y no en posiciones demasiado extendidas o flexionadas.

Practique el tamboreo y el golpeteo rápido sobre sus piernas para adquirir mayor destreza. Utilice la palma abierta con los dedos ligeramente doblados y péguese unas palmaditas suaves sobre sus piernas. Sienta el vacío leve que se genera por el encurvamiento de la palma de la mano. Ahora, extienda la palma, enderece sus dedos y péguese otras palmaditas. Ensaye con estos dos movimientos sobre sus piernas, y averigüe cuándo se siente bien y cuándo muy fuerte.

Por último, cierre su mano a manera de puño y golpee suavemente sobre sus piernas. Estos golpes son buenos para los músculos muy grandes como los que se encuentran en los muslos o en la espalda (pero no cerca de la cintura). Ensaye lo siguiente en su cuerpo: con el puño de su mano ligeramente abierto, golpee sobre sus muslos con los lados de sus manos; luego voltee sus puños y golpee, corte rápidamente a ritmo de *staccato* sobre sus muslos. ¿Puede sentir cómo las diferentes formas de golpeteo estimulan los músculos de su pierna? En el masaje le llamamos a esto "cortes". También son apropiados para los músculos isquiotibiales, que se encuentran en la parte trasera de los muslos, como vemos en la figura 5-3.

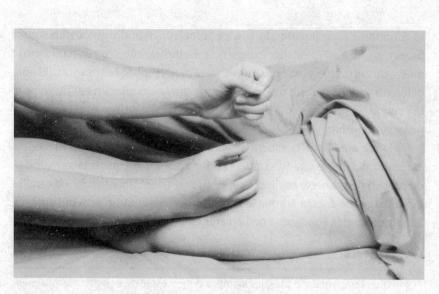

Figura 5-3, Los cortes sobre los músculos isquiotibiales.

Tome conciencia de las diferentes sensaciones que producen estas técnicas de golpes. Después de haber ensayado todas sobre usted mismo, hágalo sobre la persona que va a recibir el masaje. Pida retroalimentación y, constantemente, verifique el nivel de agrado en el receptor.

Otros movimientos básicos

La vibración, la agitación y el mecido son técnicas de masaje que producen relajación o estimulación dependiendo de cómo sean recibidas. Estos movimientos pueden producir un efecto tranquilizador en las terminaciones nerviosas de la piel. De las tres, la vibración es, de pronto, la más difícil de aprender.

El masaje con vibración

Cuando se emplea un movimiento de vibración adecuado, su cuerpo tiembla. Para comenzar, coloque sus manos sobre la espalda del receptor, de tal forma que solo sus dedos o yemas toquen la piel. Agite todo su brazo, desde los dedos hasta los hombros. Tensione sus músculos de tal forma que el movimiento de temblor o agitación fluya hasta la punta de sus dedos. Esto es difícil de hacer, así que tenga paciencia.

Una vez usted haya logrado tener el movimiento de temblor, agitación, estremezón y vibración bajo control, sosténgalo mientras va moviendo sus

dedos, y sienta cómo los músculos debajo de sus dedos comienzan a soltarse. El objetivo de la vibración es liberar a los músculos mientras va moviéndose por toda la superficie.

La agitación de los músculos

La agitación ayuda a soltar los músculos tensos. Usted puede colocar su mano
extendida sobre un músculo grande, y suavemente agitar esa área. O usted
puede literalmente alzar un brazo o pierna y sacudir suavemente para liberar la tensión. Levante el brazo de su receptor lejos de la camilla y sacúdalo
suavemente teniendo cuidado de no jalar o torcer el brazo. Los músculos se
soltarán desde la parte de los hombros hasta la punta de los dedos. Otra
manera de sacudir un brazo es deslizando suavemente sus dedos entre los
dedos del receptor, y, con la ayuda de su otra mano, sostener la mano del
receptor para asegurar sus dedos, como vemos en la figura 5-4. Una vez las
manos se encuentren bien agarradas, eleve el brazo sin la ayuda del receptor
y comience a agitarlo teniendo sus dedos entrelazados.

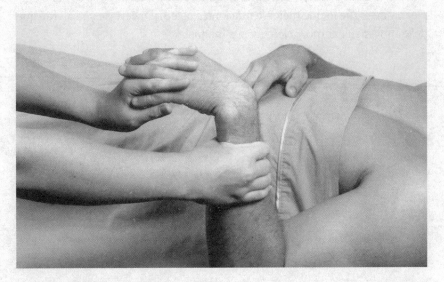

Figura 5-4, Dedos entrelazados para estirar el brazo.

Otra forma de agitación es la aplicada directamente al músculo. Coloque
su mano sobe la espalda del receptor, empleando una mano para mantener
la espalda en su lugar mientras que la otra hace el trabajo.

Con la mano que está trabajando agite el músculo que se encuentra debajo. Este es un movimiento muy sutil, y usted deberá prestar atención.

Mecer el cuerpo

El mecido es una técnica divertida que le proporciona comodidad a usted y al receptor. Cuando el receptor se encuentra acostado bocabajo, coloque una mano sobre el hombro del receptor y la otra sobre la cintura. Suavemente, comience a mecer su cuerpo de un lado hacia el otro. Al hacer esto, su receptor comenzará a hacer lo mismo. Empuje y jale para establecer un ritmo. Una vez tenga un buen mecido andando, el cuerpo lo hará casi por inercia.

Ensaye con el mecido. Cuando usted mece el cuerpo, incremente la velocidad. Cuando el cuerpo ya se esté meciendo bien, empuje, pero no jale, y verá que el cuerpo comienza a mecerse por sí solo. Un cuerpo tensionado se resistirá a ser mecido mientras que uno relajado fluirá. Su meta es crear un tira y jala natural del ritmo de su receptor. Trabaje de esta manera por un tiempo; ensaye diferentes velocidades y posiciones.

Todas las técnicas y movimientos presentados en este capítulo son los básicos utilizados en el masaje. Practíquelos y decida cuál le funciona mejor a usted. Ensaye también con la cantidad de aceite o loción que se debe emplear, y averigüe lo que mejor le funciona a usted. ¡Diviértase y recuerde que debe mover su cuerpo y ejercitar sus manos!

Capítulo 6
Aplicación del masaje: espalda

¡Es emocionante aprender a hacer masajes! Los movimientos específicos son aplicados en una variedad de formas a varias partes del cuerpo. Los siguientes capítulos lo guiarán a través de un masaje básico de cuerpo entero. Usted seguirá un patrón sencillo, que le permitirá masajear todo el cuerpo o partes del mismo. El mejor método para realizar un masaje será su capacidad de improvisación. Una vez haya aprendido los movimientos y el patrón sencillo, comenzará la diversión de agregar y cambiar.

Trabajo en la espalda

Una vez que usted y su receptor se han preparado para el masaje según lo descrito en el capítulo 4, y el receptor se encuentra acostado cómodamente bocabajo sobre la superficie de masaje, párese al lado de la camilla, coloque sus manos sobre la espalda cubierta del receptor y deje que descansen ligeramente sobre su superficie plana y amplia. Cuidadosamente, esparza sus manos sobre la espalda, como si estuviera planchando los pliegues. Inclínese hacia la espalda utilizando su cuerpo para crear un movimiento de tipo mecido y moviendo sus manos hacia arriba y hacia abajo por la espalda. El movimiento de sus manos y el movimiento de su cuerpo crean un ritmo sutil. Diríjase hacia la cabecera de la camilla e inclínese con su cuerpo mientras que, al mismo tiempo, sus manos pasan por toda la espalda hasta llegar a la cintura. Retírese un poco hacia atrás con su cuerpo, y sus manos deberán moverse hacia atrás en dirección de los hombros.

Nuevamente, parado a un lado de la camilla, doble la cobija hacia atrás y arrope al receptor a la altura de la cadera. Aplique un poco de aceite sobre sus manos y, con ellas extendidas y abiertas, muévalas suavemente hacia ambos lados de la columna, y luego súbalas nuevamente con movimientos largos y deslizantes del *effleurage*. La figura 6-1 muestra la posición adecuada para sus manos.

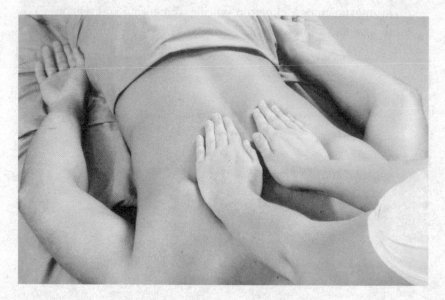

Figura 6-1, Movimientos largos y deslizantes sobre toda la superficie de la espalda.

Permanezca hacia el lado de la cabeza del receptor mientras aplica seis veces estos movimientos *effleurage*. A continuación, párese hacia el lado derecho del cuerpo y aplique los movimientos *effleurage* desde la cintura hasta los hombros, y luego nuevamente hacia la cintura, aplicando un poco más de aceite en caso necesario. Sus manos empujarán hacia cada lado de la columna en movimientos fuertes de barrido, y luego a lo largo de la parte exterior de la espalda. Repita estos movimientos seis veces.

Ahora deje reposar sus manos planas sobre el omoplato o escápula. Ambas manos estarán apuntando hacia la columna. Mueva sus manos en forma circular por esta área en cada lado de la columna. Nuevamente utilice todo su cuerpo al realizar esta técnica, meciéndose hacia el cuerpo y alejándose a medida que va completando los ciclos. Normalmente son suficientes seis ciclos.

Repita esto utilizando sus dedos, presionando a lo largo de las marcas huesudas de los hombros. Aquí aplicará movimientos circulares más pequeños; es más, debe colocar una mano sobre la otra para que el peso de la mano en reposo mueva las puntas de sus dedos con mayor profundidad, así como lo vemos en la figura 6-2.

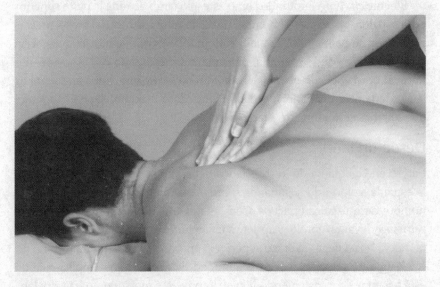

Figura 6-2, Movimiento circular sobre el omoplato.

Con profundidad sobre los hombros

Mueva sus manos hacia los hombros, llevando ambas manos primero al hombro izquierdo. Utilizando sus dedos, masajee a lo largo del borde superior del omoplato, desde la parte exterior de la columna hasta el final del hombro. En realidad, debe presionar hacia la piel con sus dedos y jalarla cuidadosamente hacia su cuerpo, partiendo desde el hombro. Estire la piel de la misma forma sobre el lado derecho. A continuación, coloque sus manos a un lado de la columna, presionando sus dedos hacia adentro mientras va jalando hacia abajo a lo largo del borde del hombro hasta la parte superior del brazo. Repita estos movimientos por lo menos tres veces.

Información esencial

Siempre debe tener suficiente aceite para poder deslizarse con facilidad por la piel. La cantidad que usted utilice debe permitir realizar movimientos suaves y constantes sobre cada parte del cuerpo. Si aplica demasiado aceite, se va a resbalar y deslizar; si aplica muy poco va a quedar limitado en sus movimientos. Recuerde que debe esparcir el aceite con los movimientos deslizantes del *effleurage*.

Efectúe *effleurage* profundo como este a lo largo de toda la parte superior de la espalda, rastreando el hombro desde la columna hasta el brazo, presionando con su palma hacia la piel y estirándola. Continúe moviéndose hacia abajo a lo largo de la columna, presionando y estirando cada movimiento hacia el borde del cuerpo. Haga esto en toda la espalda, trabajando ambos lados de la columna. Párese al lado izquierdo o derecho, dependiendo del que sea más cómodo para usted.

Desde un lado

Párese en cualquiera de los dos lados del cuerpo y estire sus brazos hacia la espalda, colocando sus manos sobre un lado de esta. Esta zona tiene el nombre de músculos oblicuos. Con los movimientos de amasamiento del *petrissage*, levante, enrolle y apriete suavemente a lo largo de todo el lado de la cadera hasta llegar al brazo superior, como vemos en la figura 6-3.

Asegúrese de evaluar bien la cantidad de presión que emplea cuando está levantando y sosteniendo la piel. Repita este movimiento hacia delante y hacia atrás por todo el costado, acercándose al final a la superficie de la espalda. Continúe haciendo líneas imaginarias desde la cadera hasta el hombro, enrollando y apretando la piel hasta llegar a la línea de la columna. Cambie de lado y repita los movimientos.

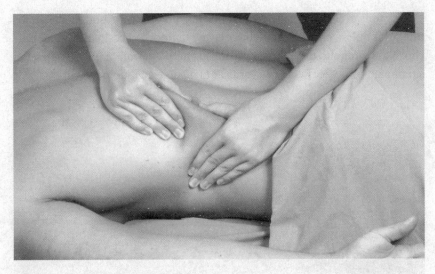

Figura 6-3, Amasamiento del costado de la espalda.

Presión sobre los hombros superiores

Regrese a la cabecera de la camilla y coloque ambas palmas de la mano en el recoveco de los hombros, justamente en el sitio donde limitan con el cuello. Presione con ambas manos, empujando y estirando a lo largo de la parte superior de los hombros el músculo trapecio, y hasta la parte superior del brazo, el músculo deltoideo. Repita este movimiento de tres a seis veces, presionando firmemente mientras va empujando hacia abajo y estirando hacia el lado. Verifique con el receptor para estar seguro de que la presión aplicada es la correcta.

Emplear los antebrazos

Estando parado en la cabecera de la camilla, muévase hacia el hombro derecho del receptor y coloque su antebrazo doblado sobre la espalda del receptor. Su codo debe descansar a un lado de la columna, como vemos en la figura 6-4.

Lentamente, mueva el antebrazo hacia abajo por el lado derecho de la espalda en un movimiento de barrido. Al usar el antebrazo usted puede hacer movimientos más profundos y largos que cubran un área más amplia. Mueva su cuerpo a medida que se va deslizando. Cuando haya llegado justo a las nalgas, deslícese nuevamente hacia arriba. Haga esto tres o cuatro veces antes de pasar hacia el lado izquierdo, y repita.

No utilice el codo para ejercer presión porque esto podría dañar los músculos que se encuentran debajo. Usted tampoco necesita presionar mucho; el movimiento de su brazo y el de su cuerpo permiten una penetración sin mucho esfuerzo. Recuerde verificar el nivel de agrado del receptor.

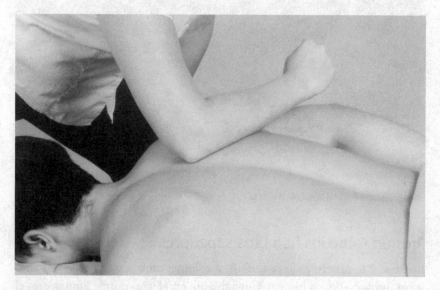

Figura 6-4, El antebrazo barriendo hacia abajo por la espalda.

Movimiento fácil

Coloque sus manos planas sobre el lado izquierdo de la columna cerca de la base, y cuidadosamente muévase hasta el hombro y baje hasta las nalgas. Emplee movimientos largos de barrido mientras se inclina sobre el cuerpo. Usted está alisando los músculos de la espalda, así que debe emplear un toque firme y suave para estimular la relajación de los músculos. Diríjase hacia el lado derecho del cuerpo, y nuevamente con los movimientos del *effleurage* baje a lo largo de la columna y luego vuelva a subir. Recuerde, estos son movimientos suaves y rítmicos que deben ser aplicados con su mano plana o abierta mientras se desliza por la espalda. Deslice sus manos hacia abajo y de regreso en movimientos de tipo herradura en cada lado de la espalda.

El cuello y la parte trasera de los brazos

El lugar donde usted termina en la espalda va a sugerir la transición que deberá hacer, ya sea hacia el cuello o hacia la parte trasera de los brazos. Si usted se encuentra parado frente a la cabeza, el movimiento lógico es hacia el cuello, pero si termina estando parado a un lado del cuerpo, probablemente comenzará con los brazos. Esta vez terminó en la cabeza, así que continuará iniciando con el cuello.

Utilizando las yemas de sus dedos, comience en la base del cuello, haciendo círculos pequeños hasta llegar a la base del cráneo. Está claro que no debe trabajar sobre la región huesuda de la columna. Se pueden hacer movimientos pequeños serpenteantes hacia abajo y hacia arriba por el cuello, empleando poca presión. Circule toda la región del cuello y luego suba hasta el espacio que queda a cada lado de la base del cráneo. Esta parte se conoce como el área occipital y está cubierta por un grupo de músculos. Sostenga sus dedos dentro de las hendiduras justo debajo de la base del cráneo, precisamente debajo de las orejas (al lado derecho e izquierdo de la espinal dorsal), jale levemente y sentirá cómo se relajan los músculos con el leve estiramiento que está ejerciendo. En esta área se concentra gran cantidad de tensión, así que no tema ejercer un poco de presión, sostener cuidadosamente y contar hasta cinco. Por último, lleve sus dedos hacia el lado del cuello y, con un movimiento leve de pellizcar y enrollar, suba por el lado del cuello de regreso a los occipitales. Presione hacia abajo, alejándose del cuello por todo el borde o cresta que va hasta los hombros para hacer la transición para el masaje de los brazos.

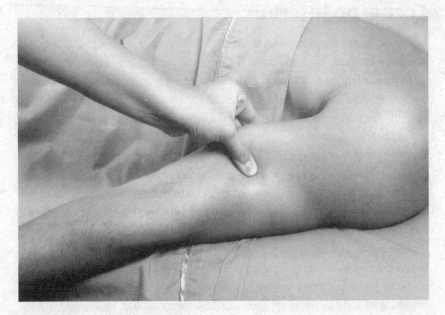

Figura 6-5, Movimiento de amasamiento sobre la parte trasera del brazo.

Para comenzar con el masaje de los brazos, párese al lado derecho del cuerpo con ambas manos, descansando cerca de la parte superior del brazo. Descanse su mano izquierda sobre el omoplato del receptor y su mano derecha sobre el área deltoide. Mantenga su mano izquierda descansando levemente mientras que su mano derecha sostiene el brazo y se desliza hacia abajo con un movimiento suave. Repita esto tres veces, desde el hombro hasta las puntas de los dedos.

Utilizando ambas manos, ahora tuerza la piel de todo el brazo, desde el hombro hasta la muñeca; repita esto tres veces, bajando por el brazo y luego subiendo otra vez. Ahora, con su mano derecha, levante los músculos del brazo superior y amase con un movimiento de pellizco y levantamiento, comenzando con el hombro y llegando hasta la muñeca. Cuando esté en el codo, utilizando los dedos y su pulgar, haga pequeños círculos suaves y cuidadosos alrededor del hueso, siguiendo después hacia el antebrazo. Continúe amasando con el movimiento de pellizco y levantamiento, utilizando su pulgar y su dedo índice, como vemos en la figura 6-5.

Suavemente, pase su mano por todo el brazo tres veces, desde el hombro hasta la muñeca, y repita estos movimientos en el lado izquierdo, utilizando sobre todo la mano izquierda.

El cuerpo inferior

Teniendo a su receptor todavía en posición bocabajo, arrópelo hasta los hombros para que su área superior se mantenga caliente. Levante la cobija de la pierna izquierda y tape el espacio entre las piernas y el muslo opuesto con la parte de la cobija que está suelta, tal como lo vemos en la figura 6-6.

Aplique aceite sobre sus manos y, comenzando con las nalgas, utilice ambas manos para hacer movimientos suaves y deslizantes por la pierna, después de cerciorarse de que la pierna tenga suficiente aceite. Repita estos movimientos de un lado a otro tres o cuatro veces. Con ambas manos, tuerza la piel por toda la pierna, comenzando justo debajo de la nalga hasta llegar hasta los tobillos, subiendo nuevamente unas tres o cuatro veces. Ahora, comenzando desde la parte de arriba del muslo, con ambas manos levante y pellizque la piel, bajando y luego subiendo por toda la pierna, dos veces. Usted puede observar en la figura 6-7 cómo debe sostener sus manos.

Suba hasta la cadera y, con las yemas de sus dedos, con firmeza, haga círculos por toda la nalga de ese lado. Sus dedos deben buscar áreas adoloridas, las cuales, a lo mejor, el receptor ya había indicado; y si no, usted las encontrará. Las áreas adoloridas generalmente muestran resistencia por medio de músculos tensionados, los cuales reaccionan bien a los masajes.

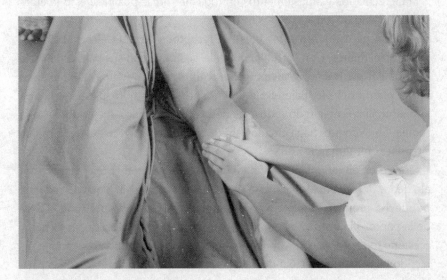

Figura 6-6, Arrope la otra pierna con la cobija.

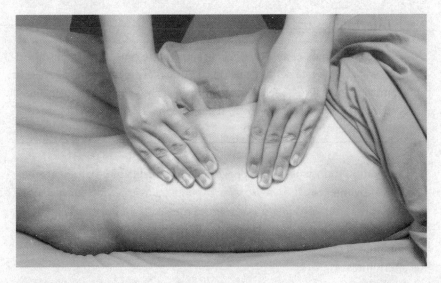

Figura 6-7, Movimiento de amasamiento en la parte de atrás de la pierna.

No olvide la parte lateral de la cadera. Con su mano izquierda sobre el lado de la cadera, alterne entre la palma y los dedos con un movimiento circular profundo. Trabaje alrededor de toda el área de la cadera, incluyendo también la parte trasera de la nalga.

Haga círculos y amasamientos en todas las áreas posibles; esto liberará gran cantidad de tensión de los músculos.

Ahora, párese junto a los pies del receptor y levante el pie izquierdo con ambas manos. Con la rodilla doblada, sostenga con sus palmas la parte inferior del pie mientras sus pulgares realizan movimientos circulares sobre la planta del pie. Baje el pie lentamente, deslizando sus manos hacia la pantorrilla. Empleando todos sus dedos haga círculos subiendo hasta la rodilla. Suavemente haga círculos alrededor de la parte trasera de la rodilla sin aplicar ninguna presión.

Regrese con sus manos a los tobillos y, muy suavemente, haga círculos alrededor del área del tobillo; esta es una zona muy sensible que no requiere de mucha presión. Empleando todos sus dedos, presione por toda el área de la pantorrilla horizontalmente. Lentamente, diríjase hacia la pantorrilla y presione toda el área empleando movimientos de amasamiento, y trabaje subiendo hasta la rodilla. Cuando haya trabajado el área del costado de la pantorrilla, comience nuevamente en la región del tobillo y diríjase y presione la pantorrilla hasta la parte trasera de la rodilla, empleando líneas verticales.

¡Alerta!

La depresión en el área del tobillo es una parte sensible, y asimismo, lo es toda la que está detrás de la rodilla. Ambas áreas deben trabajarse con movimientos leves. Si el receptor sufre de venas várices no trabaje directamente sobre ellas; más bien, masajee con cuidado alrededor de esas áreas, si es que debe hacerlo.

Empleando todos sus dedos, presione la pantorrilla alternando sus manos con movimientos firmes y cortos. Aplique movimientos suaves sobre la parte trasera de la rodilla y luego en el muslo hasta llegar a las nalgas. Repita estos movimientos tres veces, comenzando justo arriba del tobillo, presionando el talón de su mano hacia la pierna con los mismos movimientos alternantes.

A continuación, comience en las nalgas y trabaje bajando por la pierna, apretando con movimientos de retorcijos y retorcidos. Cuando haya llegado a la región del tobillo, retuerza la piel de la pierna hacia arriba y luego nuevamente hacia abajo.

Cubra la pierna izquierda y pase a la otra. Repita los pasos sobre las nalgas, caderas y piernas del lado derecho. Recuerde trabajar con ritmo y aplique más aceite de ser necesario. Siga preguntándole a su receptor acerca de la calidad de los masajes.

El punto a medio camino

Usted ahora se encuentra a medio camino del masaje y a punto de comenzar la otra mitad del camino, que es la parte delantera del cuerpo. En transición a la fase siguiente, ajuste la cobija de su receptor para que esté totalmente cubierto. Estando parado a un lado de la camilla, coloque sus manos sobre la espalda del receptor, presionando un poco con sus dedos. Levante un poco las manos empleando este levantamiento como una especie de efecto de palanca para sus dedos que están presionando. Con un ritmo constante, presione en dos líneas bajando por el cuerpo en cada lado de la columna. Continúe presionando las nalgas y bajando por la parte trasera de las piernas. Presione sobre los talones y a lo largo de las plantas de los pies hasta llegar a los dedos. Justo debajo del balón de cada pie, en la base de los dedos, presione con sus dedos y sostenga hasta contar tres. Con el mismo ritmo de presión, vuelva a subir por todo el cuerpo hasta llegar a los hombros, siguiendo las mismas líneas imaginarias. Repita estos movimientos de presión, comenzando con los hombros, trabajando en forma regresiva por todo el cuerpo, hasta terminar en el centro de las plantas de los pies.

Capítulo 7
Aplicación del masaje: parte delantera

No termine la sesión con el masaje de espalda de su pareja sin haber masajeado la parte delantera. Recuerde que la tensión afecta todos los músculos. Los músculos de brazos y pecho están comprometidos cada vez que usted levanta, empuja, sostiene o carga. Los músculos delanteros de las piernas sostienen la misma carga de tensión que los de la espalda. Los músculos faciales también responden bien al masaje. Para terminar bien la relajación de su pareja de masaje, es indispensable practicar un masaje en la parte delantera del cuerpo.

Dar la vuelta

Cuando haya practicado el masaje sobre la mitad de la espalda del cuerpo del receptor, él se sentirá completamente relajado y se estará derritiendo sobre la camilla. Aunque la idea de seguir suena bien, seguramente su pareja preferiría no tener que moverse. Su petición de que se dé la vuelta puede ser recibida con quejas de oposición, así que sea especial en este momento. Háblele suavemente y ofrezca su ayuda de ser necesario. Suba siempre la cobija para garantizar la privacidad continua mientras el receptor da la vuelta.

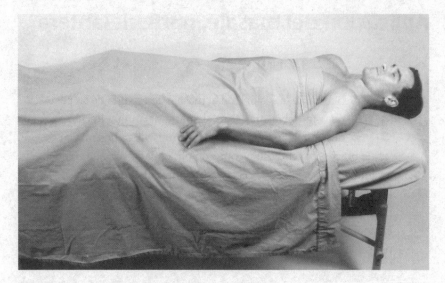

Figura 7-1, El receptor se encuentra boca arriba y cubierto.

Pregúntele al receptor cómo se siente al dar la vuelta. Sugiérale ponerle atención a los músculos que usted acaba de masajear, y fíjese si se le dificulta dar la vuelta o si lo hace con facilidad. Pregúntele si se siente rígido o si se puede mover con facilidad. Si el receptor se siente rígido, tranquilícelo explicándole que a veces la primera reacción al masaje es una resistencia. La razón de ello es que usted acaba de trabajar un grupo grande de músculos que a lo mejor han sostenido el cuerpo de manera incorrecta, cuyo funcionamiento usted acaba de cambiar al *sugerirles* cómo trabajar de manera adecuada. Los músculos tienen memoria, así que las memorias viejas pueden tratar de imponerse, lo que provoca una sensación de dolor cuando los músculos son trabajados de una nueva forma.

El masaje continuo sostendrá la sugerencia que usted ha iniciado. Adicionalmente, aconséjele al receptor ingerir bastante agua durante el día para eliminar cualquier toxina liberada por medio del masaje; estas toxinas también pueden hacer que los músculos se sientan adoloridos después de la liberación de las toxinas.

Una vez el receptor se haya dado la vuelta, vuelva acomodar la cobija bien sobre su cuerpo, como lo vemos en la figura 7-1.

Ahora observe dónde se podrían acomodar refuerzos, almohadas o toallas enrolladas. Si usted está utilizando un descansacara que se ajusta a un extremo de la camilla, retírelo para tener un mejor acceso en ese lado de la misma. Muchas veces las personas prefieren colocarse una o dos almohadas debajo de sus rodillas y pantorrillas para reducir la presión de la parte infeior de la espalda.

Si el receptor resiste, no coloque nada debajo de la cabeza o solo utilice una toalla pequeña enrollada detrás del cuello. Usted debe tener acceso fácil al cuello y a la parte superior de la espalda, y las almohadas a veces se interponen en el camino. Sin embargo, recuerde que la comodidad de su receptor prima; si su pareja de masaje desea una almohada debajo de la cabeza, ofrézcale una. Permita que su receptor se acomode bien, que se relaje mientras usted verifica una vez más su nivel de comodidad.

Pies y piernas en la parte delantera

Párese en el extremo donde se encuentran los pies, y coloque ambas manos sobre los ellos. Respire suavemente por un momento, y sienta cómo el calor de sus manos se extiende sobre el receptor. Retire la cobija de la pierna izquierda y arrope el espacio entre las dos piernas bien, metiendo la cobija restante por debajo de la pierna derecha. Apoye el pie izquierdo sobre su mano izquierda mientras que los dedos de su mano derecha masajean cuidadosamente el pie, desde el tobillo hasta los dedos. Suavice y presione los dedos del pie hasta el tobillo; tire hacia atrás y presione hacia abajo nuevamente. Observe la figura 7-2 para ver la posición de sus manos.

Ahora, deje que sus dos manos descansen con los pulgares hacia arriba y sostengan la planta del pie. Con un movimiento circular constante haga líneas imaginarias con sus pulgares desde los dedos hasta el tobillo y luego de regreso a los dedos. Cubra todo el pie con estas líneas imaginarias. Cuidadosamente presione sus pulgares entre los huesos, estimulando los tendones y músculos que se encuentran en la superficie delantera del pie.

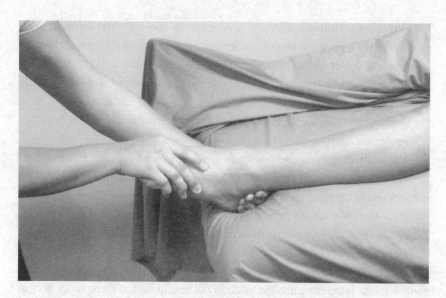

Figura 7-2, Movimientos con los dedos en la parte superior del pie.

A continuación, baje el pie sobre la camilla y coloque sus manos a cada lado de este, agitando y meciendo suavemente el pie de lado a lado tres veces. Teniendo las manos en cada lado del pie, con la parte plana de su mano sobre los bordes, frote el pie a lo largo de los lados con un movimiento circular.

Cambie la cobija sobre la pierna izquierda del receptor y pase al pie derecho. Comience con los movimientos de sus dedos en el tobillo y repita los mismos movimientos que realizó sobre el pie izquierdo. Antes de seguir con la pierna, cubra los pies del receptor y lave sus manos.

Subir por el frente de las piernas

Coloque ambas manos sobre la pantorrilla de la pierna izquierda del receptor justo arriba del tobillo y masajee la pierna con movimientos largos y suaves hacia arriba, como vemos en la figura 7-3.

Sus manos deben reposar sobre la superficie de la pierna, presionando y moviéndose en dirección de la cadera. A medida que va subiendo por la pierna, emplee una presión firme y constante en dirección al corazón. Aplique movimientos deslizantes, pero más livianos, cuando trabaje hacia el tobillo. Repita este movimiento tres veces, asegurándose de presionar y masajear alrededor de toda la cadera. Mueva su cuerpo por los lados de la pierna mientras aplica los masajes hacia arriba y hacia abajo.

A continuación, suba por toda la pierna con los masajes empleando la técnica circular del amasamiento, como vemos en la figura 7-4.

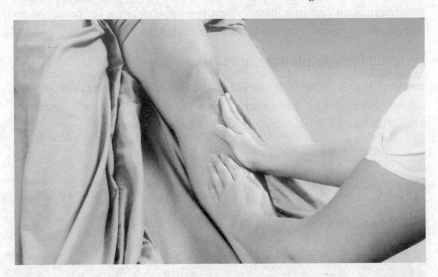

Figura 7-3, Movimientos largos y deslizantes que van del tobillo a la cadera.

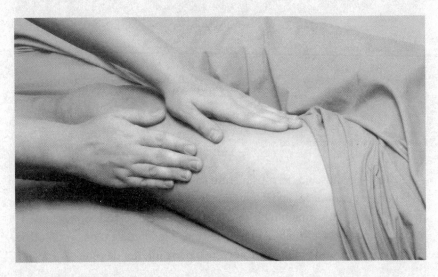

Figura 7-4, Amasamiento circular por todo el frente de la pierna.

Con las yemas de sus dedos haga los círculos y jale los músculos a lo largo de la espinilla y los muslos. Coloque sus manos extendidas y luego levántelas hasta sus dedos mientras que, al tiempo, hace los círculos y presiona hacia delante. Continúe con este movimiento de círculo-presión hacia delante por toda la pierna hasta llegar al área alrededor de la cadera. Mueva sus dedos hacia la parte interior del hueso de la cadera y luego aléjese con movimientos en círculo aplicando una presión constante. Verifique con su receptor si la presión que está aplicando es adecuada.

Petrissage por la pierna superior

Párese al lado derecho de la camilla para trabajar el lado exterior del muslo izquierdo del receptor. Trabaje con ambas manos para levantar y amasar el muslo. La figura 7-5 indica dónde debe colocar sus manos.

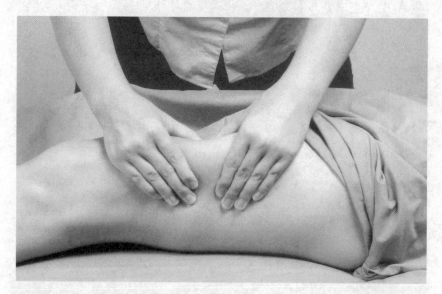

Figura 7-5, Levante y amase el músculo del muslo.

Sostenga el músculo del muslo entre sus dedos mientras amasa a lo largo de la parte exterior de la pierna superior. Regrese a la parte justo encima de la rodilla y repita el movimiento hasta la parte superior de la rodilla, exactamente donde comienza la cobija. Amase y levante a lo largo de toda la superficie del muslo, empleando menos presión en la parte interior de este.

Movimientos de retorcidos y rodillos

Párese en el lado izquierdo del receptor y agarre la pierna izquierda por el tobillo con ambas manos. Sus manos miran hacia la otra pierna, sus palmas descansan en la parte exterior de la pierna y sus dedos en la parte interior. Retuerza como si estuviera exprimiendo la piel por todo el largo de la pierna hacia arriba y luego hacia abajo, y repita estos movimientos dos veces. Ahora coloque una mano debajo de la pierna y la otra encima y haga movimiento de rodillo. Sus manos enrollan la piel de la pierna y van subiendo con este movimiento por ella, y luego bajan. Haga esto unas dos veces.

Cubra la pierna izquierda y pase a la pierna derecha. Cubra el espacio entre las piernas y arrope bien la pierna izquierda con el sobrante de la cobija. Repita todos los pasos con la pierna derecha, y recuerde aplicar un poco de aceite de acuerdo con la necesidad.

El masaje en el abdomen

El abdomen es un área a la que le debe prestar especial atención al nivel de agrado de su receptor. A algunas personas les encanta recibir un masaje sobre sus estómagos mientras que a otras no. Si su receptor no desea un masaje en esta área, simplemente, pase al área del pecho y de los brazos.

Hecho

El abdomen contiene los órganos de digestión y eliminación. El masaje sobre el área abdominal apoya las funciones de estos órganos y mejora la circulación de los músculos en esta parte del cuerpo.

Si usted decide masajear el abdomen, cubra primero la parte superior de un receptor femenino utilizando una toalla de baño. Con la cobija más grande cubra hasta la cadera. Párese al lado derecho de la persona para tener un acceso de manos fácil, y comience haciendo círculos con movimientos grandes deslizantes de derecha a izquierda tres veces, cubriendo todo el abdomen. Observe la figura 7-6 para ver dónde comienzan sus manos a hacer estos movimientos.

A continuación, amase esta región, de derecha a izquierda, tres a cinco veces. Luego realice movimientos circulares pequeños profundos por todo el abdomen, presionando con sus dedos. Continúe masajeando nuevamente, empleando toda su mano, haciendo movimientos profundos deslizantes, jalando por todo el abdomen en líneas horizontales. Estire cuidadosamente la piel del centro del abdomen hacia los lados. Complete esta parte del masaje reposando sus manos suavemente sobre el abdomen, dejando que el calor de sus manos fluya hacia el receptor. Cuando haya terminado, cubra al receptor con la cobija hasta los hombros, y retire con cuidado la toalla que quedó debajo de la cobija.

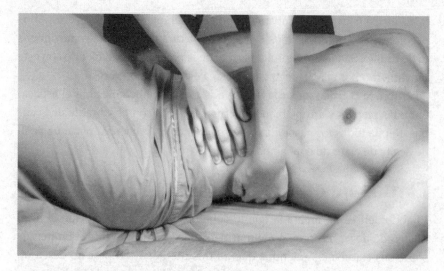

Figura 7-6, Movimientos deslizantes por todo el abdomen.

El pecho y la parte delantera de los brazos

Cuando se prepare para el masaje del cuerpo superior, asegúrese de que la cobija esté arropando bien al receptor y dejando al descubierto los brazos. Párese al lado izquierdo del cuerpo y comience con el brazo izquierdo del receptor. Aplique aceite y haga movimientos firmes y largos hacia arriba y hacia abajo por todo el brazo con una mano, así como lo vemos en la figura 7-7. Utilice su otra mano para sostener el brazo mientras el receptor se relaja y así usted puede entrar en acción.

Con las dos manos sobre el brazo, retuerza la piel del mismo, y suba de la muñeca hasta el hombro y luego de regreso. Sienta cómo se va relajando el brazo al retorcer de un lado a otro por todo el brazo tres veces.

Sostenga el brazo nuevamente mientras las palmas y dedos de su mano hacen movimientos circulares profundos que van desde el codo hasta el hombro. Cada vez que llegue al hombro, baje con movimientos ligeros de aleteo. Finalmente, levante y amase la piel del brazo desde la muñeca hasta el hombro, realmente levantando la piel y el músculo. La mayoría de las personas encuentra esta sensación excepcionalmente agradable, pero verifique con su receptor si estos movimientos de amasamiento y fricción profunda son de su agrado.

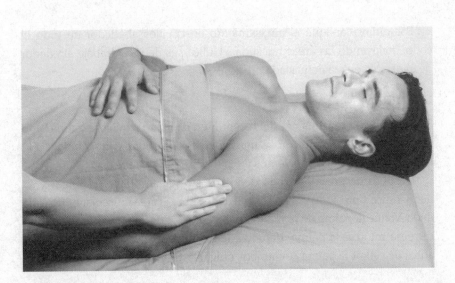

Figura 7-7, *Effleurage* por todo el brazo.

El codo

Sostenga una de sus manos debajo del codo del receptor y utilice el pulgar y los dedos de su otra mano para trabajar los músculos pequeños del codo. Su pulgar debe estar en la parte interior del codo y sus dedos en la parte exterior. Ver figura 7-8.

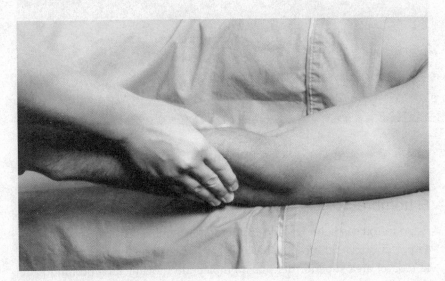

Figura 7-8, Círculo en el codo.

Por último, aplique el amasamiento en círculos alrededor de todo el codo, incluyendo las áreas huesudas. Utilice sus dedos y trabaje alrededor de ellos. ¡No ejerza demasiada presión!

Las manos

Sostenga la mano izquierda del receptor en su mano izquierda y tome uno de los dedos del mismo con su mano derecha. Presione con su pulgar a lo largo de cada dedo, como vemos en la figura 7-9.

Después de presionar cada dedo con su pulgar, utilice su pulgar y su dedo índice y presione y enrolle cada dedo sobre el área muscular entre cada dedo. Voltee la palma de la mano del receptor y utilice ambos dedos pulgares para retorcer la palma. Retuerza la mano de un lado a otro, tres veces antes de estirar la palma con ambos pulgares, también tres veces.

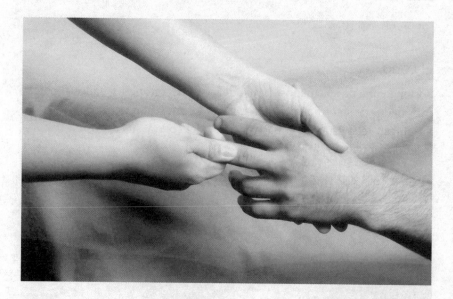

Figura 7-9, Presione con el pulgar hacia abajo en cada dedo.

El hombro

Estando todavía sobre el lado izquierdo, use ambas manos para deslizarse por el brazo del receptor hasta llegar al hombro. En el hombro, circule toda el área superior del brazo empleando movimientos profundos de amasamiento. Deslice su mano izquierda por debajo del hombro y continúe amasando con su mano derecha a lo largo de la parte superior del hombro hasta el cuello. Sienta los músculos a lo largo del brazo superior mientras va amasando con movimientos circulares profundos.

Con la ayuda de sus dos manos, extienda el brazo del receptor con la palma hacia arriba, retirado de la parte lateral del cuerpo y en dirección a la oreja. Mueva todo el brazo en círculos. En la figura 7-10, usted puede observar cómo son estos movimientos. Haga estos círculos únicamente hasta donde sea agradable para el receptor.

Repita el masaje en el brazo y en el hombro derecho antes de pasar al pecho.

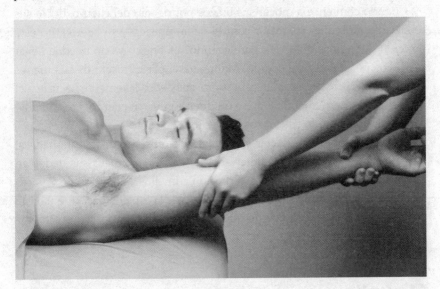

Figura 7-10, Mueva el brazo en círculos a la altura de la cabeza.

El pecho

Asegúrese de que el receptor esté bien arropado hasta las axilas, sobre todo si el receptor es mujer. Luego, párese frente a la cabeza del receptor y coloque sus dos manos justo debajo del cuello en la parte superior del pecho. Los dedos de cada mano se deben tocar y sus palmas no tocar el centro. Presione levemente esta área, pero empleando muy poca presión.

En un receptor masculino, muévase hacia un lado del receptor de cara hacia él y coloque sus manos sobre un lado del pecho. Utilice sus dedos para hacer círculos cuidadosos con líneas imaginarias. La presión debe ser constante, pero leve. Repita tres veces. Después del último círculo, presione ambas manos sobre la superficie de la parte superior del pecho, sostenga así hasta contar hasta cinco y luego suelte la presión.

El masaje de la espalda desde la parte delantera

Párese detrás de la cabeza del receptor y hacia un lado teniendo las palmas de sus manos hacia arriba. Cuidadosamente, deslice sus dos manos por debajo del lado izquierdo de la espalda y con sus dedos presione hacia la misma.

Cuando comience a mover sus brazos por debajo del cuerpo, doble sus rodillas para obtener un mejor control de su presión y su cuerpo. En esta posición de rodillas dobladas, pare cuando sus brazos ya no puedan llegar más lejos por debajo del cuerpo. Mantenga la parte trasera de sus manos sobre la superficie de la camilla y presione sus dedos levemente hacia la piel de la espalda. Lentamente, regrese en dirección de su cuerpo, presionando con los dedos, jalando sus brazos hacia fuera.

Sus dedos podrán detectar cualquier tensión o área congestionada al jalar de regreso. Pare en cualquier área de tensión y mueva sus dedos en círculos pequeños, aplicando igual presión con ellos. Circule sobre un área tres veces y siga jalando sus brazos de debajo de la espalda hacia fuera hasta llegar al punto donde su cuerpo quede nuevamente en posición recta. Ingrese nuevamente y repita estos movimientos antes de pasar al otro lado, donde aplicará la misma técnica.

El cuello

Para masajear el cuello, comience aplicando aceite sobre la parte superior de los hombros y a lo largo de los lados de la parte trasera del cuello. Voltee la cabeza hacia un lado mientras aplica con mucho cuidado aceite con una mano, sosteniendo la cabeza con la otra. Voltee la cabeza hacia el otro lado y deslice aceite sobre este lado del cuello, nuevamente sosteniendo la cabeza con la otra mano. Voltee la cabeza hacia delante y acuñe el cuello con ambas manos, con sus pulgares hacia los lados del cuello.

Con movimientos circulares presione sus dedos hacia adentro, y, con mucho cuidado, haga círculos y amasamientos en la parte trasera del cuello. Esta es otra área que se debe tratar con cautela por ser extremadamente sensible, así que verifique con su receptor si aún se siente cómodo.

Ahora, voltee la cabeza hacia un lado empleando una mano como apoyo para la misma, y con los dedos de la otra mano haga círculos a lo largo del costado del cuello. Comience desde la parte superior del hombro hasta el cuello, amasando toda el área. Presione sus dedos a lo largo del cuello, trabajando hasta el borde occipital (el borde huesudo que se encuentra debajo de la oreja). Observe la figura 7-12 para ver la posición adecuada de la mano.

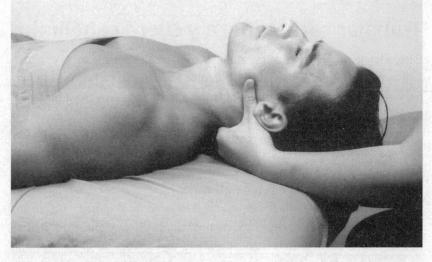

Figura 7-11, La cabeza descansa sobre sus manos.

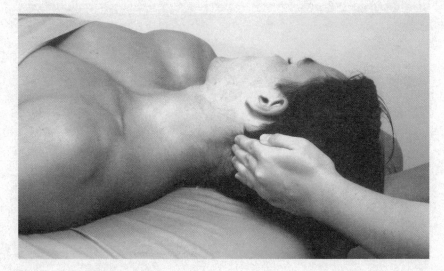

Figura 7-12, Presione los dedos sobre el borde occipital.

Cuando esté en el borde occipital, presione y sostenga hasta contar hasta cinco. Repita este movimiento tres veces. Luego voltee la cabeza hacia el otro lado y repita sus círculos y amasamientos sobre ese lado del cuello.

Ahora, coloque ambas manos debajo del cuello. Con la cabeza completamente sobre la camilla, jale la cabeza suavemente. Sostenga contando hasta tres y luego suéltela, presionando sus manos hacia abajo y deslizándose a lo largo del borde de los hombros. Repita esto dos veces.

Trabajar cara, cabeza y cuero cabelludo

Párese hacia un extremo de la camilla y comience el masaje de la cara con ambas manos, sobre la barbilla del receptor. Pellizque la piel con sus pulgares y dedos índices del centro de la barbilla hacia los lados de la quijada y luego de regreso. Repita por lo menos tres veces. Utilice los dedos de ambas manos y camine desde la barbilla hasta debajo de la boca. Utilice sus pulgares para caminar con un movimiento de arrastre en líneas desde la quijada hacia las mejillas y lados de la cara. Utilice su pulgar o sus dedos para caminar desde la quijada, entre la boca y la nariz.

Comenzando en los lados de la cara a lo largo de la quijada, utilice sus pulgares y dedos índices de ambas manos para pellizcar y enrollar mientras amasa y sube hacia ambas mejillas. Esta es una técnica fabulosa contra la piel cansada y holgada. Al amasar los lados de la cara, el receptor senti-

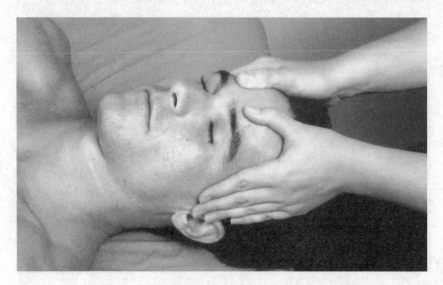

Figura 7-13, Movimientos circulares con los pulgares sobre la frente.

rá cómo la sangre fluye de regreso hacia el tejido de la piel. En la misma dirección ascendente, aplique una fricción en círculos con sus dedos para estimular aún más los músculos de la cara.

Aplique movimientos circulares sobre la frente con sus pulgares así como vemos en la figura 7-13.

Cuando termine haciendo los círculos con los pulgares sobre la frente, acaricie toda la cara con ambas manos, desde la quijada hasta bien arriba en la frente.

Lleve sus manos hasta el cuero cabelludo y, con las yemas de sus dedos, haga movimientos en círculos en la parte superior y en los lados de la cabeza.

Descanse sus manos suavemente sobre la cabeza y sienta el calor que emana de sus manos para penetrar en el receptor.

El masaje silencioso

Todas las cosas buenas tienen su final, y terminar con la cabeza de su receptor es el final de su masaje de cuerpo entero, por lo menos hasta ahora. Pero antes de terminar en el día de hoy, cierre su sesión con una energía silenciosa y apacible que le permitirá al receptor la transición fácil hacia la realidad de su vida exterior.

Párese cerca de la cabeza del mismo, y coloque sus manos cuidadosamente sobre sus hombros. Respire suave y silenciosamente, transmitiendo una sensación de paz y calma al receptor. Presione con suavidad, pero con firmeza, con sus manos y sostenga. Sienta cómo se relajan aún más los hombros a medida que el cuerpo se hunde en la camilla.

Con mucha suavidad y delicadeza, acaricie los brazos bajando hasta llegar a las piernas por encima de las cobijas. La idea aquí es dejar esa sensación agradable, infundiendo una sensación de plenitud silenciosa a su receptor. Baje hasta los pies, reposando sus manos en ellos. Nuevamente, respire lenta y constantemente mientras descansa en silencio junto a los pies.

La experiencia del masaje durará mucho tiempo después de haberse levantado el receptor de la camilla. La energía del ambiente que usted ha creado junto al servicio relajador que ha ofrecido durará por un tiempo. Deje al receptor solo por unos momentos mientras usted se lava las manos, lo que generará un momento de silencio absoluto. Si usted le puede dar a su receptor unos tres a cinco minutos de descanso ininterrumpido, ¡fantástico!

Cuando regrese, dígale a su receptor que se debe levantar lentamente, disfrutando de los momentos de tranquilidad. Pregunte si necesita de su ayuda, y, de no ser así, permítale al receptor la privacidad requerida para vestirse y salir del cuarto. Ofrezca agua para beber y pídale al receptor que se quede sentado durante unos minutos.

Usted ha terminado el primero de los muchos masajes que vendrán. El milagro del masaje es que usted lo puede repetir una y otra vez. Pero, recuerde, recibir es tan bueno como dar, así que busque a alguien que esté dispuesto a practicar un masaje en usted.

Capítulo 8
Entender y aliviar el estrés

E l estrés es una función de la vida; sin él usted no exis-
tiría. La forma en la que usted reacciona al estrés dictamina si se angustia o no. La angustia se convierte en
enfermedad, así que la clave del estrés es aprender a manejar las fuerzas de la vida con más facilidad. Fluir por la vida
sin esfuerzos, abrazando cada situación como una lección y
empleando las herramientas que usted descubre, es una meta
que vale la pena alcanzar. El masaje es una herramienta que le
puede ayudar a aprender a dejarse llevar por el flujo.

El estrés es la fuerza de la vida

Estar vivo significa tener estrés. Los retos que el estrés presenta ofrecen el estímulo que todos necesitamos para vivir. Sin la motivación del estrés no pensaríamos y con toda seguridad no actuaríamos. El ritmo de la vida fluye de la esencia del estrés.

Su reacción al estrés es la forma en que usted reacciona a un evento o factor de estrés. Típicamente, las personas evalúan el estrés como amenazas a su tranquilidad y bienestar, que resultan en una reacción. Los factores del estrés pueden hacer que las personas se preocupen, se sientan sobrecargadas, reaccionen con rabia y les dé depresión. El resultado es que ellos sienten que se deben proteger de cualquier evento real o percibido, sobre todo si el evento se sale de sus manos. ¿No le suena familiar esto?

El estrés diario

Cada actividad que usted realice tiene que ver con el estrés porque él forma parte de la vida. Su reacción positiva le permite sobrevivir con gusto, y recibir todo lo que la vida le ofrece. Su rutina diaria consiste en actividades a las cuales usted se ha adaptado (su cuerpo, su mente y sus emociones, generalmente saben que deben esperar y se sienten cómodos con la rutina). Así que el estrés de su vida diaria fluye bastante bien, pero, de repente —pum— sucede algo que cambia su rutina y el trastorno se convierte en factor del estrés.

Hecho

Cualquier cambio, así sea placentero, puede producir estrés. El cambio de empleo o salir a vacaciones puede ser estresante. Sin embargo, un cambio que usted controla lo afecta en forma diferente al cambio que no controla. Si pierde su empleo o no puede costear sus vacaciones, vivirá ese estrés de forma muy diferente al producido por la emoción y la expectativa del empleo nuevo o de unas vacaciones divertidas.

Demasiado estrés, así hablemos de aquel que usted mismo se haya ocasionado, puede causar estragos. Si usted prospera con caos y agitación constante, con el tiempo ese estilo de vida lo atrapará. Cuando se asume demasiada responsabilidad, se crea una presión excesiva y se prospera en la sobreestimulación, y esto, con el tiempo, producirá un desequilibrio. El reto está en alcanzar un nivel de equilibrio para manejar el estrés.

Recargue las baterías de su cuerpo

La huida del peligro o la necesidad de luchar por la comida hoy ya no existe en un nivel tan primitivo. Sin embargo, una reunión estresante o una confrontación emocional de todas formas pueden crear una reacción en nosotros muy pesada. La reacción de nuestro cuerpo es normal porque, desafortunadamente, la evolución no ha actualizado nuestra necesidad de adaptarnos a nuestra reacción de "lucha o huye" a nuestra realidad del presente.

Esta es la razón por la cual usualmente tendemos a quedarnos en un nivel de reacción exagerada, en la que nuestros cuerpos corren a mil porque la huida o la lucha física por lo general no resuelven nuestros problemas actuales.

Después de una reacción al estrés de "lucha o huye", nuestros cuerpos necesitan el ejercicio físico para quemar la energía excesiva, y luego requieren descansar para reponer nuestra energía. El masaje es una de las herramientas que ayudan al cuerpo a liberar el estrés, recargarse y renovar el sentimiento de bienestar.

Aflicción y enfermedad

Los mecanismos del cuerpo trabajan constantemente para manejar el estrés del diario vivir. La homeóstasis (el proceso de mantener el cuerpo en equilibrio) mantiene las funciones internas del cuerpo dentro de los niveles normales, ya que todos los sistemas del cuerpo trabajan al mismo ritmo. Sin embargo, si el estrés sobrepasa los límites normales, se activan ciertos cambios en el cuerpo.

De esta manera, la reacción física al estrés se crea por medio de una reacción en cadena que involucra el sistema nervioso central, el cerebro y la producción de ciertas hormonas que explotan hacia el flujo sanguíneo en una reacción de "lucha o huye".

El estrés ha existido desde el principio de la raza humana y la reacción a él es la misma desde siempre. El hecho de que la raza humana sea capaz de manejar el estrés nos ha garantizado nuestra supervivencia. Si los atacaba un animal o se encontraban frente a una catástrofe natural, la reacción intuitiva que provenía de sus cuerpos determinaba su supervivencia. Así como existe usted hoy en día, usted está diseñado con un salvavidas incorporado que le ofrece la fuerza adicional que requiere, ya sea para enfrentarse y luchar o para salir corriendo con una tremenda explosión de velocidad.

Información esencial

Acuérdese de las historias de madres que han levantado carros caídos sobre sus bebés o de ciudadanos sin ninguna capacitación especial que han rescatado a personas del peligro. El excesivo incremento de fuerza que nos invade cuando nos enfrentamos al peligro se debe a la manera poderosa en que nuestros cuerpos reaccionan a situaciones estresantes o amenazantes.

Los relatos de héroes profesionales o por accidente ilustran la reacción del cuerpo al estrés: el latido acelerado del corazón, la presión arterial elevada, la respiración acelerada y un aumento en la tensión muscular. El cuerpo también está diseñado para relajarse y desestresarse después de cada evento de reacción de "lucha o huye". Sin embargo, muchas personas no se toman el tiempo o no reconocen la necesidad fisiológica o psicológica de relajarse.

La influencia de la mente en el cuerpo

La conexión entre el cuerpo y la mente fue establecida hace mucho tiempo. Sus pensamientos influyen en sus emociones y sus emociones influyen en su cuerpo, y así evoluciona un ciclo de cuerpo, mente y espíritu. Pensar es bueno, a no ser que se obsesione. El pensamiento obsesivo se convierte en preocupación obsesiva y esto tiene como resultado una salud enferma. Para estar saludable, usted se puede ayudar a sí mismo si reconoce que puede reversar la forma en la que usted reacciona al estrés. Al relajar su cuerpo y su mente, usted puede controlar sus reacciones así como cambiar la forma como maneja los factores estresantes.

Su mente lo puede enfermar, pero su mente también le puede ayudar a estar saludable. Al tomar conciencia de los efectos del estrés, puede aprender cómo redireccionar sus pensamientos y emociones para crear un ambiente que apoye la buena salud. Usted tiene la habilidad de crear un ambiente saludable para usted mismo aprendiendo a cambiar la forma como piensa. Su cerebro afecta todo su ser, así que relaje su mente y así se relajará su cuerpo.

El cerebro actúa como el procesador en su computador; es el centro de toda la información que entra y sale. Cada pensamiento, sentimiento, sensación y función es controlado por el cerebro, y son mensajes transportados de un lado a otro por medio de la médula espinal. El estrés afecta la función del cerebro directamente por el hipotálamo e indirectamente por las reacciones que irradian del cuerpo. Usted puede contribuir al máximo nivel de funcionamiento del cerebro aprendiendo a relajarse.

A medida que el cuerpo aprende a relajarse, la mente también se relaja, calmando los sentidos y rejuveneciendo el cuerpo. El poder de su mente lo puede mantener a usted saludable y su cuerpo le puede ayudar a su mente a cumplir con esta tarea.

Hecho

La relajación profunda de la mente produce homeóstasis. Cuando usted se relaja, el cuerpo produce más químicos que promueven sentimientos de bienestar, como la serotonina, que controla el estado anímico, la dopamina para la reacción emocional y la norepinefrina para el sueño. Cuando estos químicos fluyen libremente, todos los sistemas del cuerpo funcionan al máximo y se libera la tensión.

Los efectos del estrés en el cuerpo

La sociedad de hoy es acelerada y pone énfasis en las palabras "rápido" y "ocupado". Pareciera que todo el mundo estuviera corriendo para hacer más, ser más y obtener más, y parte de la forma para obtener todo esto es permaneciendo en un estado de "aceleración" constante. La reacción del cuerpo al estrés es querer ser más —pensar más claramente, funcionar más rápido, ser más fuerte— y, adicionalmente, ¡es no querer sentir hambre! Hay tantas personas acostumbradas a funcionar en altos niveles de estrés que no quieren salir de ahí. La sensación inicial de inteligencia aguda, ingenio veloz e increíble resistencia es embriagadora. Para muchos, la sola posibilidad de no poder desempeñarse a este nivel máximo no parece concebible. Es lamentable que la mayoría de personas no se dé cuenta de las exigencias agotadoras del estrés. Para muchos, los efectos a largo plazo del estrés constante resultan en enfermedad crónica.

Digestión y eliminación

El estrés a largo plazo puede resultar en una serie de problemas de la salud. El estrés puede estar en cualquier órgano o músculo del cuerpo, así que si usted tiene alguna parte débil esta será el objetivo del estrés. Por un lado, su estómago no puede mantener el estrés estomacal sin producir lesiones. Las úlceras y otros trastornos digestivos están claramente ligados al estrés.

Muchas personas sienten un malestar de bajo nivel en sus estómagos todos los días, y atribuyen esta sensación a un estómago nervioso. Si su estómago es nervioso usted tiene un estrés a largo plazo.

Además, muchos problemas intestinales, como síndrome del intestino irritable, intestino inflamatorio o colitis empeoran por culpa del estrés. La reacción instintiva del cuerpo al estrés es cerrar las funciones digestivas y de eliminación; por ello, el estrés crónico se convierte en un problema grave.

El estrés y la piel

Uno de los primeros lugares donde se manifiesta el estrés extendido es en la piel. Su piel es visible y usted puede ver su aspecto físico cada vez que quiera, y, ¡por sí solo puede ser estresante ver cómo su piel erupciona! Los desequilibrios químicos causados por el estrés pueden cambiar la condición de piel, cabello y uñas. Todos se pueden resecar y perder el brillo, y dejar los efectos del estrés a la vista de todos. La piel reseca, la caspa y también las uñas delgadas y quebradizas pueden ser resultado del estrés crónico. Otras enfermedades más graves de la piel, como acné, eczema y ampollas pueden ser consecuencia del estrés.

Información esencial

La curva de función humana es un concepto desarrollado por el doctor Peter Nixon, un cardiólogo de Londres, que demuestra los efectos del estrés a largo plazo. Nixon mostró que inicialmente el desempeño se aumenta bajo los efectos del estrés; sin embargo, con el tiempo, la fatiga introduce la declinación en el desempeño y, finalmente, una salud deficiente y el colapso. También mostró que el estrés prolongado produce una inconsciencia en la persona cuando está rumbo al declive.

Su corazón y sus pulmones

El estrés y sus efectos prolongados afectan su presión sanguínea y su ritmo cardíaco. El estrés constante sobre los músculos del corazón debilita su función. Un corazón débil conduce a un sistema de circulación débil lo que también agrega presión a los pulmones. Si los pulmones se debilitan, no pueden producir el oxígeno suficiente para el cuerpo, lo que produce el problema de cómo liberar los desechos tóxicos. Se puede dar cuenta de cómo el estrés que no se maneja bien produce un caos total en todo el cuerpo.

El estrés y sus músculos

La tensión que crea el estrés a medida que se prepara para "luchar o huir" deposita una cantidad increíble de estrés en sus músculos. Durante las épocas de gran estrés, usted es lo suficientemente fuerte para defenderse e igualmente para salir corriendo con una velocidad increíble, más de lo que corre normalmente. Sin embargo, una estadía prolongada en esta condición puede producir un debilitamiento de estos músculos, y esto le puede quitar a usted su fortaleza y resistencia en general. Con la debilidad de los músculos viene el dolor y el dolor crónico es debilitador.

Imagine una enfermedad en la que usted intenta utilizar su cuerpo —caminar, jugar con su hijo, sacar la basura— y un intenso dolor atraviesa su cadera y lo deja inmóvil al instante. Usted bebe algo de agua y lo vuelve a intentar con la mala sorpresa de volver a sentir lo mismo, pero más fuerte. Usted trata de continuar, mas su cuerpo no se lo permite. Al día siguiente, usted se encuentra bien y sigue con su rutina hasta cuando, pocos días después, vuelve a sufrir de lo mismo, solo que mucho peor que antes.

Como remate, esa noche no puede dormir por el intenso dolor que siente. Toma unas aspirinas, se mete a la ducha y descubre que ahora le duelen todas las partes; hasta cuando el agua toca su piel le duele. Este episodio lo manda al médico, quien puede o no reconocer la intensidad del dolor o el alcance del margen del síndrome del dolor crónico. Esperemos que su médico sí lo haga, porque este dolor es real; ¡no está en su cabeza! Las personas que sufren de desgaste pueden experimentar este tipo de dolor, que es otro efecto secundario del estrés.

Equilibrio y estrés

El sistema nervioso apoya el sistema inmunológico, y el sistema inmunológico apoya el equilibrio en su cuerpo. Ambos sistemas trabajan con el sistema endocrino para ayudarle a su cuerpo y a su mente a mantenerse bien sintonizados y en un estado constante de homeóstasis. El diario vivir normal crea un estrés que estos sistemas pueden manejar; sin embargo, una continua descarga de incidentes relacionados con el estrés, afecta la manera en que su cuerpo lucha contra la enfermedad.

Tenga presente que la mente, el cuerpo y el espíritu fuerte le dan apoyo a todas las funciones del cuerpo. El masaje y las otras formas de relajamiento no solo le enseñan a relajarse, sino que también fortalecen su habilidad de mantenerse saludable.

La liberación por medio del masaje

Usted desea reducir su estrés, soltar su tensión y sentirse relajado al mismo tiempo. El masaje ofrece todo esto, le permite estar junto a su cuerpo en el momento y liberar cualquier factor estresante. El masaje sana y vigoriza al tiempo. Los diferentes movimientos están diseñados para mejorar la salud y prevenir una reacción no saludable al estrés.

El masaje le enseña a relajarse, al animar a todos los sistemas a estar en equilibrio. La manipulación de los músculos y el tejido conectivo libera la congestión y ayuda a tonificar el cuerpo. La liberación de la tensión promueve el bienestar físico mientras que elimina la memoria de las lesiones de los músculos. Cuando usted recibe un masaje, usted le está proporcionando a los músculos una experiencia positiva, lo cual hace que usted se sienta bien tanto mental como físicamente.

Hecho

La memoria de los músculos es un concepto que dice que estos recuerdan lo que la mente les ha enseñado. Por ello es difícil cambiar los malos hábitos como una postura encorvada o tener la cabeza inclinada hacia un lado. Cuando usted se para correctamente, se sentirá como si estuviera mal porque los músculos recuerdan la postura antigua.

Los efectos del masaje tratan la reacción del cuerpo al estrés y promueven la reacción de relajación. El masaje mejora la circulación y disminuye la presión alta, lo que ayuda al corazón. Ayuda a la digestión, haciendo que ese sistema también funcione sin contratiempos. El sistema linfático reacciona al masaje liberando las toxinas que podrían provocar una enfermedad.

Recuerde que el masaje también estimula el sistema inmunológico. Adicionalmente, activa la producción y liberación de las endorfinas, las hormonas que nos hacen sentir bien. Igual de importante, el contacto físico compasivo le habla a la necesidad humana de recibir contacto físico agradable y cariñoso.

Por otra parte, el masaje regular es una herramienta esencial que les enseña a las personas cómo deben reaccionar al estrés de una manera saludable y relajada. Cuando se relajan los músculos, usted libera la tensión, lo que le ayuda a enfrentar muchas situaciones con fortaleza interior y una perspectiva nueva.

Otras técnicas de relajamiento

Existen muchas técnicas de relajamiento, además del masaje, que le brindan herramientas para relajarse y rejuvenecer. Cada una ayuda a combatir los efectos adversos del estrés prolongado, prevenir las enfermedades y promocionar la salud. Estas técnicas reconocen a la persona como un ser completo: cuerpo, mente, emociones y alma. El bienestar emocional de una persona está directamente conectado con la salud física y ambos lo están con la mente. Existen muchas maneras de que pueda aprender a manejar su estrés. Es buena idea estudiar algunas y descubrir cuáles funcionan para usted. Las siguientes técnicas de relajamiento, que se pueden emplear con un programa de masajes, le ayudarán a reducir su propio estrés.

El manejo del espacio

La práctica del Feng Shui, la tradición china de configurar el espacio para armonizar con las fuerzas espirituales que lo habitan, sugiere que usted debe deshacerse de los chécheres innecesarios. No importa si usted tiene conocimiento de esto o no, los chécheres que uno guarda producen estrés. Así que si usted tiene revistas viejas, rompecabezas, videos, cintas magnéticas, ropa y otras posesiones que no necesita, no desea y se la pasa pensando que algún día las puede necesitar, ¡deshágase de ellas! Haga una venta de garaje o done sus cosas a gente necesitada o a una agencia sin ánimo de lucro que se ocupe de esas cosas. No importa que usted haya estado pensando en conservarlos o en algún día arreglar lo que esté dañado.

Una vez usted comience a salir de las cosas, pregúntese cómo se siente, muy bien, ¿verdad? Deshacerse de las cosas le ayuda a deshacerse de las cosas. Traducción: si usted se deshace de cosas viejas físicamente, usted también se deshace de cosas viejas emocional y mentalmente. Continúe con el buen trabajo y siga deshaciéndose felizmente de cosas.

Aromaterapia

El olor a naranja —ahhh— nos recuerda los días de verano junto a nuestras familias, u otra cosa hermosa. Algunos olores nos hacen sentir felices, otros nos hacen sentir tristes y otros nos liberan del estrés. Tanto la aromaterapia como las infusiones de hierbas tienen propiedades relajantes contra el estrés; los aceites esenciales muchas veces provienen de ciertas hierbas con que hacen los tés curativos.

¡Alerta!

Si usted está embarazada, sufre de una enfermedad o presenta una tendencia a reacciones alérgicas, consulte con su médico o con un terapeuta de aromas capacitado antes de emplear cualquier aceite o hierba. Nunca ingiera aceites esenciales.

La manzanilla, que se puede utilizar en la aromaterapia y como té, es una hierba que reduce el estrés y promueve el sueño. El romero, otra hierba que estimula el sistema nervioso, es producido como aceite para la aromaterapia y como té. En el capítulo 19 aprenderá más acerca de la aromaterapia.

Nutrición adecuada

Usted es lo que come, y si usted ingiere alimentos con alto contenido de grasas y bajo nivel nutritivo, está estresando su cuerpo. Hoy parece que todo el mundo estuviera haciendo una dieta de moda tras otra, agregando un estrés innecesario a su cuerpo. Antes de comenzar con un plan alimenticio, asegúrese de hacer exactamente eso, emprendiendo un plan que podría convertirse en un estilo de vida y no simplemente una dieta. Existen organizaciones e innumerables libros sobre la buena nutrición, que le ofrecen algunas guías básicas para que pueda crear su propio estilo sólido de alimentación nutricional.

Información esencial

La comida chatarra puede tener un sabor rico para algunas personas, pero proporciona una corriente de energía seguida de un estrepitoso colapso. Para volver a recuperar esa sensación de energía, muchos continúan consumiendo esas comidas, que son deficientes en nutrientes y terminan por matar de hambre a sus cuerpos.

Comer puede ser divertido y sensato. Trate de crear un estilo de vida lleno de frutas, verduras frescas y ensaladas. Escoja comidas por su color vibrante, y arréglelas en forma artística. Escoja alimentos orgánicos, que no son tratados con químicos ni hormonas, sustancias que aumentan los niveles de estrés en su cuerpo. Granos orgánicos, pescados, carnes y aves pueden ayudarlo a mantener un cuerpo y una mente sanos.

Meditación

El principal concepto de la meditación es liberar el estrés de su cuerpo tranquilizando el sistema nervioso central. Al calmarlo, usted aprende a estar presente en el momento, a estar tranquilo consigo mismo dentro de su cuerpo, mente y espíritu. La meditación calma el cuerpo y la mente para que usted pueda resolver los asuntos que causan su estrés, sea la rabia, la depresión, el dolor o el temor.

Existen muchas formas de meditación e igual número de libros que le explican a usted cómo meditar. Trate de encontrar uno adecuado para usted. Un buen lugar para comenzar es con la oración, que es una de las formas de meditación de afirmación positiva más antigua. Use oraciones conocidas por usted y aparte un tiempo especial en el día para practicar. Cuanto más practique, más tranquilo y feliz se sentirá.

Usted puede pasar de sus oraciones conocidas a otras meditaciones o quedarse con las que ya conoce; lo importante es encontrar lo que le funcione a usted y practicar. Así tenga un horario muy apretado, reserve cinco a diez minutos en el día para calmar su mente. Ensaye en las horas de la mañana, antes de comenzar su rutina o antes de acostarse, como última parte de su rutina nocturna, a cualquiera de estas dos horas funciona. Sea disciplinado y se beneficiará.

Ejercicio

El ejercicio ayuda a disminuir los efectos del estrés en muchas formas: desarrolla los músculos, mejora la circulación y deshace la congestión de toxinas de su cuerpo. También estimula los sistemas nervioso y endocrino al producir químicos que contraatacan el estrés. De hecho, el ejercicio repite la dinámica "lucha / huye" y le dice a su cuerpo que ha hecho un buen trabajo y que su cuerpo puede regresar a la normalidad; su cuerpo reconoce que el peligro ya pasó y que la fase de relajación puede comenzar.

La clave de seguir un programa de ejercicios es encontrar uno que encaje en su estilo de vida. Si usted disfruta la permanencia en su casa, escoja algo que puede hacer sin tener que dejar la casa, como el yoga o el Pilates. Hasta el Tai Chi se puede hacer en la privacidad de su casa.

Un gimnasio ofrece muchas opciones y la mayoría de ellos ofrece diferentes tipos de ejercicios así como entrenadores personales y terapeutas de masajes. Y no se le olvide que puede salir a caminar, lo cual es completamente gratis.

Información esencial

La clave para el manejo del estrés y las técnicas de relajación es que usted debe sentir el compromiso de seguirlas, lo que significa que debe disfrutar las técnicas. Encuentre una (o muchas) que le agraden. Si no le gusta lo que hay allá afuera, bien; diseñe su propia técnica: escoja lo que a usted le gusta y desarrolle algo que funcione para usted.

Una vez usted haya escogido algo, ensaye por un mes antes de decidir si le encanta o si prefiere ensayar algo diferente. No importa lo que escoja, sea una forma o muchas, diviértase e invite a un amigo.

Trabajo corporal

El masaje es solo uno de los muchos trabajos corporales para escoger, y cualquier forma de trabajo corporal es desestresante. Vea el capítulo 18, donde podrá leer más acerca de la reflexología, Reiki, lomilomi y otras formas de trabajo corporal y técnicas especiales de masajes. Dentro de toda esta gama de posibilidades, usted encontrará algo que le gustará. El tema principal que se debe tener en cuenta cuando se va a escoger el trabajo corporal es saber lo que a usted realmente le llama la atención, porque eso dictaminará lo que está dispuesto a ensayar.

El masaje es una herramienta de manejo del estrés que crea una reacción saludable a la vida. El solo hecho de estar lo suficientemente relajado para recibir un masaje comienza con el acto de liberar el estrés, y el masaje en sí puede servir como medio. El contacto físico cariñoso y compasivo apoya la conexión con la mente, el cuerpo y el espíritu, y crea un ambiente saludable y comprensivo. La alegría de vivir sustituye la tensión del estrés a medida que va empleando algunas de las herramientas descubiertas. Disfrute cada momento del estar ahí.

Capítulo 9
El automasaje

E l masaje es un regalo maravilloso para todo el mundo, incluyéndolo a usted, el masajista. Para convertirse en un buen practicante de masaje, usted necesita saber lo que siente el receptor. Practicar las técnicas de masaje sobre usted mismo le brinda un mejor entendimiento de cómo se hace sentir usted en otros. Practicar primero los movimientos en su propio cuerpo le permite ensayar de una manera muy beneficiosa porque puede experimentar los efectos de su tacto y criticar su propio trabajo. El automasaje es una experiencia relajante. Ensáyelo, ¡le va a gustar!

Estiramiento y respiración

Lo bueno del automasaje es que lo puede hacer en cualquier parte. Usted puede estar vestido o no, sentado, parado o acostado. Comience con un estiramiento entrelazando sus dedos y estirando los brazos hacia delante, las palmas mirándose de frente, abriendo sus hombros. Suelte sus manos y estire sus brazos hacia arriba, con las palmas enfrente de cada una mientras va rotando su cabeza de lado a lado. Estire su torso de lado a lado con los brazos estirados aún. Por último, estire sus brazos hacia los lados, lejos de sus hombros, con las palmas de las manos mirando hacia arriba. Baje sus brazos hacia los lados de su cuerpo; ahora está listo para comenzar.

¡Alerta!

Conozca las limitaciones de su cuerpo. Cuando practique cualquier ejercicio de estiramiento, ¡no exagere! Estire en cada dirección dentro de las posibilidades de su propio cuerpo. Adapte cada movimiento, reconociendo y aceptando su nivel de agrado. Escuche siempre cada señal que le envía su propio cuerpo.

Descanse ambas manos sobre el área de su estómago, una encima del ombligo y la otra debajo. Cierre sus ojos por un momento y respire. Sienta cómo se expanden sus pulmones y contraiga y observe que su diafragma se está moviendo justo debajo de su caja torácica. Al inhalar, su abdomen se expande y su barriga se extiende hacia fuera. Cuando exhala, su barriga se contrae, lo que ayuda a expulsar el aire de su cuerpo. Tenga conciencia de la limpieza que su cuerpo está realizando.

Un ejercicio en silencio

Estar en silencio es un regalo que usted se puede dar. Para comenzar, escoja una hora durante la cual usted sabe que no va a ser interrumpido. A lo mejor para lograrlo debe levantarse quince minutos más temprano que las demás personas en su hogar, o quedarse despierto quince minutos más tarde que el resto. Si trabaja en casa puede ser posible tomarse quince minutos durante el día para estar solo consigo mismo. Si usted está cuidando de un recién nacido, puede planear su tiempo para estar en silencio durante la siesta del infante.

Cúbrase con una cobija ligera y acuéstese o siéntese en silencio, cerrando sus ojos, teniendo sus manos con las palmas hacia arriba. Respire lenta y profundamente, dejando que el aire llene su barriga. Exhale todo el aire y siga con este patrón de respiraciones lentas y silenciosas. Escuche el ritmo de sus latidos del corazón y relájese al son de este ritmo, soltando cualquier conexión de su cuerpo con el mundo exterior.

Información esencial

Muchas personas sienten que apartar tiempo personal es un acto egoísta. El egoísmo significa no compartir los regalos de su abundancia, como la comida o la ropa adicional. Alimentarse a sí mismo primero no es ser egoísta; si usted mismo no está bien cuidado, no puede cuidar a nadie más.

Visualícese sentado o acostado en una enorme bañera, relajado y listo para recibir. Imagine a alguien a quien usted ama acercándose con una jarra llena de un líquido dorado; la palabra "amor" se ve flotando dentro del líquido. La otra persona vierte una cantidad infinita del amor dorado sobre usted. Lavándolo, permitiéndole sentir todo el amor. Tenga conciencia de su respiración, estírese lentamente y abra sus ojos.

El masaje de su abdomen

El abdomen es el centro de su ser. Muchos órganos importantes se encuentran en esa área. En muchas filosofías orientales tradicionales el abdomen es conocido como el hara, el centro de la fuerza de la vida.

Poder tocar el centro de su ser es honrarse a sí mismo. No necesita retirarse la ropa; solo quédese sentado o acostado en un espacio cómodo. La pregunta sobre si debe aplicarse aceite o no dependerá del hecho de que esté vestido o no. Si usted prefiere, puede realizar todos los movimientos sin aceite. Coloque suavemente sus manos sobre su abdomen, y sienta una de ellas sobre su estómago. Relájese mientras su mano presiona levemente sobre su cuerpo creando un momento de liberación silenciosa. Este es el movimiento del sostenido.

Descanse una mano sobre su muslo mientras que la otra se desliza en un círculo alrededor de su abdomen. Siempre comience por su lado derecho y muévase en dirección de las manecillas del reloj. El intestino grueso (el colon) comienza justo arriba de su hueso púbico en el lado derecho de su cuerpo. Este sube en curva por el lado derecho a través de la cintura hacia la izquierda y luego baja por el lado izquierdo hasta llegar al recto.

Los movimientos del masaje ayudan a la función de los órganos internos; por eso se debe trabajar en dirección de los movimientos. El colon es la última parada antes de la expulsión de los sólidos del cuerpo, así que debe masajear en dirección de la eliminación. Los movimientos deslizantes ayudan al proceso del movimiento, liberando las toxinas y relajando el colon.

El amasamiento de la superficie del abdomen permite que la sangre circule, tonificando la piel. Utilice ambas manos, agarre la piel del abdomen entre sus dedos y pulgares, levántela, pellizque y enrolle. Amase con ambas manos y masajee desde la parte inferior de la barriga hasta arriba en su caja torácica y luego baje nuevamente. Dirija sus manos hacia los lados de su abdomen y amase de ahí hacia el centro aplicando los movimientos de pellizcar y enrollar. Cuando se encuentren sus dedos, pellizque y enrolle la piel en dirección contraria, es decir, regresándose hasta llegar a los lados nuevamente.

Lleve sus dos manos hacia la sección derecha inferior de su abdomen y amase profundamente, utilizando sus dedos para presionar antes de levantar, pellizcar y enrollar la piel. Muévase a lo largo del lado derecho de su caja torácica, siguiendo el camino ascendente del colon. Continúe con este movimiento a través de toda su cintura y baje por el lado izquierdo, volteando hacia el centro inferior de su abdomen. Trabaje con este ritmo de presión-levantar-pellizcar-enrollar por toda la superficie del abdomen.

Información esencial

El trabajo sobre la región pélvica abdominal soltará bolsillos llenos de toxinas de los intestinos grueso y delgado. Los eructos y las flatulencias producidas por el aire excesivo que se encuentra dentro de nuestros estómagos e intestinos pueden acompañar la liberación de las toxinas. Su cuerpo es una creación maravillosa equipada de muchas herramientas que ayudan al funcionamiento adecuado. La habilidad del cuerpo de liberar los gases es una de esas herramientas.

Coloque sus manos hacia los lados de su cuerpo justo encima de sus caderas. Levante, pellizque y enrolle la piel en este lugar, amasando de un lado a otro a lo largo de los lados de su abdomen.

Recuerde siempre completar el masaje en el área abdominal por medio de movimientos circulares suaves por toda el área en sentido de las manecillas del reloj.

Hombros, brazos y manos

Quédese sentado cómodamente o en posición acostada y mueva sus manos del abdomen hasta sus hombros, descansando levemente sus manos sobre ellos y luego deslizándolas y quitándolas. Repita este movimiento deslizante por todos sus hombros tres a cuatro veces. Pase sus manos por la parte superior y trasera de los hombros como si estuviera cepillando o deshaciéndose de una carga.

Con una mano sobre el hombro opuesto, comience en el punto donde el hombro se encuentra con el cuello, y amase su hombro tomando la piel entre sus dedos y el pulgar o entre sus dedos y la base de su palma. Así como vemos en la figura 9-1, sus dedos trabajan por el respaldo de su hombro mientras que su pulgar o la base de su palma trabaja en la parte interior.

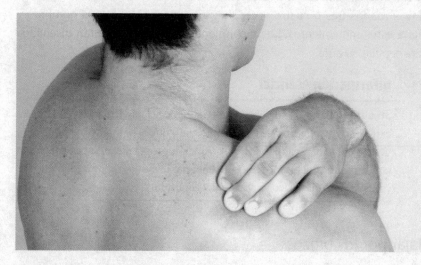

Figura 9-1, Movimiento de amasamiento sobre el hombro.

Agarre la piel y el músculo a lo largo de la línea de su hombro, y muévase hacia fuera. Repita esto por lo menos tres veces en cada hombro.

Ahora, con las dos manos, coloque sus dedos en ambos hombros para hacer movimientos de presión y cepillado hacia fuera. Este movimiento es el mismo de cepillado que empleó al comenzar el masaje de los hombros, pero esta vez sus dedos emplean un estilo diferente. Sus dedos deben presionar sobre la parte de atrás de su espalda primero y luego empujar hacia fuera. Diríjase hacia arriba partiendo del área amplia de la espalda de sus hombros hacia el borde de estos mientras va presionando y empujando.

"Escuche" con sus dedos para ver si puede identificar cualquier área tensa. Si encuentra alguna tensión, aplique movimientos de fricción por medio de pequeños y angostos círculos sobre las áreas afectadas. Circule y presione hasta que sienta que la tensión se va soltando. Utilice el mismo movimiento de fricción en cada hombro, empuje hacia abajo con las puntas de sus dedos desde del borde de su hombro y hasta la parte superior de su espalda. Presione y deslice, presione y deslice a lo largo de su hombro hasta la parte superior de su brazo, palpando las áreas tensionadas debajo de sus dedos. Repita. Luego pase a su otro hombro y presione y empuje hacia fuera, tratando también de identificar cualquier área tensionada.

Con ambas manos sobre cada lado de su cuello, cepille suavemente hacia abajo, partiendo de la curva que hay en su cuello hasta la parte superior de sus brazos, sellando el trabajo que acaba de realizar. Cepille el área con ambas manos tres o cuatro veces. Levante sus manos de sus hombros y repita estos movimientos. Los movimientos del cepillado están diseñados para cepillar su aura.

Información esencial

Su aura es parte de su campo de energía: es el espacio justo en la parte exterior de su cuerpo que es invisible, pero que sí se puede medir. El aura tiene siete capas, cada una con su función propia. Estas capas coinciden con los siete chacras o círculos de energía. Las siete capas tienen que ver con su desarrollo físico, emocional y espiritual.

Bajar por los brazos

Comience estirando un brazo y colocando su mano opuesta sobre la parte superior de la mano estirada. Respire y comience. Deslice su mano en posición abierta por todo su brazo hasta el hombro y luego de regreso hasta su mano varias veces. Sienta cómo se relajan su piel y sus músculos de debajo con estos movimientos suaves, a medida que su mano va deslizándose por toda la superficie de su brazo. Tome su brazo entre sus dedos y pulgar (sus dedos deben estar en la parte superior y su pulgar en la parte inferior) y frótelo con el movimiento de fricción. Su piel sentirá un cosquilleo y se calentará a medida que la sangre circula hacia la superficie de su brazo. Repita esto sobre su otro brazo.

Ahora comience amasando la parte superior de su brazo encima del codo, trabajando hacia arriba hasta llegar al hombro. Con movimientos firmes y de agarre, amase los músculos delanteros de su brazo y luego amase los músculos de la parte trasera.

Amase hasta llegar a su hombro. Luego deslícese de regreso por todo su brazo y vuelva a subir haciendo los movimientos de amasamiento, cubriendo toda el área de su brazo superior. Asegúrese de trabajar la parte inferior de su brazo superior hasta llegar a la axila. Masajee la axila con movimientos circulares pequeños y movimientos deslizantes redondos. Repita sobre su otro brazo.

¡Alerta!

Como el área de la axila tiene una piel muy suave y muchos nódulos linfáticos, es bastante sensible y requiere de un trabajo por parte suya que sea muy lento y suave. La parte interior del brazo superior a lo largo del largo del hueso debe ser trabajada con firmeza, pero también con cuidado porque esta área tiene muchas terminaciones nerviosas.

Ahora trabaje sobre su brazo anterior utilizando su pulgar y el dedo índice de su mano opuesta, levantando y pellizcando la piel desde su muñeca hasta su codo, cubriendo todo su brazo anterior. Muévase partiendo de su muñeca hasta llegar a su codo en una sola línea directa, y luego deslícese hasta su muñeca y vuelva a subir en otra línea. Realice este movimiento

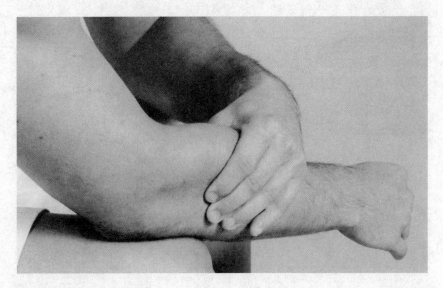

Figura 9-2, Movimiento de amasamiento en el antebrazo.

por todo su antebrazo. Repita el amasamiento de subir y bajar, pero esta vez utilice todos sus dedos (no solo el índice) con movimientos de agarre y amasamiento como podemos ver en la figura 9-2. Su antebrazo se va a sentir energizado.

Asegúrese de trabajar alrededor de todo su codo con movimientos de amasamiento y circulares. Los músculos y tendones en esta área muchas veces están tensionados a causa del movimiento repetitivo. Al trabajar el área del codo se libera la congestión y el estrés, no solo en el codo, sino en todo el brazo. Pase a su otro brazo y masajee de la misma forma, comenzando con los movimientos de levantar y presionar por la muñeca.

Masaje de las manos

Retuerza la piel de sus manos, sintiendo concientemente cada parte de ellas. Entrelace sus manos hasta que sienta un cosquilleo. Sacuda los dedos y golpee las puntas de sus dedos y pulgares por lo menos diez veces; luego presione y sostenga hasta contar hasta diez.

A continuación, presione su dedo índice en la parte carnosa entre el pulgar y el dedo índice de su mano opuesta y sostenga el otro lado de la parte carnosa con su pulgar. Con un movimiento leve ondulante presione desde la parte inferior del área carnosa hasta la parte de más arriba, sosteniendo sus manos en la posición que vemos en la figura 9-3. Repita en la otra mano.

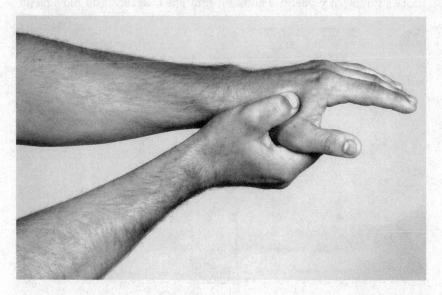

Figura 9-3, Movimiento ondulante sobre la carnosidad del pulgar.

Por último, amase con su puño cerrado el interior de su palma abierta; luego utilice sus dedos para presionar y hacer círculos sobre toda el área de su palma. Cambie de mano y repita estos movimientos. Termine deslizando sobre ambas palmas con movimientos suaves tipo caricia, en donde cada mano acaricia a la otra como si se estuvieran limpiando.

El masaje sobre su cuerpo inferior

Cuando decimos cuerpo inferior, nos referimos a caderas, piernas y pies. Las caderas están unidas a las piernas y le brindan apoyo; los huesos de los muslos, las espinillas y los pies sostienen el peso del cuerpo. Los pies apoyan y equilibran el cuerpo cuando caminamos o estamos parados. Es obvio que estas partes reciben mucho trabajo y pueden cargar igual cantidad de tensión que su cuerpo superior.

Sus caderas

Estando parado con ambas manos sobre su cadera, realice círculos en movimientos deslizantes de *effleurage* para calentar el área. Con las puntas de sus dedos en cada lado de la cadera haga círculos pequeños a lo largo de ella y de las nalgas. Cubra toda el área y repita. Ahora, utilizando sus dedos y pulgares, levante, pellizque y enrolle por toda la cadera y las nalgas, prestando atención a cualquier área posible que esté tensionada o adolorida. Concéntrese en esas áreas con las yemas de sus dedos, presionando y haciendo círculos en cada punto, luego sostenga y cuente hasta tres. Trabaje cada punto unas dos veces por lo menos. Después de este masaje, amase nuevamente con dedos y pulgares sobre toda el área de las caderas y nalgas. Para terminar, circule y deslícese por todas las caderas y nalgas, cubriendo toda el área.

La pierna superior: su muslo

Tome asiento y deslice ambas manos a lo largo de un muslo desde la cadera hasta su rodilla y luego hacia arriba nuevamente con movimientos circulares grandes en el frente, los lados y la parte trasera. A continuación, agarre la piel y amase hacia arriba y abajo por todo el muslo, desde la cadera hasta la rodilla en una línea imaginaria a lo largo de la parte delantera, de la trasera y de los lados. Nuevamente, palpe áreas de sensibilidad y trabaje más profundamente en las áreas tensas aplicando menos presión en las más sensibles. Repita en su otro muslo.

¡Alerta!

Tenga precaución en la parte del muslo superior y el área de los genitales, donde la parte delantera de la pierna toca el torso. Esta área es un sendero importante para las venas y arterias. Si se aplica demasiada presión se puede cortar la circulación. Detrás de la rodilla se encuentra otra área sensible a la presión, así que masajee también con suavidad.

Con una mano sobre el muslo en la parte exterior de cada pierna, siga los huesos por los lados con movimientos de presión circulares. Cuando llegue al borde exterior de su rodilla, circule sobre la parte de encima de la rótula y suba de igual forma por la parte interior del muslo. En la parte de arriba del muslo, circule y presione hacia el centro del muslo y hasta su rodilla nuevamente. Circule sobre la parte superior de sus rodillas hacia la parte exterior del muslo; luego circule y presione hacia arriba por los huesos de su cadera, donde va a presionar y sostener hasta contar hasta tres. Repita esto tres veces.

Masajeando primero una pierna y luego la otra, coloque su mano de regreso en la parte trasera del muslo (utilice la mano sobre el mismo lado del muslo sobre el cual está actuando). Trabajando desde la parte debajo de su nalga, circule y presione por toda la parte trasera de su muslo hasta el tejido blando detrás de la rodilla. Masajee con mucha suavidad detrás de su rodilla, pero no circule ni presione. Vuelva a subir por el muslo haciendo círculos y presionando líneas verticales imaginarias desde sus nalgas hasta la parte trasera de su rodilla, luego hacia arriba por la parte trasera de su muslo hasta que haya llegado a la parte interior del mismo.

Con su otra mano, presione y amase el muslo en líneas pequeñas horizontales de un lado a otro a través de la parte interior y luego hacia la parte exterior de su nalga. Después deslícese por todo el muslo desde atrás hacia delante, aplicando una fuerte presión en dos movimientos deslizantes. Comience a cambiar la presión en el tercer movimiento y deslícese suavemente por el muslo superior varias veces más para la terminación. Repita en el otro muslo.

Pierna inferior: pantorrilla y espinilla

Para trabajar su pantorrilla se debe sentar y doblar una pierna sobre el muslo opuesto, o pararse y descansar su pie sobre una silla. Utilizando ambas manos, deslícese primero por la pantorrilla. Luego utilice ambas manos para amasar la parte de atrás de su pantorrilla, desde el tobillo hasta la rodilla, como vemos en la figura 9-4.

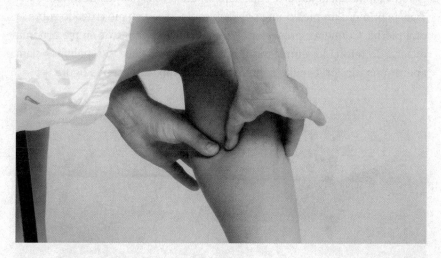

Figura 9-4, Movimiento de amasamiento sobre la pantorrilla.

Hecho

La periostitis tibial, que es otro nombre para la inflamación de los tendones y músculos adheridos al hueso en la parte delantera de la pierna inferior, puede causar dolor. Los tendones y músculos adheridos a este hueso se inflaman muchas veces, como resultado de movimientos repetitivos. El exceso de ejercicio, correr, subir y bajar montañas, o el ejercicio en las bandas de correr pueden todos producir esta enfermedad.

Con las yemas de los dedos, presione y circule bajando por la parte delantera de su pierna en cada lado de su espinilla. Cuando haya llegado al tobillo, deslícese de vuelta hacia la parte superior de su espinilla y repita los círculos.

Con ambas manos, presione y deslícese profundamente desde su tobillo hasta arriba donde está su rodilla, empleando sus dedos. Presione profundamente, sobre todo el frente y los lados de su pierna inferior, evitando cualquier presión sobre el hueso. Por último, con ambas manos utilice sus dedos para presionar profundamente con líneas horizontales desde el tobillo hasta la rodilla.

Cambie de pierna y trabaje la misma rutina en su otra pierna, comenzando con movimientos deslizantes sobre su pantorrilla, amasando la parte trasera de la misma desde el tobillo hasta su rodilla.

Sus pies

Usted va a masajear la parte superior, los lados y las plantas de ambos pies. Trabaje primero un pie en una posición sentada con su pie cruzado sobre la otra pierna. Comience presionando y amasando la palma de su pie con una técnica de retorcido, empleando ambas manos. Utilice sus pulgares para aplicar una fricción circular sobre la planta, como vemos en la figura 9-5.

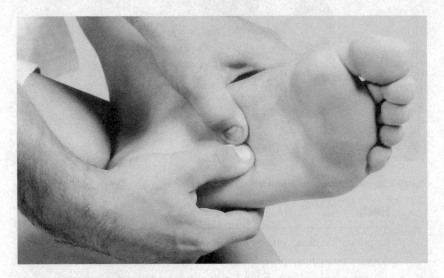

Figura 9-5, Fricción circular sobre la planta.

Con una mano presione sus dedos a lo largo de la planta de su pie en líneas imaginarias, desde su talón hasta sus dedos. Presione sus dedos hacia dentro, y muévase lentamente hacia arriba. El arco de su pie puede ser sensible, así que aplique menos presión ahí.

Ahora, utilizando ambas manos nuevamente, circule con sus dedos alrededor de su tobillo, presionando suave y firmemente. Trabaje alrededor de todo el tobillo hasta la parte trasera de su talón, la cual es una región muy sensible, llamada talón de Aquiles; aplique aquí una presión firme, pero suave. Suavice el área del tobillo con movimientos deslizantes circulares que cambian a movimientos de aleteo ligero empleando solo las puntas de sus dedos sobre su tobillo.

A continuación, agarre todos los dedos del pie con una mano, apriételos suavemente y suéltelos, aplicando presión con la base de la palma de la mano. Masajee cada dedo de su pie desde la base hasta la punta y uña, dedo por dedo, y preste atención a la presión, que debe ser firme, pero suave.

Trabaje la parte superior e inferior de cada dedo. Agarre todos sus dedos nuevamente y apriételos con suavidad. Por último, masajee suavemente la parte superior e inferior de su pie con movimientos de aleteo. Mueva su otro pie y repita, comenzando con presiones y amasamientos en la planta.

Espalda inferior

Esta área incluye la región inferior de su caja torácica y la parte trasera de sus nalgas. Coloque ambas manos detrás de usted, dejándolas reposar entre su cintura y su caja torácica. Esta área es la de los riñones. Mueva sus manos hasta su cóccix y comience a deslizarse desde el centro de su cuerpo hacia los lados exteriores. Deslícese hacia abajo y suba con movimientos circulares, tres veces. Descanse sus manos sobre su cintura y amase hacia cada lado de su columna.

¡Alerta!

Recuerde, no trabaje directamente sobre la columna. Las vértebras (los huesos de la columna) son la sede de la médula espinal de donde emanan todos los nervios. Nunca ejerza presión sobre esa parte. Estos pequeños huesos cuidan el sistema operativo del cuerpo. Los masajistas no ajustan los huesos; los quiroprácticos sí lo hacen.

Levante, pellizque y presione a lo largo de su cintura, moviéndose por su espalda hasta su cóccix. Amase hacia los lados de este, moviéndose hacia fuera, hacia la curva superior de su cadera. Amase de regreso y por toda el área de las nalgas. Con movimientos del *effleurage*, muévase suavemente hacia arriba por su espalda inferior, desde sus nalgas hasta la parte inferior de su caja torácica.

Trabaje de su caja torácica hacia un lado de su cuerpo, amasando al mismo tiempo. Continúe amasando desde la parte de su columna hacia los lados exteriores hasta llegar a la cintura.

Amase de un lado a otro a lo largo de esta área, por lo menos tres veces. Emplee movimientos deslizantes suaves circulares para terminar su espalda inferior.

Cara, cabeza y cuello

La tensión de su vida diaria muchas veces se concentra en su cabeza y en su cuello, y se refleja en su cara. Al masajearse usted estas áreas, puede liberar la tensión acumulada, relajando sus músculos, estimulándose a sí mismo a estar tranquilo. El masaje en general y el trabajo en particular sobre estas partes le ayuda a desacelerarse y a estar en el momento presente. El masaje curativo es un regalo que usted se está dando.

Para comenzar, coloque sus manos abiertas suavemente sobre su cara mientras inhala y exhala. Mantenga sus manos aquí durante tres respiraciones profundas. Haga movimientos en círculos con sus manos hacia arriba y hacia los lados de su cara, utilizando su nariz como línea divisoria. Todas sus palmas y dedos se deslizan suavemente por su piel mientras que, al tiempo, usted inhala con el movimiento y exhala con el círculo hacia fuera y abajo. Luego use ambas manos para deslizarse hacia arriba desde su pecho hasta su cuello, una mano tras otra, en movimientos largos y suaves hasta la barbilla.

Ahora coloque ambas manos sobre los lados de su cara, amasando con sus dedos desde la quijada hasta sus mejillas. Así como puede ver en la figura 9-6, sus manos apuntan hacia sus orejas mientras que sus dedos amasan sus mejillas.

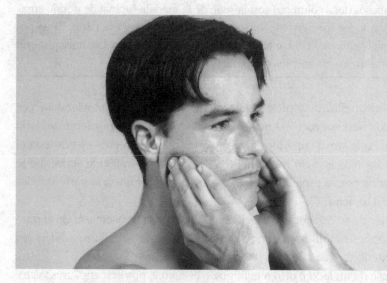

Figura 9-6, Movimientos de amasamiento sobre las mejillas.

Continúe amasando en círculos pequeños por toda la quijada y la mejilla. Usted está soltando cualquier tensión en su quijada así como estimulando el paladar.

Utilice el mismo amasamiento circular con las puntas de sus dedos desde los lados de su nariz hacia sus orejas y de regreso. Sienta cómo se abren los senos paranasales a medida que los músculos en esta zona se sueltan. Aplique una presión suave y haga círculos con sus dedos desde sus ojos hasta su frente, haciendo patrones espirales en líneas que corren desde sus cejas hacia los lados de su cabeza. Observe la figura 9-7 para ver la posición de sus dedos.

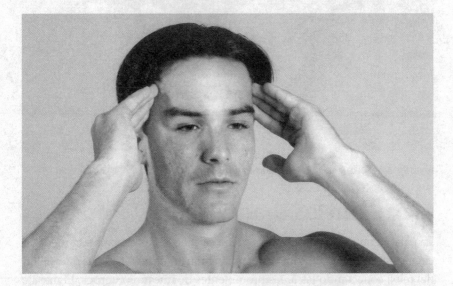

Figura 9-7, Movimientos espirales en la cabeza.

Empleando todos sus dedos, diríjase hacia el cuero cabelludo, haciendo círculos con movimientos pequeños y tensionados desde su frente. Continúe con los movimientos circulares pequeños durante el trabajo sobre toda su cabeza, terminando sobre los bordes huesudos de cada lado del cuello, en la base de su cráneo. Coloque sus dedos sobre las hendiduras de ambos lados de su cuello y realice movimientos circulares pequeños.

Alterne sus manos al sostener y apretar suavemente sobre la parte trasera de su cuello. Vea la posición de su mano en la figura 9-8.

Sienta cómo la rigidez de su cuello se suelta. Ahora coloque las puntas de sus dedos de vuelta en las hendiduras de la base del cráneo y presione y sostenga sus dedos ahí hasta contar hasta cinco. Suavemente, suelte la presión de sus dedos y deslícese hacia abajo por el cuello y hombros en movimientos de cepillado. Vuelva a masajear sobre todo su cuero cabelludo y la parte trasera de su cuello, nuevamente con movimientos circulares pequeños, hasta terminar con movimientos cepillados hacia sus hombros.

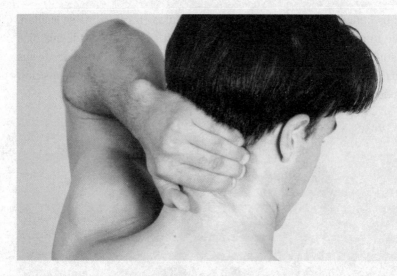

Fugura 9-8, Apretones de la mano sobre la parte trasera del cuello.

Cierre con los chacras

La palabra antigua sánscrita para rueda es chacra. Las chacras son ruedas o círculos de energía que constantemente giran en dirección de las manecillas del reloj, conectando las áreas prominentes de nuestros cuerpos. El masaje suave que usted se acaba de dar ha afectado todo su cuerpo físico y, al mismo tiempo, ha afectado sus chacras y equilibrado sus emociones y su ser espiritual. El contacto físico lleno de amor y atención que usted se acaba de dar está resonando por todo su ser.

En este momento usted está pleno. Su intención de tratarse a sí mismo con amor le ha permitido liberarse de la tensión y vivir un momento agradable y de sanación. Si puede, acuéstese cómodamente para sentir el espacio que usted ha creado en su totalidad.

Estando acostado, cierre sus ojos y respire profundamente. Sus brazos deben descansar hacia los lados de su cuerpo con las palmas hacia arriba. Sienta cómo su respiración se purifica y sana con cada inhalación y exhalación. Imagínese cómo su respiración purificada fluye a través de su cuerpo, eliminando cualquier toxina por sus palmas y por las plantas de sus pies. Imagine ahora un fuerte calor sanador fluyendo por sus manos.

Coloque una mano sobre su región pélvica y la otra por encima, pero debajo de su ombligo. Descanse suavemente sus manos, sintiendo cómo el calor fluye de sus palmas hacia su cuerpo. Vacíe su mente de todo pensamiento y respire. Piense en una luz brillante roja que fluye a través de su mano inferior. Sienta su calor. Por medio de su mano superior imagine una luz anaranjada que fluye suavemente hacia su cuerpo. Relájese.

Información esencial

La respiración desde el abdomen ayuda a liberar las toxinas del cuerpo. La energía vitaliza y fluye hacia el cuerpo a través de la nariz, y llena los pulmones. Los pulmones envían oxígeno hacia la sangre y eliminan el dióxido de carbono. Al exhalar, sus pulmones expulsan las toxinas y el ciclo continúa.

Mueva su mano superior hacia la parte de arriba de su ombligo y déjela reposar ahí con la palma hacia abajo. Coloque su otra mano en el centro de su esternón también con la palma hacia abajo. Sienta su cuerpo a través de sus manos. Concéntrese en el calor que fluye entre sus manos y su cuerpo. Imagínese una luz amarilla fluyendo de su mano hacia su barriga penetrando su estómago y, más allá, distribuyendo una luz dorada caliente. De la mano que descansa sobre su pecho, imagine una luz verde brillante radiando hacia su corazón.

Levante su mano de su estómago y colóquela suavemente sobre su cuello. La mano que se encuentra sobre el esternón colóquela sobre su frente. Ahora, sienta la energía fluyendo de sus manos a medida que va aumentando el calor.

Imagine una luz color cielo azul fluyendo hacia su cuerpo de la mano que se encuentra sobre su cuello. Imagine una luz color azul índigo profundo fluyendo entre sus ojos de la mano que está sobre su frente. Sienta cómo esas luces envían un calor suave y nutriente. Usted está bien relajado y, al tiempo, energéticamente vigoroso.

Ahora permita que ambas manos descansen por un momento sobre su cabeza. Imagine una luz color violeta profundo fluyendo de sus manos hacia abajo por todo su cuerpo. A medida que la luz violeta penetra en todas las partes de su cuerpo, coloque sus brazos hacia los lados del mismo con las palmas de las manos hacia arriba. Sienta la paz que fluye a través de su cuerpo. Disfrútela, gócela y recuérdela.

Usted ha tocado y despertado al curandero que hay en usted. Celebre esta parte de usted cuantas veces pueda. Recuerde que debe respirar y estirarse, y que siempre debe amarse a sí mismo. Disfrute lo maravilloso que hay en usted y en otros. Cuando haya adquirido conciencia de su cuerpo, adquirirá mayor conciencia de los demás. Trate de masajearse lo más frecuentemente que pueda. Practique masajes en otros con casi la misma frecuencia.

Capítulo 10
Masaje deportivo

Los atletas son máquinas de músculos entrenados, aunque a veces pareciera que no le prestaran atención a su entrenamiento. No importa si usted es un atleta profesional, un deportista de la comunidad o del colegio, o alguien que entrena solo, usted es un atleta. El masaje deportivo le ayuda a mejorar casi todo lo que usted hace, así que si utiliza su cuerpo, se puede beneficiar de él.

El concepto del masaje deportivo

No importa lo que usted haga con su cuerpo ni la edad que tenga, si usted es físicamente activo se beneficiará del masaje deportivo. El masaje deportivo mejora la circulación y ayuda a obtener mayor resistencia. También ayuda a prevenir las lesiones si se calientan bien los músculos y a reparar las lesiones causadas por el uso repetitivo.

El masaje deportivo se puede administrar durante el entrenamiento para un evento, antes de un evento y después de un evento. El protocolo del masaje deportivo consiste de ciertos movimientos de masajes, estiramientos y ejercicios hechos a la medida para prevenir lesiones en músculos empleados en la actividad deportiva. Después del masaje, se aconseja a los atletas colocarse compresas frías o calientes. Las circunstancias competitivas de los atletas pueden ser en el ámbito profesional o en la competencia entre ellos mismos. Cuando se ayuda a los competidores a evitar lesiones, el masaje deportivo les proporciona una ventaja sobre otros participantes. Los músculos adoloridos se recuperan con más facilidad y se vuelven más fuertes y más flexibles cuando son masajeados. Un masaje antes de un evento es una excelente forma de calentar los músculos, y preparan al competidor para cualquier actividad que vaya a ejercer.

Hecho

El masaje deportivo tiene una historia multinacional. Aunque la idea de masajear específicamente a los atletas nació en Grecia, las técnicas tienen una estrecha conexión con aquellas empleadas en el masaje sueco. Estas técnicas fueron perfeccionadas por entrenadores de deportes en Rusia.

Los efectos del masaje deportivo

El masaje intencionado para los que son físicamente activos tiene beneficios increíbles. El efecto obvio del masaje deportivo es alcanzar un mayor rendimiento, sin importar la actividad que realmente vaya a realizar con su cuerpo. El masaje deportivo le ayuda a alcanzar su rendimiento máximo físico al mejorar su circulación mientras que, al tiempo, mantiene sus músculos fuertes y flexibles.

Una mejor circulación reduce sus probabilidades de sufrir una lesión y le permite un movimiento general mejorado.

El masaje deportivo también calienta los músculos mucho mejor que lo que lo haría cualquier tipo de estiramiento que vaya a realizar. Caliente los músculos estimulando la parte carnosa del músculo, llamada barriga. Al trabajar la barriga del músculo está promoviendo la distribución del oxígeno a través de todo él.

El oxígeno energiza al músculo, y los productos de desecho que interfieren con la función del músculo son estimulados para que abandonen el cuerpo a través del sistema circular o linfático.

El masaje deportivo le ayuda a sus nervios a fortalecer y tonificar los músculos. El efecto tranquilizante del masaje sobre los nervios ayuda a promover un estado de bienestar, lo que permite un desempeño mucho mayor. Al relajarse los nervios, la tensión comienza a soltarse, lo que le da la oportunidad de visualizarse como un ganador. No importa si usted está jugando un deporte para un equipo nacional, construyendo una casa, bailando en una tarima o compitiendo en un deporte escolar, su desempeño es muy importante.

Información esencial

La enfermedad conocida como isquemia, una deficiencia de sangre en una parte específica, es un efecto secundario común del ejercicio físico. Esta obstrucción del flujo de sangre produce dolor y espasmos en los músculos. Si estos espasmos y dolores no se tratan, pueden convertirse en dolor crónico. Si no es tratada, la isquemia puede, inclusive, producir la muerte de tejido. El masaje es una manera efectiva de prácticamente eliminar ese problema.

El masaje deportivo trabaja por medio de la aplicación de ciertos movimientos que primero relajan los receptores nerviosos y luego vigorizan esos mismos receptores por medio de la aplicación de diferentes movimientos. Dependiendo de la necesidad del atleta, el masaje puede ser relajante y estimulante o solo uno de estos dos.

El masaje deportivo generalmente se aplica en sesiones cortas para brindar energía antes de un evento o en sesiones de relajación para después de un evento. La mejoría de los tejidos blandos por medio de este masaje permite un mejor y más prolongado desempeño, con menos probabilidades de lesión y una mayor recuperación.

Técnicas para el masaje deportivo

Las varias técnicas empleadas en el masaje deportivo provienen del masaje sueco. Los movimientos básicos son *effleurage, petrissage*, fricción, estiramiento y presión, acerca de los cuales aprendió en el capítulo 5. Estos movimientos se aplican de acuerdo a las necesidades de los atletas. En este capítulo usted aprenderá cuáles movimientos debe aplicar, por cuánto tiempo y con qué intensidad, todo dentro del contexto del masaje deportivo.

Aplicación de los movimientos *effleurage*

El *effleurage* es el movimiento deslizante que fluye sobre el cuerpo del receptor. Se emplea para suavizar y calentar el cuerpo antes de pasar al masaje más profundo. Recuerde empujar hacia el corazón primero y luego en dirección opuesta. En la figura 10-1 usted puede observar cómo deben reposar sus manos con las palmas llanas sobre el contorno del cuerpo y cómo sus muñecas deben estar extendidas, no rígidas ni flexionadas.

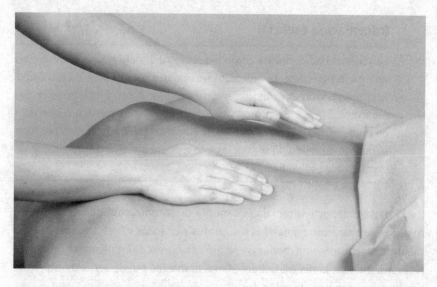

Figura 10-1, Repose sus manos con las palmas llanas.

El *effleurage* también se puede aplicar haciendo círculos, un movimiento más profundo, sobre el área que está trabajando. Este movimiento circular hace salir las toxinas y aumenta la circulación en un área más pequeña. Usted puede aplicar el *effleurage* con movimientos largos y deslizantes o haciendo círculos más pequeños; cualquiera de los dos prepara al receptor para los otros masajes.

Aplicación de los movimientos *petrissage*

Puede introducir la aplicación del amasamiento del *petrissage*. Con este movimiento, usted levanta el tejido hacia su palma y amasa o aprieta para liberar la tensión. Este método funciona sobre la espalda y el muslo mientras que las áreas más pequeñas se trabajan mejor utilizando sus dedos y pulgares.

El *fulling* es una técnica del *petrissage* que funciona bien para el masaje deportivo. Para este movimiento, usted sostiene la piel con ambas manos y empuja el músculo que se encuentra debajo hacia arriba, entre sus manos, y luego lo estira de regreso, hacia abajo, lejos del hueso. Practique el movimiento *fulling* sobre su muslo colocando ambas manos en cada lado del músculo, y empujándolo hacia arriba, por la mitad, antes de estirarlo hacia abajo en cada lado.

¡Alerta!

Uno de los errores más grandes que puede cometer una persona al practicar un masaje es el uso incorrecto de sus manos o dedos. No doble en las articulaciones. Sus dedos no deben doblarse en un ángulo agudo con sus manos y sus manos no deben doblarse en un ángulo agudo con sus muñecas. Sostenga sus manos de tal forma que fluyan hacia sus brazos y mantenga flexibles sus muñecas.

El enrollamiento de la piel es otro movimiento *petrissage* que funciona bien en el masaje deportivo. Este movimiento se aplica levantando el tejido entre sus dedos y pulgares mientras aprieta el tejido. Enrolle la piel entre sus dedos utilizando ambas manos mientras que, al tiempo, se va moviendo por el área, levantando, presionando y enrollando. Esta técnica al principio puede doler un poco, así que recuerde preguntarle a su receptor si se siente bien con su masaje. Este enrollamiento ayuda a soltar el tejido conectivo y a liberar adhesiones.

El *petrissage* también aumenta el flujo de sangre y mueve las toxinas para que sean eliminadas. También ayuda a liberar las hormonas que alivian el dolor, y estimula el sistema nervioso. La liberación de la tensión con el *petrissage* es profunda y penetra la barriga del músculo.

El dolor muscular y la rigidez se reducen y a veces son hasta eliminadas con el *petrissage*.

Aplicación de los movimientos de fricción

La fricción aplica calor a los músculos subyacentes mientras mueve la capa superior de la piel, que se encuentra sobre las capas más profundas. La fricción ayuda a mejorar la circulación entre tendones y ligamentos, que son áreas que normalmente no reciben mucho flujo sanguíneo. El movimiento de fricción inicial se aplica con sus manos planas puestas sobre el cuerpo. Sus manos se mueven de un lado a otro en dos líneas derechas, pasando en un movimiento continuo a lo largo de la superficie que se está trabajando. Este movimiento es constante y aumenta en velocidad a medida que usted se va acostumbrando al cuerpo que tiene debajo.

La fricción del brazo o pierna se hace por medio del enrollamiento o retorciendo el área entre las dos manos en direcciones opuestas. Esta es la fricción de fibra cruzada. Usted fricciona el antebrazo o la pantorrilla de esta manera, doblando el codo o la rodilla del receptor y envolviendo ambas manos alrededor del miembro. La figura 10-2 nos muestra cómo debe posicionar sus manos y dedos para retorcer los músculos de la pantorrilla.

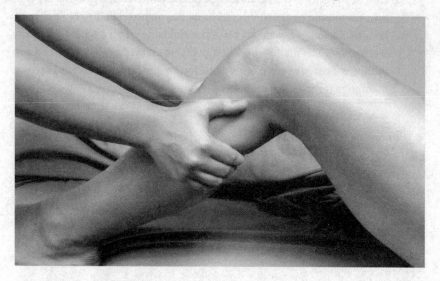

Figura 10-2, Fricción del músculo de la pantorrilla.

Sobre los movimientos de fibra cruzada, piense que son pequeños mordiscos aplicados a lo largo del músculo en vez de movimientos suaves y deslizantes hacia arriba y hacia abajo por las fibras musculares, o de movimientos de presión hacia dentro y abajo. La fricción de fibra cruzada se puede aplicar sobre todo el cuerpo, incluyendo las extremidades. Coloque sus dedos sobre el área y presione firmemente con movimientos que van hacia adelante y hacia atrás.

Aplicación del estiramiento

Esta es una combinación de estirar al receptor y de enseñarle cómo se debe estirar. El estiramiento pasivo aplicado por usted ayuda a extender el tejido muscular sin que el dueño participe. Usted aplica una leve presión para permitir que el músculo se estire un poco más allá de lo que lo haría sin su ayuda. El *effleurage* ofrece parte de este estiramiento porque afloja el tejido conectivo. Usted puede ayudar aún más simplemente guiando la parte del cuerpo hacia la dirección del estiramiento.

Otra forma del estiramiento asistido es con participación activa del receptor. Usted permite que el receptor presione o jale un músculo o grupo de músculos que usted está sosteniendo. Por ejemplo, sostenga en una mano el brazo del receptor, estírelo y pídale que empuje hacia arriba en dirección de su mano. Este tipo de estiramiento ayuda al desarrollo de la fuerza y la flexibilidad de los músculos.

Por último, anime al atleta a seguir un régimen completo de trabajo corporal de estiramiento después de un evento así como un calentamiento de los músculos antes de un evento o trabajo corporal.

¡Alerta!

El calentamiento de un músculo es muy diferente al estiramiento. Durante el calentamiento, el atleta debe imitar en sus movimientos el comportamiento de la actividad que va a desempeñar, como el caminado sobre una banda antes de correr. Es importante permitir que la temperatura de la persona suba y la circulación aumente antes de hacer cualquier actividad, incluyendo el estiramiento.

El estiramiento ayuda a relajar y a soltar los músculos adoloridos, lo que facilita una pronta recuperación. El estiramiento también ayuda a aumentar la flexibilidad de los músculos, la movilidad y el flujo de sangre y de oxígeno.

Emplear la presión

Este método de masaje se utiliza para aumentar la circulación y estimular la relajación del músculo. La presión o compresión ayuda al calentamiento del músculo, lo que le ayuda a un atleta a prepararse para la actividad. Coloque la palma de la mano sobre el músculo que requiere de atención y aplique presión directamente sobe la barriga del músculo en un movimiento rítmico constante. Coloque su otra mano sobre la mano que está presionando para proporcionar más presión aún. Recuerde que no debe doblar la muñeca y que la mano debe estar suelta.

Si encuentra un espasmo muscular, aplique presión sin movimiento, manteniendo su mano sobre el espasmo hasta contar hasta diez y luego quitarla. La compresión y la soltura ayudarán a reducir el espasmo en el músculo. Bajo compresión, el músculo produce un químico que ayuda a soltar la constricción.

Aplicación del golpeteo

El golpeteo como parte del masaje deportivo se realiza con los lados de las manos o con sus dedos a lo largo del área afectada. Es una técnica vigorizante que estimula el flujo sanguíneo y de oxígeno y se aplica para agregar energía, normalmente antes de un evento. Produce un efecto tonificante que ayuda a calentar los músculos.

Cuándo se debe masajear a los atletas

La aplicación del masaje deportivo depende de la necesidad del atleta individual. Típicamente es más efectivo si se aplica durante el entrenamiento así como durante la competencia: antes y después de un evento, y como mantenimiento a largo plazo.

Durante el entrenamiento regular

Durante el entrenamiento usted trabaja para fortalecer los músculos del atleta para la resistencia y prevención de lesiones. El masaje aumenta el desempeño del atleta y familiariza al receptor con la técnica del masaje deportivo.

Siga la misma rutina de cualquier masaje sueco (ver capítulo 18), poniendo énfasis en áreas del cuerpo donde la experiencia ha agregado estrés debido a un ejercicio en particular, a un deporte o a un trabajo en el cual el atleta está involucrado.

Si el atleta está dispuesto a continuar con el masaje aunque no tenga que competir, cosechará los beneficios a largo plazo. El masaje de mantenimiento conserva saludables los músculos mientras trata con cualquier dolencia crónica o dolor.

Antes de un evento

El masaje antes de un evento es un calentamiento adicional que ofrece ventajas para el desempeño del atleta. Este masaje está diseñado para ofrecer estiramiento y movimiento al estimular el flujo de sangre y oxígeno hacia los músculos y el aflojamiento del tejido conectivo. El cuerpo del atleta reaccionará con más efectividad debido a la mayor flexibilidad de músculos, tendones y ligamentos. Con una mayor flexibilidad, las articulaciones se vuelven más movibles y las toxinas son obligadas a abandonar el cuerpo.

Muchas veces, el entrenamiento excesivo puede causar tensión múscular y mental. Un masaje de diez minutos, media hora antes de un evento no solo aliviará los músculos tensos y rígidos, sino que vigorizará todos los sentidos del atleta y le proporcionará un grado positivo de buena disposición. Antes de un evento no debe aplicar una presión profunda ni permanecer demasiado tiempo en un área. La idea es proporcionar un apoyo físico, mental y emocional a través del masaje.

Hecho

Nuestro cuerpo funciona para alcanzar un estado de equilibrio, trabajando constantemente hacia la homeóstasis. El trauma de un tejido lesionado activa un proceso para que el cuerpo comience su curación. La inflamación es la forma como el cuerpo señala que debe desacelerar y tomar un descanso. Si el cuerpo tiene en cuenta el mensaje, entonces comienza la regeneración.

Después de un evento

El masaje después de un evento es un implemento poderoso para tratar los efectos resultantes de una rutina rigurosa. Los músculos en el cuerpo del participante han sido empujados al límite haciendo que el tejido muscular se hinche.

Puede haber dolor e inflamación, dependiendo del nivel del trauma que los músculos hayan sufrido. Inmediatamente después de un evento, la mayoría de los atletas experimentan cierto dolor debido a la acumulación de los productos de desecho que resultan del esfuerzo. Ese malestar que le sigue al ejercicio reacciona bien al masaje; un masaje de treinta minutos después de un evento ayudará a esos tejidos.

Después de una actividad, el masaje deportivo ayuda a restaurar los músculos a su estado normal, y ayuda al cuerpo a curarse a sí mismo. Aquellos que han sufrido una contracción o un espasmo comienzan a relajarse durante el masaje, ya que las toxinas están siendo eliminadas del cuerpo. La alta tensión mental a la cual el atleta estuvo expuesto durante el evento también se afloja durante el masaje cuando el cuerpo comienza a relajarse.

Los poseventos se convierten en posrecuperaciones a medida que el cuerpo comienza a repararse. Si el dolor muscular no desaparece, continúe trabajando con el atleta semanalmente, centrándose en áreas específicas por medio de masajes más prolongados. Mientras que usted trabaja para aliviar las dolencias, su masaje le enseña a los músculos del receptor a soltarse y a estirarse naturalmente. El masaje deportivo regula, localiza y elimina los problemas crónicos, y ayuda al receptor a adquirir mayor conciencia de las necesidades y requerimientos de su cuerpo.

Cuanto más comprenda el atleta los beneficios del masaje a largo plazo, mejor equipado estará para desempeñarse consistentemente bien. El mantenimiento con el masaje deportivo mejora todos los aspectos de la vida del atleta, y le ayuda a desarrollar un patrón de vida sin lesiones. El masaje regular contribuye a las fuertes exigencias del desempeño del atleta y aumenta su habilidad para mantener la fuerza y la resistencia.

Rutinas para el masaje deportivo

La rutina para el masaje deportivo depende del atleta y de la fase —entrenamiento, pre-evento, posevento— que usted esté manejando. El masaje aplicado durante el entrenamiento es primordialmente una técnica de mantenimiento. El aplicado antes de un evento es energizante, mientras que el aplicado después de un evento es relajante y curativo. Generalmente, el masaje deportivo se administra con poco o nada de aceite, y el receptor conserva su ropa puesta. Claro que cualquier masaje se puede aplicar de esta forma.

Calentamiento pre-evento para la espalda

Este masaje aplicado antes de un evento deportivo ofrece los beneficios de un calentamiento y, al mismo tiempo, vigoriza la mente y el cuerpo, al estimular a los sistemas para que alcancen un estado de buena disposición. Como inicio, su receptor debe estar acostado bocabajo, y luego usted debe comenzar aplicando movimientos fuertes y grandes de *effleurage* de cepillado por toda la espalda, partiendo desde la base de la columna hasta los hombros. Recuerde que usted debe mover su cuerpo de acuerdo con los movimientos de sus manos como si se estuviera meciendo, es decir, inclinándose hacia el receptor cuando sube por la espalda y hacia atrás cuando los movimientos bajan. Repita estos movimientos de *effleurage* varias veces, empleando una presión constante, suave y firme y escuche lo que sus manos detectan.

Hecho

El masaje deportivo activa la liberación de químicos que reducen el dolor y promueven la relajación. La producción de las hormonas del estrés se reduce, lo que permite un mejor desempeño, y la producción de las hormonas del "sentirse bien" se incrementa, y esto promueve una salud mental y emocional positiva.

Ahora aplique compresión sobre la espalda con un movimiento rítmico ascendente a lo largo de la columna hasta los hombros. Repita esto tres a cuatro veces, empujando suavemente sobre la superficie de la espalda. Si el receptor expresa que tiene espasmos en esa área, presione hacia abajo y sosténgase así (no empuje) y luego suelte la presión cuando haya contado hasta cinco. Finalmente, con sus manos o con sus dedos aplique un movimiento de golpeteo desde la cintura del receptor hasta los hombros y luego hacia abajo por toda la espalda, estimulando los músculos.

A continuación, amase sobre las nalgas como vemos en la figura 10-3, y luego continúe hacia abajo por las piernas aplicando movimientos deslizantes.

Aplique movimientos de *effleurage* hacia arriba por las piernas partiendo desde los tobillos hasta las nalgas y luego de regreso hasta los tobillos. Comience en los tobillos con un movimiento de fricción suba con movimientos de retorcido por la pantorrilla y la parte trasera de la rodilla y regrese al tobillo. Repita todo tres o cuatro veces. En la parte superior de la rodilla comience a aplicar movimientos de círculos de presión, y suba por la pierna hasta las caderas y nalgas. Aplicando el *petrissage*, amase las caderas y nalgas antes de cambiar de posición al receptor.

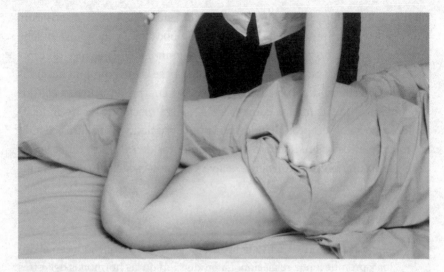

Figura 10-3, Amasamiento de las nalgas.

El calentamiento pre-evento para la parte delantera del cuerpo

Cuando el receptor esté acostado sobre su espalda, comience el masaje frontal de brazos y piernas. Inicie con el brazo derecho, y aplique el *effleurage* desde la muñeca hasta el hombro y luego de regreso, tres veces. Aplique un movimiento de enrollamiento a lo largo del brazo, levantándolo según necesidad para cubrir todas sus partes. Doble el brazo en el codo y retuerza la piel desde la muñeca hasta el codo, y luego de regreso nuevamente. Con ambas manos, estire la mano derecha en ambos lados. Ahora, comenzando con el brazo del receptor, que se encuentra en el lado paralelo a su cuerpo, emplee ambas manos para estirar cuidadosamente el brazo hacia un lado y hacia arriba en dirección de la oreja del receptor y luego de regreso hacia el lado del receptor. Repita con el brazo izquierdo.

Diríjase a la pierna izquierda y aplique el *effleurage* en movimientos largos de cepillado, desde el tobillo hasta la cadera y de regreso hacia abajo, tres o cinco veces. Luego, retuerza desde el tobillo hasta la rodilla y repita tres veces. A continuación, levante y enrolle los músculos del muslo hasta las caderas aplicando los movimientos de amasamiento, y repita tres veces.

Diríjase a los pies del receptor y, con ambas manos, estire el pie izquierdo en la parte superior e inferior. Después del estiramiento, apoye ambas manos sobre la parte superior del pie izquierdo colocando sus pulgares sobre la planta. Retuerza hacia arriba y hacia abajo con ambos pulgares sobre el pie, como vemos en la figura 10-4.

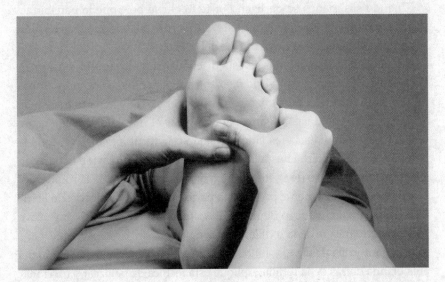

Figura 10-4, Retorcijo del pie.

Repita su masaje en la pierna derecha, comenzando con el *effleurage* desde el tobillo hasta la cadera, y terminando en el pie derecho. Concluya el masaje de las piernas con movimientos de golpeteo sobre cada una, comenzando desde el tobillo hasta las caderas.

Masaje posevento

Lo mejor es aplicar un masaje lo antes posible después de un evento porque los productos de desecho se han podido acumular durante una actividad y pueden provocar músculos adoloridos y sensibles. El masaje posevento ayuda a prevenir la rigidez y la fatiga y ayuda al atleta a relajarse.

Comience cuando el receptor se encuentre acostado sobre su estómago, y aplique el *effleurage* por toda la espalda, desde la cintura hasta los hombros y de vuelta a la cintura. Luego suba deslizándose suavemente por el brazo del receptor, desde la mano hasta el cuello y luego de regreso hacia la mano. Repita tres veces en cada brazo antes de pasar a las piernas. Ahora deslícese por el muslo comenzando por la parte trasera de la rodilla, y luego por las nalgas, bajando por las caderas hasta llegar nuevamente a las rodillas. Finalmente, aplique el *effleurage* desde el tobillo hasta la parte trasera de la rodilla y hacia abajo hasta el tobillo. Repita tres veces; cada deslizamiento debe ser más profundo. Después pase a la otra pierna.

Cuando sus manos se deslizan por todo el cuerpo, ¿puede percibir algunas áreas más tensas? Seguramente, las piernas son las que más tensión sostienen, seguidas de la parte trasera del cuello.

La siguiente parte del masaje está diseñada para aliviar esta tensión en las piernas. Comience con el *fulling* de los ligamentos, colocando ambas manos a cada lado del muslo izquierdo, justo encima de la parte trasera de la rodilla. Presione hacia adentro para empujar el músculo, y luego estire la piel hacia fuera y hacia los lados. Aplique esta técnica *fulling* por toda la parte trasera de la pierna hasta la parte superior del muslo, y repita bajando a la posición inicial, es decir, justo arriba de la parte trasera de la rodilla.

Amase cuidadosamente por toda la parte trasera del muslo, desde la rodilla hasta la nalga y luego de regreso. Aplique un movimiento muy suave sobre la parte trasera de la rodilla. Luego, aplicando fricción, pellizque y enrolle la pantorrilla desde el tobillo hasta la rodilla, parando justo debajo del área blanda detrás de la rodilla. Aplique esta técnica de pellizcar y friccionar bajando por toda la pantorrilla y luego subiendo hasta llegar a la rodilla, y repita este movimiento otras dos veces.

Hecho

Después de un evento, el masaje no debe provocar más dolor a los músculos de lo que ya sienten. Si después de recibir el masaje inicial el receptor se queja de dolor, pase a otra área. Si se aplica presión demasiado rápido después de un evento deportivo, entonces solo se producirá más estrés y no permitirá que el músculo sane.

Retuerza la piel de la pierna izquierda desde el tobillo hasta la rodilla, masajee encima de la rodilla y amase desde la parte superior del muslo. Si se para al lado izquierdo de la persona, es más fácil. Ahora coloque sus manos sobre la nalga izquierda, una encima de la otra, presionando con la base de la palma hacia la nalga. Presione, relaje, presione, relaje, y presione y sostenga, sintiendo cómo se relaja la nalga. A continuación, párese hacia el lado de los pies del receptor, agarre la pierna izquierda por la pantorrilla y doble la pierna hacia la nalga lo que más pueda. No ejerza demasiada fuerza al estiramiento. Lentamente, libere la pierna y repita todo el procedimiento en la pierna derecha, comenzando con el *fulling* en el muslo derecho.

La rutina básica del posevento se puede aplicar sobre cualquier área del cuerpo que se sienta estresada por una actividad. Debe asegurarse de que el receptor ingiera suficiente agua para eliminar las toxinas y desechos del metabolismo que ha liberado su masaje de los músculos y otros órganos. Adicionalmente a la liberación del acumulado de toxinas, el masaje posevento impulsa el inicio del flujo de la sangre y el linfático. Recuérdele a su receptor respirar y estirarse después de haber concluido el masaje.

Tener conocimiento sobre las lesiones deportivas

Los atletas dedicados muchas veces trabajan sintiendo dolor, y esto se vuelve parte de sus vidas. Los atletas, por lo general, no cesan los entrenamientos y competencias, sino, más bien, deciden, de manera consciente, trabajar con el dolor. Su labor es educar al receptor acerca de la lesión que genera ese comportamiento sobre los tejidos (ver capítulos 8 y 16).

No obstante, es crucial explicar cómo la lesión afecta el proceso de curación y el concepto del dolor crónico. Una vez haya presentado estas ideas, habrá manifestado su posición claramente, y es decisión del receptor si desea continuar o no. Permítale al atleta tomar una determinación sabia basada en la información que usted le ha facilitado, en la cual usted se mantiene firme en su intención de ofrecer la sanación requerida.

Sobrecarga

Muchas veces los atletas tratan de mejorar su desempeño entrenando con una técnica denominada sobrecarga. La idea es que cuanto más haga usted, más reta a su sistema cardiovascular y a sus músculos, lo que mejorará su rendimiento. El otro lado de esta idea es que el cuerpo debe descansar y recuperarse para que usted pueda cumplir con los retos agregados. A veces los atletas hacen demasiado en muy corto tiempo y no permiten que sus cuerpos se recuperen entre reto y reto. Así es como terminan con lesiones por la sobrecarga.

El daño ocasionado por la sobrecarga puede resultar en varias lesiones del tejido blando del cuerpo. El masaje es una herramienta importante para la reparación de ese daño. El dolor muscular es la queja más frecuente, está asociada a un leve nivel de dolor y, a lo mejor, espasmos. El *effleurage*, la compresión y el *petrissage* son buenas técnicas para este tipo de lesiones.

Torceduras y esguinces

Torceduras y esguinces son lesiones muchas veces producidas por movimientos rápidos o por dolor muscular ignorado. Cuando se presenta este tipo de lesión en un músculo, se le denomina torcedura; cuando sucede en un ligamento, se le denomina esguince.

El desgarramiento del tejido y la cicatrización resultante pueden ser dolorosos. Sin importar cuál de las dos lesiones se haya sufrido, primero debe disminuir la hinchazón y el dolor antes de aplicar un masaje. El masaje de fricción puede ayudar cuando se trabajan las cicatrices que se forman debajo de la piel cuando el tejido comienza a curarse.

El masaje deportivo es beneficioso para cualquier persona activa. Si usted usa su cuerpo para algo más que solo sentarse, usted se puede favorecer con todos los aspectos de este tipo de masaje. Los niños se pueden proteger con sesiones más cortas, ya que ellos no se estarían quietos durante toda una sesión. Cualquier persona que usted conozca y que necesite descanso y restauración puede beneficiarse del masaje deportivo.

Capítulo 11
El masaje de silla

El masaje de silla ha permitido que el campo de los masajes entre en oficinas, aeropuertos, eventos deportivos, conciertos, centros comerciales y consultorios de profesionales médicos. Usted encontrará terapeutas de masajes de silla que ofrecen sus servicios durante desastres y emergencias médicas. La relajación y el alivio del dolor que se siente después de un masaje de diez a veinte minutos estando sentado, promueve un bienestar y una productividad que van más allá de cualquier expectativa.

Evolución del masaje de silla

Los primeros terapeutas en masajes en los Estados Unidos fueron entrenados en muchas modalidades, incluyendo shiatsu, anma y terapia de puntos específicos, todas técnicas de trabajo corporal practicadas por culturas orientales desde tiempos antiguos. Estas terapias, aunque técnicamente no son masajes, eran materias requeridas para los practicantes de masajes, y todas se podían aplicar, por lo menos en parte, estando el receptor sentado. Los terapeutas de masajes desarrollaron técnicas nuevas basadas en esta modalidad sentada, y algunos de los primeros terapeutas llevaron estas técnicas a las oficinas para ofrecer a empleados de grandes compañías un masaje profesional en posición sentada.

Las escuelas de masajes comenzaron a reconocer una variedad de usos que los masajes sentados podían ofrecer, y desarrollaron un programa para satisfacer esa necesidad. A finales de la década de 1970, un profesional en masajes exhibió su técnica de silla a los asistentes de una conferencia nacional de masajes, y despertó el interés en ese método. Como resultado, los programas de capacitación en masajes comenzaron a reflejar la variedad de población que se podía beneficiar de los masajes, incluyendo el masaje de silla, y con el tiempo establecieron un protocolo para este, el cual permite que sea ofrecido a cualquier persona sin importar las limitaciones físicas.

Hecho

El masaje de silla tiene sus orígenes en la China antigua. Más de tres mil años atrás, los chinos descubrieron puntos que activan reacciones de sanación cuando son tocados. Este descubrimiento se esparció por todo el mundo oriental, e influenció el trabajo curativo en Japón y en India. Muchos de esos estilos tradicionales incluían una especie de masaje de silla como parte del tratamiento.

Los educadores, padres de familia y terapeutas de masajes, al darse cuenta del valor del masaje de silla, comenzaron a buscar y a desarrollar programas que ofrecieran esta técnica. Las poblaciones de niños y adultos con menos habilidades comenzaron a recibir este tipo de masaje. Y los empleados en grandes corporaciones fueron animados a aprovechar los masajes de silla patrocinados por las corporaciones. El progreso se puso al día con la práctica de aliviar nuestras cansadas espaldas por medio de la frotación en una silla.

El masaje de silla de hoy

David Palmer promocionó el masaje de silla a principios de la década de 1980. Al comienzo, el grupo de Palmer tenía un éxito mínimo al promocionar su servicio de masaje de silla en el mundo de los negocios. Sin embargo, en 1984, Palmer adquirió un computador Apple como cliente y los practicantes del masaje de silla encontraron su nicho. A través del trabajo innovador de Palmer, el masaje de silla ya no es algo misterioso. Hoy es un recurso masivo no solo en los sitios de trabajo.

A diferencia del masaje tradicional, que normalmente se practica en privado, el masaje de silla es muy visible, así que las personas pueden observar lo que está sucediendo y saber qué les espera si deciden ensayarlo. Se ha eliminado el misterio y el temor de los trabajos corporales y, además, es fácil de recibir y no es costoso. Para muchas personas, el masaje de silla es su introducción al mundo de sanación del contacto físico experto y compasivo.

En la oficina o en carretera

Para aliviar el estrés, el masaje de silla ofrece un acercamiento que ahorra tiempo y no es costoso. Los receptores del masaje de silla tampoco se tienen que preocupar de tener que desvestirse. Aunque el contacto físico experto y compasivo es maravilloso, muchas personas se sienten incómodas al tener que desvestirse del todo o en parte, así se cubran con una cobija o una sábana. El masaje de silla ofrece una alternativa saludable y una introducción aceptable al mundo excepcional del masaje.

Masaje corporativo

La introducción del masaje de silla al mundo acelerado ha brindado una excepcional entrada al cambio dentro del ámbito corporativo. La ética de trabajo de la mayoría de los norteamericanos es trabajar hasta el cansancio para ofrecer a la corporación lo mejor de sí. La integridad de la mayoría de los trabajadores es impecable y se merecen una recompensa, tal como lo ha percibido la mayoría de los dueños de empresas.

El masaje de silla ofrece un descanso saludable del estrés generado en el sitio de trabajo. Afortunadamente, muchas empresas reconocen los beneficios del masaje para sus empleados y el aumento en la producción resultante, así que han incorporado un masaje de silla en el lugar de trabajo. El breve momento que un empleado dedica a recibir un masaje conlleva increíbles beneficios para el empleado y para la empresa.

¡Alerta!

Cualquier parte del cuerpo que repite el mismo movimiento durante un período puede desarrollar una tensión en los músculos. Esta enfermedad dolorosa limita la movilidad y restringe el uso del área lesionada hasta que el músculo se repare. Los músculos que permanecen en una sola posición por un tiempo extendido también pueden torcerse y tensionarse. El masaje de silla ayuda a prevenir estas lesiones.

Imagine una oficina concurrida, los teléfonos sonando, los faxes andando, pantallas de computadores alumbrando y las cinco de la tarde como hora límite. Todo el mundo está preocupado e infeliz; las arrugas de esas preocupaciones están marcadas en las frentes. Llegó la hora de introducirles la rutina del masaje de silla que usted ha estado estudiando. Convenza a un colega de hacerse un masaje. Comience por voltear su silla para que el espaldar quede de frente al escritorio. Luego saque una pequeña almohada del último cajón de su escritorio y póngala encima del espaldar de la silla.

El receptor se sienta sobre la silla, descansando su cabeza sobre la almohada con sus brazos sobre las rodillas. Usted coloca sus manos sobre sus hombros con las palmas hacia abajo, alistándose para comenzar. A estas alturas todos en la oficina se han dado cuenta de que va a comenzar a trabajar sobre su compañero. La persona se relaja visiblemente al empezar con esta simple rutina. El siguiente receptor ya se encuentra esperando mientras que usted termina con unos movimientos estimulantes.

Usted se asombrará de los cambios saludables y optimistas que tendrá esta pequeña rutina en la actitud general de sus compañeros de trabajo. El masaje corporativo en el sitio de trabajo ofrece una liberación de tensión relajadora, y es vigorizante, pues crea un ambiente de camaradería que promueve la recursividad y productividad. ¡No olvide buscar a alguien que trabaje en usted!

El masaje de viaje

Puede usar cualquier cosa sobre la cual uno pueda sentarse y convertirla en una herramienta para el masaje. Las personas que viajan, sea por negocios o por placer, se pueden dar mutuamente un masaje de silla utilizando una butaca, una silla portátil de acampar o una sábana en el piso. Cualquier persona puede darle un masaje en hombros y en cuello, para soltar la tensión y la energía almacenadas mientras libera los músculos rígidos y ayuda a su cuerpo a eliminar las toxinas que pueden producir dolor.

Información esencial

El masaje de silla no tiene ningún costo porque no debe comprar aceites o sábanas para cubrir. Usted puede comprar una silla si lo desea, pero no es necesario. Recuerde que debe estirar después de dar el masaje para liberar cualquier tensión que pueda haber creado durante el masaje.

Otros ambientes

Las oportunidades disponibles para ofrecer un masaje de silla son infinitas. Las convenciones o centros de reuniones son excelentes lugares para ofrecer uno. A los eventos caritativos les encanta ofrecer estos masajes como regalo para recaudar fondos. Los hospitales utilizan el masaje de silla para su personal. No importa la profesión, pues casi todo el mundo está dispuesto a ensayar un masaje de silla. Los camioneros y trabajadores de construcción se benefician enormemente así como los operadores de buses y trenes. A meseros y lavadores de platos, a cocineros y barman, y a cualquier persona que utilice su cuerpo le encantará un masaje de silla.

Ventajas del masaje de silla

El masaje de cualquier tipo es fantástico, pero hay muchas personas que no desean quitarse la ropa ni, mucho menos, acostarse bocabajo sobre una camilla y esperar que alguien, a quien no conocen, los frote con aceite. Así la persona que ofrezca el masaje sea un amigo querido, a algunas personas simplemente no les gusta desvestirse. Los receptores del masaje de silla pueden permanecer vestidos mientras que el masajista pone énfasis en las áreas de tensión sin usar aceite.

El masajista porta una silla especial o improvisa con cualquier cosa que haya disponible para que nadie se tenga que acostar sobre una camilla. Como el receptor se encuentra totalmente vestido y está en una posición menos vulnerable, esta técnica puede, incluso, eliminar temores y preocupaciones de alguien a ser tocado.

Otras personas parecen no poder justificar tomarse una hora solo para ellos. El masaje de silla, a pesar de ser altamente efectivo, es breve, a lo mejor de quince a veinte minutos, y se puede realizar durante un descanso para tomar el café. El masaje de silla normalmente se realiza en un espacio abierto, lo que ayuda a tener cierto sentimiento de seguridad en aquellas personas algo tímidas. El masaje que se ofrece en el trabajo reduce el estrés y, como resultado, también el número de enfermedades relacionadas con él. También promueve un sentido de bienestar y ayuda a aumentar la productividad.

Técnicas para el masaje de silla

Los movimientos empleados para el masaje de silla son una combinación de acupresión oriental y técnicas de masaje sueco. Usted aplicará una combinación de acupresión, compresión, fricción, estiramiento, *petrissage*, *effleurage*, golpeteo y aleteo, todos sin aceite, encima de la ropa. Su meta es soltar la tensión que se puede acentuar en espalda, hombros, cuello, manos y brazos, y liberar el estrés y la congestión muscular. En general, usted va a ofrecer una relajación.

Aplicación de acupresión y compresión

La acupresión es la aplicación de presión sobre un área afectada, con el propósito de liberar el cúmulo de líquidos congestionados de los tejidos y de estirar el músculo. La presión sobre un área se aplica y sostiene por medio de su dedo, pulgar o ambos, o a veces todos sus dedos. El sostenimiento sobre un punto ayuda a romper un espasmo muscular. Este movimiento funciona en conjunto con la fricción y el amasamiento *petrissage*.

La compresión también puede ser aplicada con la base de la palma de sus manos, en una técnica de presión y sostenimiento constante y pareja. Moldee su mano a la parte del cuerpo que está masajeando y presione firmemente con la base de su palma. Sostenga por un momento, suelte y presione nuevamente, moviéndose en pequeños incrementos sobre el área que está trabajando.

Aplicación de fricción

La fricción es el movimiento de la piel sobre el músculo, y se puede aplicar en una variedad de estilos. Una forma es colocando ambas manos sobre el área con las palmas hacia abajo y desplazándose de un lado a otro en movimientos deslizantes sobre la región. Esto calienta rápidamente los músculos que se encuentran debajo. Aplique estos movimientos en cualquiera de los lados de la columna, en el área amplia de la espalda, a lo largo de los hombros o subiendo por los brazos.

Otra manera de aplicar fricción es por medio de un movimiento más bien aislante. En vez de deslizarse por toda la piel, presione sus dedos hacia los músculos, sostenga y empuje la piel sobre los músculos cuando mueva sus dedos. Al presionar, puede penetrar con más profundidad. A medida que se va familiarizando con este movimiento, usted podrá realmente sentir el músculo que se encuentra debajo. Este tipo de fricción funciona bien con la acupresión porque le permite concentrarse en puntos de presión específicos.

Aplicación del estiramiento

Hay tres posibilidades de aplicar el estiramiento en el masaje de silla. Una forma es la aplicación activa, lo que significa que usted ayuda a su pareja a estirar un poquito más. Por ejemplo, jale cuidadosamente el brazo del receptor cuando este se estire para abrir un poco más los hombros. Otra manera es el estiramiento resistido, es decir, la pareja resiste el estiramiento cuando usted jala con cuidado. Y la última manera es el estiramiento pasivo, lo que significa que usted hace todo el estiramiento mientras que la persona deja que lo haga. Tenga cuidado: no empuje o jale agresivamente. El estiramiento pasivo debe ser suave y cuidadoso y ayudar al músculo a soltarse. Jale suavemente, pare, y verifique con el receptor si el estiramiento le sienta bien.

¡Alerta!

Tenga cuidado cuando practique cualquier técnica de estiramiento: jale solo en la medida que la articulación lo permita. El ámbito de movimiento de cualquier articulación es la distancia que se deja estirar en cualquier dirección sin causar molestia. No mueva más allá de ese límite porque puede lesionar a su receptor.

Aplicación del *petrissage*

El *petrissage* es la técnica de amasamiento, enrolle, retorcijo, apretón y pellizque, que penetra y rompe la congestión. El *petrissage* se puede aplicar de muchas maneras. Un estilo es el amasamiento profundo con las manos, que se hace levantando la piel hacia las palmas, se aprieta y con los dedos se empuja la misma piel. Levante, enrolle y apriete agarrando la piel mientras se mueve por toda el área con una mano que va empujando hacia la piel y con la otra que va apretando.

Otra técnica común del *petrissage* es la de pellizcar con su pulgar y sus dedos. Levante la piel entre su pulgar y dedos, y vaya enrollando mientras que el pulgar empuja más piel hacia sus dedos que están pellizcando constantemente, en un movimiento rodante sin parar. Aunque es importante mover su cuerpo con la aplicación de cualquier movimiento de masaje, el amasamiento, en particular, se siente mejor si se combina con el movimiento de su cuerpo.

Aplicación del *effleurage* y del aleteo

El *effleurage* se aplica en el masaje de silla para comenzar y terminar una sesión y para evaluar la tensión subyacente. La firmeza con la que usted se desliza depende de los "ojos" de sus manos para sentir y encontrar dónde debe deslizarse con más profundidad y dónde masajear con más suavidad. Para deslizarse más profundamente, moldee su mano al cuerpo mientras va presionando a lo largo de la superficie en un movimiento rítmico y suave. Para deslizarse con un movimiento de aleteo suave, empuje suavemente las puntas de sus dedos o palmas a lo largo de la región para calmar los nervios. El *effleurage* se puede aplicar en casi todas las partes del cuerpo, y es especialmente beneficioso con el masaje de silla porque sus manos se pueden deslizar fácilmente sobre la ropa.

Aplicación del *tapotement*

El *tapotement* en forma de golpeteo es útil en el masaje de silla para cuello, cabeza y hombros. Utilice sus dedos para golpear con una presión leve o fuerte en estas áreas (cualquiera de las dos es agradable). Los golpes tipo karate hacen milagros sobre una espalda tensionada. Recuerde que debe mantener sus muñecas sueltas y sus manos flojas, para permitir que los lados de sus manos y dedos hagan el trabajo. Usted también puede aplicar el golpeteo con el puño suelto de su mano, haciéndolo fácilmente sobre una superficie amplia. El golpeteo con su mano cóncava y el golpeteo en sí sobre toda la espalda ofrecen mayor estimulación. El golpeteo se aplica mejor cuando se establece un ritmo y se mueve por todo el área al mismo ritmo del golpeteo escogido.

Una rutina para el masaje de silla

Recuerde, usted no necesita comprar una silla para realizar un masaje de silla a una persona. Simplemente, voltee una que tenga espaldar y utilice una almohada para que el receptor pueda descansar su cabeza. También puede usar un taburete de piano frente a una camilla. Acomode a su pareja sobre el taburete apoyando su cabeza y brazos sobre la almohada que ha colocado sobre la camilla. Los taburetes de piano o de tambores son excelentes porque usted puede ajustar la altura de acuerdo a la persona.

Comience el masaje inclinándose hacia la parte superior de la espalda y presionando sus manos sobre los hombros, como vemos en la figura 11-1.

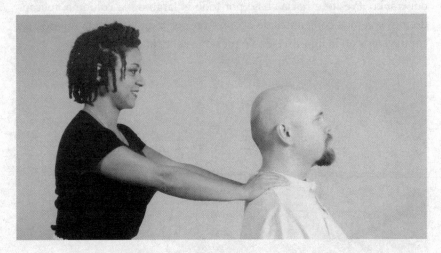

Figura 11-1, Comience con el saludo para el receptor.

Presione con sus palmas y deslícese a lo largo de la línea del hombro hasta la parte superior de los brazos. Repita este movimiento deslizante presionando y en dirección a los brazos, relajando cuello y hombros. Levante y apriete la piel desde el cuello hasta los hombros en un movimiento de amasamiento, tal como vemos en la figura 11-2, ambas manos están amasando al tiempo.

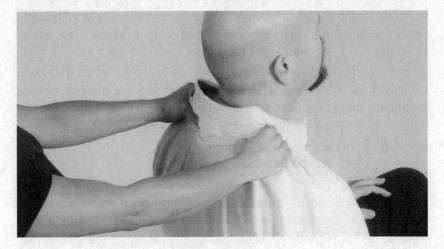

Figura 11-2, Amasamiento de los hombros superiores.

Regrese hacia la parte superior del cuello, y ubique los dos primeros dedos de cada mano en la hendidura de cada lado de la columna, en la base del cráneo. Presione hacia abajo por todo el largo de la columna aplicando movimientos constantes de acupresión por toda la espalda inferior, así como vemos en la figura 11-3. No presione sobre la columna.

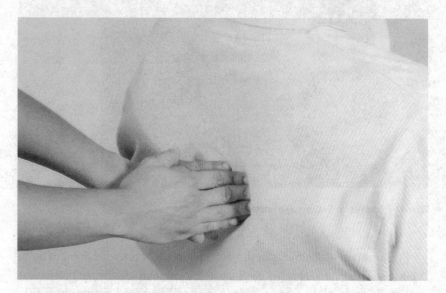

Figura 11-3, Movimiento de acupresión hacia el lado de la columna.

Regrese a los hombros nuevamente y coloque una palma llana sobre el omoplato mientras presiona con dos dedos hacia abajo, a lo largo del lado opuesto de la columna. Repita esta técnica en el otro lado y recuerde mover su cuerpo.

Inclínese hacia el receptor al sostener un hombro con su antebrazo mientras hace fricción en círculos sobre el otro lado de la espalda desde los hombros hasta las caderas del mismo receptor. Al sostener el hombro opuesto, usted puede estabilizar el músculo y estirar la piel sobre el otro lado. Cambie hacia el otro lado y repita.

Los brazos

Párese frente a la silla mientras sostiene el brazo del receptor con ambas manos. Descanse el brazo sobre su antebrazo mientras que con su otra mano se desliza por todo el brazo, volteándolo para tocar todas las partes. Empleando ambas manos, apriete en subida y en bajada por todo el brazo, estimulando los músculos. A continuación, utilice una mano para amasar a lo largo de los músculos del brazo superior, nuevamente apoyando el brazo con su otra mano. Como puede ver en la figura 11-4, una mano hace el trabajo mientras la otra sostiene el brazo.

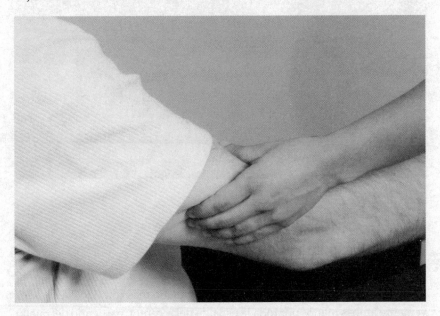

Figura 11-4, Amasamiento en el brazo superior.

Ahora sostenga el brazo debajo del codo y debajo de la muñeca y estire. Recuerde que debe parar si siente resistencia. Luego trate de sacudir suavemente el brazo y sienta cómo se relajan los músculos. Mientras sostiene la mano del receptor, presione sobre cada dedo y haga movimientos en círculo alrededor de la muñeca.

Recuerde que no debe jalar los dedos, sino, más bien, sostener la muñeca, y con el dedo pulgar caminar suavemente por cada dedo. Observe la figura 11-5 para verificar la posición suya cuando trabaje en la mano.

Regrese con cuidado el brazo hacia el lado de su pareja y repita estos movimientos en el otro.

Manténgase alerta para cerciorarse todo el tiempo de que la persona que está recibiendo el masaje no presente ninguna incomodidad ni dolor. Exhórtela a que conserve una respiración pausada, natural y tranquila.

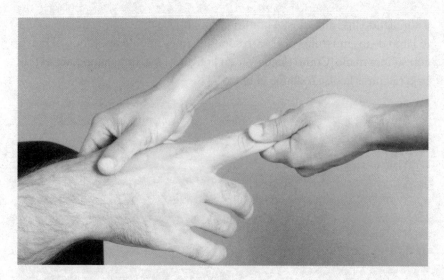

Figura 11-5, Camine con el pulgar por cada dedo.

Caderas y espalda inferior

Cuando trabaje la espalda inferior y las caderas se va a dar cuenta de que si trabaja de rodillas o se pone en cuclillas es mucho más cómodo. Deslice levemente ambas manos por toda la espalda del receptor, partiendo del cuello hasta las caderas, dos o tres veces. Luego, con sus pulgares y dedos, presione por todo el largo de la columna, comenzando en la caja torácica hasta llegar a los huesos de la cadera. Ahora retírese del centro de la espalda y presione sobre las nalgas hacia los lados de la cadera. Continúe con este movimiento de presión, regresando al centro y haciendo círculos hasta que haya cubierto toda la espalda inferior y las caderas.

A continuación, utilice sus palmas y presione sobre la espalda inferior y por todas las nalgas y caderas. La base de sus palmas hará la mayor parte del trabajo junto a sus dedos, que se deslizarán al tiempo. Mueva cada mano del centro hacia los lados exteriores, presionando.

¡Alerta!

Recuerde que debe verificar con el receptor todo el tiempo si este se siente cómodo. Con cada nueva sección del cuerpo, pregunte cómo siente la presión. Cuando ensaye algo nuevo, vaya despacio, manteniéndose siempre dentro del ámbito de agrado del receptor.

Para este siguiente movimiento, trabaje un lado del cuerpo y luego el otro. Nuevamente, tendrá que arrodillarse o ponerse en cuclillas para presionar con sus pulgares o dedos por los lados del muslo, desde la cadera hasta la rodilla. Presione de arriba hacia abajo por todo el muslo, desde la rodilla hasta la cadera, dirigiéndose hacia el centro del muslo. Repita estos movimientos de acupresión de regreso hacia los lados de la pierna, y luego aplique el aleteo. Pase a la otra pierna y siga los mismos pasos.

Cuello y cabeza

Estando parado detrás del receptor, coloque ambas manos a cada lado del cuello del receptor y deslícese hacia abajo, lejos de los hombros, aplicando una presión constante y suave. Siga presionando con dos dedos en la base del cráneo y hacia la parte inferior del cuello. Regrese sus dedos a la parte superior del cuello y, nuevamente, presione bajando hasta cubrir todo el cuello. Pregúntele a su receptor si la presión aplicada es la indicada o si debe reducirla un poco.

A continuación, amase el cuello levantando y pellizcando los músculos con una mano, y empujando la piel hacia su palma con sus pulgares mientras aprieta con sus dedos, tal como vemos en la figura 11-6.

Baje amasando por los músculos del cuello que fluyen hacia la espalda. Estos contienen gran cantidad de presión. Finalmente, estire cuidadosamente el cuello, sosteniendo un lado en la parte superior del hombro y guiando

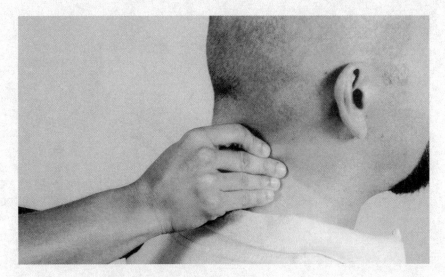

Figura 11-6, Amasamiento del cuello.

cuidadosamente el estiramiento con una presión leve a la cabeza, así como vemos en la figura 11-7. Estire el cuello hacia la izquierda y luego de regreso al centro, después hacia el lado derecho y nuevamente de regreso al centro.

El cuero cabelludo se puede masajear con ambas manos empleando fricción circular. Las puntas de sus dedos actúan como si estuviera lavando el cabello de su receptor con champú. El movimiento es firme sin deslizamientos mientras sus dedos se levantan de cada sección y pasan a la siguiente.

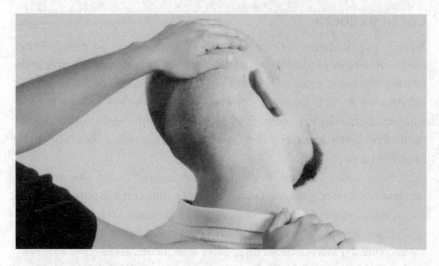

Figura 11-7, Estiramiento del cuello.

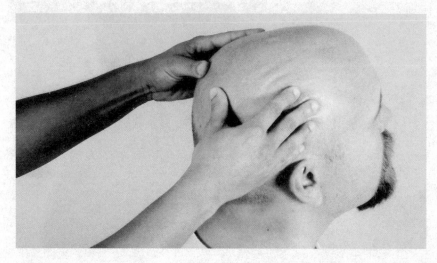

Figura 11-8, Amasamiento de la cabeza.

Luego coloque sus manos firmemente sobre la cabeza y amase delicadamente, presionando y moviendo suavemente su palma por todo el cuero cabelludo. El amasamiento es un movimiento maravilloso para aliviar la presión leve en la cabeza. La figura 11-8 le muestra exactamente cómo debe colocar sus manos.

El final

El golpeteo por toda el área que usted acaba de masajear ayuda a anunciar la terminación y vigoriza al receptor. Comience con el golpeteo de los dedos desde la cabeza del receptor hasta abajo en las nalgas y brazos. Luego, con sus puños cerrados levemente, golpee con un movimiento leve de percusión sobre la espalda y hombros del receptor, como vemos en la figura 11-9.

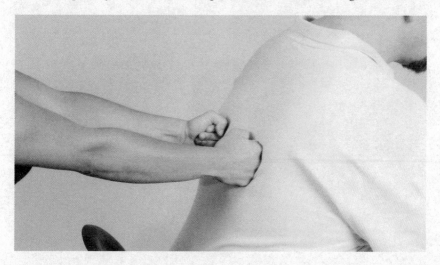

Figura 11-9, Percusión sobre espalda y hombros.

A continuación, con la mano cóncava, golpee cada hombro y cada brazo a un ritmo estable, y siga este movimiento hasta los muslos. Deslice sus palmas suavemente bajando por ambos lados de la espalda; luego presione sus palmas firmemente sobre los hombros, señalizando la terminación.

El masaje de silla es divertido. Usted puede ofrecer este tipo de masaje en cualquier parte a cualquier hora. La rutina se puede cambiar, agrandar o reducir, dependiendo de las necesidades del momento.

Usted puede emplear este tipo de masaje para interesar a cualquiera de sus amigos y familia que no se sienten bien desvistiéndose. Este es una introducción excelente al relajante mundo del masaje.

Capítulo 12
El masaje sensual

Los humanos son seres sensibles que sienten y perciben a través de todos sus sentidos. Estar en sintonía con su cuerpo significa que usted es consciente del cuerpo en el que habita, que usted conoce la sensación sensual de estar en casa consigo mismo. Conocer su cuerpo significa estar en armonía, consciente de la conexión entre cuerpo, mente y alma. Al honrarse usted de esta manera, usted honra a otros compartiendo el contacto físico, el sentido sensual.

Masaje e intimidad

La intimidad es el conocimiento detallado que usted comparte con alguien como resultado de una asociación larga y cercana, como la relación que usted tiene consigo mismo, su familia o su pareja sentimental. Cualquier contacto físico amoroso y compasivo es íntimo. Tocar con cariño comunica un conocimiento íntimo que no requiere de otra forma de expresión. El masaje habla grandes volúmenes cuando el masajista y el receptor participan en un intercambio de energía a través del lenguaje del masaje.

El papel que desempeña el masajista

Como masajista, usted está involucrado en una de las experiencias más preciosas de la vida: la alegría de ofrecer un contacto físico placentero. A través del masaje usted le brinda a su pareja un tiempo de relajación, un tiempo para liberar todo el estrés y sentirse libre, liviano y lleno de vida. Es un tiempo de escuchar por medio de sus manos cómo el lenguaje silencioso de su pareja de masaje guía sus manos hacia las áreas de tensión y dolor. Usted le permite a su receptor soltarse.

El papel que desempeña el receptor

Poder recibir es un componente esencial en la intimidad. A muchas personas se les dificulta entregar el control, dejar que otra tome el mando, y, por eso, encuentran más fácil dar que recibir. Poder soltar o entregar es un viaje que se da a lo largo del camino de la confianza; poder recibir significa aceptar de manera silenciosa. Las deliciosas sensaciones que irradian a través de su cuerpo cuando usted es el receptor se deben disfrutar sin reserva. Saboree el espacio silencioso, no piense en nada, y flote libremente. Quédese tranquilo, siéntase en paz y respire.

Los beneficios de la relajación sensual

Salir a caminar juntos, cogerse de las manos, meditar o regalarse cada uno un masaje son formas de relajación que realzan los sentidos. La relajación con un ser amado en la privacidad de su alcoba, una suite elegante o un hostal a la orilla del mar alimenta los sentidos. La intimidad del tiempo compartido solo por los dos mejora su relación. Pasar momentos juntos en tranquilidad fortalece el vínculo de amor y confianza, y desarrolla una experiencia compartida que es única dentro de la conexión de usted y su pareja.

Hecho

La relajación calma el sistema nervioso autónomo, es decir, la parte del sistema nervioso que tiene que ver con la presión arterial, la respiración y hasta con los latidos del corazón. A medida que usted se relaja, su respiración se desacelera, se estabiliza su presión arterial y su corazón late a un ritmo más calmado.

Relajarse significa aliviar las presiones del diario vivir y dejar a un lado las preocupaciones. La verdadera relajación le permite liberar de manera consciente el estrés y la tensión, y al compartir esta liberación, usted fortalece su relación íntima. Pasar tiempo juntos en una relajación sensual con su pareja íntima es una excelente manera de reconectarse. Acompañados, pueden disfrutar el viaje de exploración y ensayar las técnicas de relajación.

Relajación de los músculos

La relajación progresiva de los músculos y la respiración profunda le ayudan a usted y a su pareja a relajarse rápida y profundamente. El proceso de la relajación progresiva del músculo es fácil. Acuéstense en el piso y cúbranse con una cobija liviana para no sentir frío. Cierren sus ojos y las manos deben estar abiertas con las palmas hacia arriba. Comiencen tensionando los dedos de los pies y los pies mismos; tensionen y sostengan los músculos y suelten. Muevan las pantorrillas hacia arriba, tensionen, sostengan y suelten. Pasen a sus muslos y tensionen los músculos, sostengan y suelten. Continúen con este patrón de tensionar-sostener-soltar al trabajar cada grupo de músculos por todo el cuerpo. Terminen con los músculos de la cara; tensionen, sostengan y suelten; y luego relajen todo el cuerpo.

Durante este ejercicio se debe respirar libre y profundamente; no sostenga la respiración. Cuando haya terminado relajando sus músculos, saboree el momento tranquilo en paz y armonía con usted y su pareja. Practicar esta técnica juntos les ayudará a alcanzar un estado de profunda relajación que, con la práctica, va a ser cada vez más rápido. La relajación progresiva de los músculos tiene un efecto acumulativo, lo que quiere decir que cuanto más se practique, mayores serán los efectos.

La alimentación como relajación

Comer juntos en un ambiente tranquilo y sin prisa es sensual. Al cenar juntos, usted experimenta una cornucopia de vistas, olores, sabores y texturas que sorprenden y agradan al paladar. La comida brinda energía, pero también lo hace sentir bien. Un plato bien arreglado de comida saludable ofrece una experiencia visual y olfatoria mucho antes de que usted la ingiera. La comida se debe disfrutar, en especial en compañía.

Un *sundae* de yogur, inventado por la terapeuta de masajes e instructora de yoga Tina Walsh, es una explosión de estimulación sensual. Su receta es muy simple. Agregue los siguientes ingredientes en capas en un recipiente:

- Una taza de granola natural
- Dos tazas de yogur de vainilla
- Seis fresas cortadas en trozos
- Una manotada de nueces de castilla
- Un poco de coco rallado

Tome dos cucharas y ¡disfruten juntos! Cree sus propias especialidades de comida.

Escuche a su pareja

En cualquier relación, la clave es saber escuchar. Escuchar es mostrar honor y respeto, es valorar a la persona. Todo el mundo conoce a alguien que muestra apoyo por medio de la habilidad de escuchar bien sin interrumpir. Piense en cómo se siente usted cuando cuenta con toda la atención de alguien. Normalmente, experimenta poder. En el masaje sensual es importante escuchar a su pareja antes de, durante y después del masaje. Escuche lo que su pareja dice a través de sus palabras o sonidos y por medio de sus manos: preste atención y podrá escuchar lo que su pareja de masaje necesita.

Escuchar con sus oídos

Antes de comenzar el masaje, háblense. Compartan cómo se sienten física y emocionalmente, y asegúrese de que cada uno desea ser tocado en ese momento.

Escuche si su pareja se queja de dolores físicos, emocionales o mentales o de preocupaciones espirituales. Su masaje puede ayudar a sanar en cualquiera de estas situaciones.

Siempre deben respetar los deseos de cada uno. Si su pareja no desea ser masajeada hoy, no fuerce la situación. Recuerde las veces que usted no deseaba ser tocado, así que honre los deseos de su pareja. El contacto físico compasivo es muy importante para forzarlo o insistir en él; en vez de ello, extiéndale un bono a futuro.

Escuchar con sus manos

Sus manos proporcionan otra manera de escuchar: ellas le permitirán escuchar más que lo que dice la palabra pronunciada. Invite a su pareja en un ejercicio de escuchar con las manos. Comience sentándose cada uno de frente, los pies firmes sobre el piso, las rodillas unidas. Coloque sus manos sobre sus muslos y comience una respiración profunda rítmica.

Información esencial

La respiración adecuada viene de lo más profundo de su barriga. Inhale lentamente, llevando su aire lo más adentro de su cuerpo como pueda, y sienta cómo se expande su pecho. Sostenga el aire por un momento, tensionando su abdomen. Lentamente, suelte el aire y sienta cómo sus pulmones se vacían y cómo su estómago se contrae de manera natural.

Primero escuche a su cuerpo; cierre sus ojos, coloque sus manos sobre sus hombros y sienta los músculos que se encuentran debajo de sus dedos. ¿Están sus hombros tensionados o se sienten relajados? Tomen turnos para sentir los hombros de cada uno. ¿Cómo se sienten los hombros? Tómese el tiempo necesario para obtener una impresión clara del cuerpo que se encuentra descansando debajo de sus manos, sin importar si se trata del suyo o del de su pareja. Tomen turnos para sentir los brazos de cada uno. ¿Se encuentran los brazos superiores tensos y los antebrazos sueltos, o al contrario? Escuche el uno al otro, palpando sitios tensionados y estresados. Este ejercicio le ayuda a ser más consciente de su cuerpo y del de su pareja.

Preparación del ambiente para el masaje sensual

Los dos han decidido que les gustaría dar y recibir un masaje, y ahora disponen del tiempo. El siguiente paso es crear un espacio lleno de amor que sea provocativo y sensual. Decida si desea preparar un lugar acogedor sobre el piso o usar su cama o su camilla. No importa lo que decida emplear, asegúrese de que el cuarto tenga una temperatura buena y de que no haya corrientes de aire frío. Una cobija ligera o una sábana pueden brindar el calor preciso sin dar una sensación de pesadez. La luz debe ser acogedora y no brillante.

Aceite y velas de fragancias aceitosas

El mercado de hoy tiene secciones completas dedicadas al arte de la sensualidad. Existen muchos aceites y velas de fragancias aceitosas que usted y su pareja de masaje pueden ensayar. Una fragancia común es el aceite ylang ylang de las flores del mediterráneo, que induce una sensación de bienestar. El pachulí, hecho de hojas de plantas que crecen en Asia, India y las Antillas, es uno de los favoritos. La fragancia del pachulí en aceite o velas produce una energía tranquilizante y revitalizadora. El vetiver es una fragancia enriquecedora y maderada, que proviene de las raíces de plantas de India y Haití. Esta fragancia provoca una sensación fuertemente tranquilizadora.

¡Alerta!

Existen muchas velas aromatizadas que ofrecen una fragancia exótica a un lugar. Pero no todas las fragancias gustan, así que escoja con su pareja velas con aromas que a ambos les gusten. Si con cualquier fragancia que escoja siente mareos o ganas de trasbocar, no las siga utilizando.

Tranquilidad

La tranquilidad es esencial; desconecte teléfonos, televisores y radios. Lo ideal sería que niños, mascotas y otros adultos estén durmiendo o alejados. Si usted cuenta con música instrumental relajante y tranquilizante, bien; de lo contrario, ninguna música será apropiada. Dar o recibir un masaje es muy divertido; es agradable si el ambiente es adecuado. Claro que usted puede masajear en la sala con todo el mundo viendo la televisión, pero eso sería un evento de grupo y no una experiencia sensual. Sea claro en las expectativas de ambos para que no haya interrupciones.

Técnicas para el masaje sensual

Las técnicas de masaje que usted ha aprendido hasta ahora las pueden emplear en un masaje sensual. Hable acerca de lo que tendría tiempo de hacer o acerca de lo que ambos desean hacer, y parta de allí. Usted puede demorarse una hora o veinte minutos, pues el tiempo no es tan importante como la calidad del tiempo compartido durante del masaje. Antes de comenzar, acomode bien el cuerpo de su receptor y cúbralo con una cobija liviana.

Mientras realiza el masaje, centre sus pensamientos en las necesidades y deseos de su pareja; debe estar afinado con lo que él o ella disfrutan y con lo que produce dolor. Module su voz para que fluya con la misma tranquilidad de su masaje, y para crear una experiencia acogedora y provocadora. Establezca un ritmo cómodo, que le permita fluir y deslizarse con sus movimientos, para generar una sinfonía sobre el cuerpo de su receptor. Aplique suficiente aceite para que se pueda mover con facilidad sobre los músculos de su pareja. Asegúrese de calentar el aceite entre sus manos primero y manténgalo así durante su uso.

¡Alerta!

Si algún movimiento duele, no lo repita. Siempre debe estar cerciorándose, y asegurándole a su pareja de masaje que usted está atento a sus necesidades. Si un dolor persiste aunque el área donde se localiza no ha sido tocada, es mejor no aplicar ningún masaje; pare y consulte a un médico profesional.

Los principales movimientos en cualquier masaje son el *effleurage* (deslizamiento), *petrissage* (amasamiento y compresión), *tapotement* (golpeteo y percusión), y fricción. Usted puede aplicar cualquiera de estos movimientos varias veces durante el masaje sensual, dependiendo de lo que se está necesitando. Su ritmo debe ser agradable y suave, y sus movimientos fluirán sobre el cuerpo que se encuentra debajo de usted.

Aplicación del *effleurage* y *petrissage*

El *effleurage* es el movimiento circular que se desliza sobre la superficie estimulando el flujo de sangre y de oxígeno mientras promueve el flujo de la linfa por todo el cuerpo. El *petrissage* es el movimiento de amasamiento que se desplaza más profundamente dentro del músculo para estirarlo y para aumentar el flujo de sangre.

Estos dos movimientos son los pilares de su masaje, ya que le ofrecen una penetración leve o profunda dependiendo de lo requerido en el área sobre la cual usted está trabajando. Aplique aceite para obtener mayor libertad de movimiento, y preste atención a las áreas que puedan requerir más porque están secas o tienen más vellos.

Cuando utilice el movimiento *effleurage*, moldee sus manos a la forma del cuerpo del receptor a medida que se desliza por la superficie, y luego aplique más presión y explore con movimientos más profundos y firmes.

o sobre la cabeza le permite sentir de qué se trata el moldea-
sus manos. Cuando su pareja esté acostada sobre su espalda,
us manos sobre su cabeza. Descanse sus dedos hacia los lados
o de su pareja, y deje sus pulgares sobre la frente. Permita que sus
manos reposen, respire suavemente y dígale a su receptor que se relaje. Observe la figura 12-1 para verificar la ubicación de sus manos.

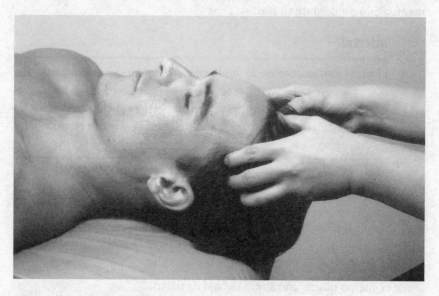

Figura 12-1, Moldeamiento de sus manos en la cabeza.

Para aplicar la técnica del *petrissage*, haga círculos con una mano sobre
la piel, jalándola entre sus dedos y su pulgar y apretándola mientras va haciendo los círculos.

Utilice ambas manos: una sostiene, aprieta y pellizca una sección de la
piel; la otra levanta la siguiente sección, pellizcando y apretando; luego, la
primera mano se hace cargo de la siguiente sección, y así sucesivamente por
toda el área sobre la cual está trabajando.

Aplicación de fricción y compresión

La fricción mueve la piel sobre el músculo para crear una sensación agradable sobre la piel. Cuando sus dedos encuentran un área tensa, aplique
con sus dedos movimientos en círculos sobre esa área. De ser necesario,
sostenga el cuerpo de su pareja en firme con una mano mientras va haciendo círculos sobre el área tensa con su otra mano. Los músculos del cuello

tensionados responden bien cuando aplica los círculos con su pulgar sosteniendo el área afectada por un momento, como vemos en la figura 12-2.

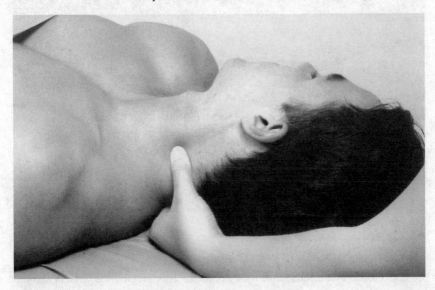

Figura 12-2, Movimiento de fricción con el pulgar.

La compresión trae una sensación de plenitud que viene desde el interior de su cuerpo. Los movimientos de compresión, que se aplican con la palma llana de su mano en cada lado de la base de su columna, crean un parche de calor humano sobre los riñones y las glándulas suprarrenales. O también puede presionar colocando una mano sobre la otra sobre la superficie amplia de la espalda de su pareja.

Aplicación del estiramiento y la percusión

El estiramiento de las extremidades ayuda a abrir el movimiento de las articulaciones. En la figura 12-3 vemos un ejemplo de estiramiento donde el masajista dobla la pierna del receptor hacia su espalda, y la sostiene hasta contar hasta tres antes de soltarla. El receptor debe permanecer acostado pasivamente para que se pueda realizar el estiramiento con facilidad durante el ejercicio realizado por el masajista.

Existen muchos estiramientos pasivos que usted puede realizar. Algunos de ellos son:

- Doble cada pierna hacia el pecho y sostenga contando hasta tres; luego suelte.

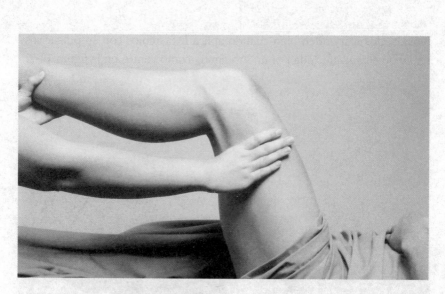

Figura 12-3, Estiramiento pasivo de la pierna.

- Estire cada brazo hacia arriba de la cabeza; rote en círculos y hacia abajo.
- Estire cuidadosamente cada brazo hacia atrás, abriendo el pecho.
- Estire cuidadosamente cada pierna hacia arriba, desde la cadera, muy lentamente, aproximadamente a diez pulgadas del piso.

La percusión es el golpeteo que muchas veces termina el masaje. Se hace con las puntas de los dedos o con los lados de sus manos, en un movimiento de golpes de karate.

Golpee con sus dedos por toda la espalda de su pareja, bajando hasta las nalgas y siguiendo por las piernas hasta llegar a los tobillos y a la planta de los pies. Empleando los lados de sus manos, golpee a ritmo de *staccato* sobre la espalda de su pareja. La percusión le da un toque final como complemento a cualquier masaje.

Invéntese su propia rutina

No existe una rutina fija para el masaje sensual. Sus manos escuchan las necesidades del cuerpo que yace debajo; usted podrá sentir el mapa de las tensiones, estrés, músculos rígidos, dolores viejos y articulaciones tensas. Cuando primero coloque sus manos sobre la espalda de su pareja, cierre sus ojos y esté atento a la información que reciben sus manos. Imagine estar en un baile y siga los pasos de su pareja. Es más, averigüe qué tipo de música le gustaría a su pareja escuchar para relajarse.

Los movimientos del masaje son más efectivos cuando usted mueve su cuerpo y una melodía instrumental de ritmo tranquilizante le ayuda a moverse con suavidad. Sus manos se mueven con la música y su cuerpo se convierte en una expresión fluida del sonido; usted está participando en el baile sensual e íntimo del masaje. Cuando le corresponda el turno de masaje a usted, escoja la música y relájese mientras su masajista se mueve con el flujo.

Diviértase inventando variaciones y mejorando diferentes masajes mientras ambos disfrutan juntos el tiempo compartido. Hay muchas ideas creativas que usted puede implementar. Ensaye una de las siguientes opciones para comenzar:

- Ofrezca un masaje en la bañera utilizando aceite de baño para trabajar los músculos de su pareja.
- Busque un aceite de masajes con su esencia favorita, como fresa o vainilla.
- Realice un masaje aplicando solo uno o dos movimientos, que no sean sus favoritos, y observe lo que sucede.
- Organice un picnic y empaque aceites para masajes en la canasta para que pueda hacer un masaje al aire libre.
- Masajee únicamente manos, pies o cara, pero dedicándole, por lo menos, veinte minutos a un área.
- Aparézcase en la oficina de su pareja y ofrézcale un masaje de silla.

Comuníquele a su pareja sus pensamientos y deseos, y sean creativos los dos. Tómense el tiempo para crear momentos íntimos y disfruten la exploración mutua. El masaje es una forma de comunicación de amor que usted puede dar y recibir. Aprender a relajarse y a sentir el contacto físico placentero es un regalo que ambos pueden disfrutar mucho tiempo después de haber tenido la experiencia.

Capítulo 13
Embarazo y masaje

Estar embarazada es un milagro; encontrar alivio de las varias molestias que acompañan el embarazo es fenomenal. El masaje durante el embarazo se practica en casi todas las culturas en todo el mundo. El masaje brinda un alivio a las molestias y es un apoyo a los grandes cambios que se viven durante el embarazo. El masaje es una herramienta de intercambio que puede ser utilizada por los futuros padres. El contacto físico cariñoso transmite amor y aceptación y ofrece comodidad e intimidad.

Por qué es tan importante el masaje prenatal

El embarazo produce gran cantidad de presión en la espalda, abdomen, hombros, pelvis, piernas y pies de la futura madre, los cuales deben adaptarse a la carga del peso del bebé creciente. Adicionalmente, los cambios fisiológicos crean un estrés adverso para la futura madre a medida que sus arterias, venas y vasos linfáticos aumentan su actividad y las hormonas comienzan a correr por sus sistemas.

El inicio del embarazo activa la secreción de la hormona relaxina, la cual trabaja para soltar los ligamentos en el cuerpo y movilizar más las articulaciones. Los ligamentos y las articulaciones conectados al hueso pélvico necesitan soltarse para darle a la pelvis la habilidad de estiramiento durante el parto. La relaxina no es discriminatoria; por eso, *todas* las articulaciones y ligamentos en el cuerpo se aflojan durante el embarazo. Esto puede producir varios problemas, como vértebras dislocadas, dolor en las articulaciones o músculos, interrupción en el suministro nervioso a los músculos o una cadera dispareja. Como reacción al aflojamiento, los músculos pueden tensionarse para apoyar y estabilizar las articulaciones, lo que ocasiona espasmos musculares.

Hecho

La relaxina comienza a trabajar en el momento en que una mujer queda embarazada. El aumento de la flexibilidad de la pelvis, la espalda inferior y las articulaciones de la cadera ayudan a que el parto del bebé sea más fácil. La relaxina también ayuda a dilatar el cuello uterino durante el parto.

Beneficios del masaje prenatal

La relajación que el masaje produce es grande. Al ofrecer un masaje a una persona embarazada usted ayuda a bajar su ritmo elevado del corazón y de la respiración, y genera un ambiente sereno para la futura madre. El masaje prenatal es beneficioso en muchos aspectos y crea un estado general de bienestar. Algunos aspectos específicos del masaje son:

- Estabiliza los niveles hormonales
- Aumenta la circulación en general
- Aumenta el suministro de sangre y oxígeno

- Estimula el movimiento linfático
- Controla las venas várices
- Reduce la inflamación
- Aumenta la tonificación muscular
- Alivia la presión en espalda y hombros
- Promueve la salud de los nervios

Contraindicaciones

El masaje es esencial en un embarazo sin complicaciones, pero puede ser dañino para ciertas mujeres en embarazo bajo determinadas circunstancias. Por ese motivo, es muy importante que usted tenga la aprobación médica previa. Existen enfermedades específicas en las cuales el masaje no es beneficioso. Si una mujer embarazada le manifiesta a usted sentir cualquiera de los siguientes síntomas, aconséjela consultar antes con un médico:

- Presión alta
- Hinchazón excesiva
- Toxemia
- Mareos o vómito
- Fiebre alta
- Dolor abdominal
- Sangrado vaginal

El masaje durante el parto

Hay muchas señales que alertan a la futura madre que está a punto de dar a luz. Muchas mujeres sienten agitación y un surgimiento de energía. Muchas veces este aumento de energía viene acompañado de un comportamiento asociado a un instinto que se llama anidación. La necesidad de preparar un nido al limpiar la casa y hacer preparaciones de última hora para el cuarto del bebé son comportamientos atribuidos a este instinto.

La futura madre puede sentir dolores fuertes en la espalda inferior, dolor en las piernas y presión bien abajo en la pelvis. Sus senos crecen y se ponen pesados a medida que, en anticipación del parto, aumenta la leche materna.

Las tres etapas del parto

El parto tiene tres etapas, cada una con características muy particulares. La primera comienza cuando el cuello uterino se vuelve más delgado y comienza a abrirse. Se presentan unas contracciones muy distintivas en preparación al parto, y el cuello uterino comienza a abrirse más. Las contracciones de la primera etapa pueden durar varias horas, sobre todo en madres primerizas.

Información esencial

La apertura del cuello uterino se conoce como dilatación. En la etapa uno del parto —la etapa de la dilatación— el cuello uterino se dilata hasta siete centímetros, lo que indica la transición a la segunda etapa, el parto. La transición se completa cuando el cuello uterino se ha dilatado hasta diez centímetros.

Moverse ayuda en la etapa uno del parto. Si la mujer durante el trabajo de parto puede caminar, ayuda a sobrellevar las contracciones con más facilidad y el parto se agiliza.

Durante la parte inicial de la etapa uno del parto, es recomendable la respiración profunda y lenta para manejar mejor las contracciones. A medida que estas aumentan en intensidad durante la fase de transición de la etapa uno, la respiración se acelera y se convierte en un jadeo, mientras que, al mismo tiempo, la mujer trabaja con cada contracción.

La etapa dos del parto es el parto en sí. Las contracciones vienen en un intervalo de dos a cinco minutos, y la madre puja activamente durante este período, hacia abajo, con cada contracción.

Después de nacido el bebé, las contracciones continúan hasta que la placenta o secundinas hayan sido expulsadas.

Las contracciones que le siguen al parto son la etapa tres, también conocida como etapa de la placenta. Estas contracciones finales expulsan la placenta y estrechan los vasos sanguíneos rotos durante el parto.

Masaje en todas las etapas

La reducción del dolor no tiene precio, así como la disminución de la ansiedad. El masaje trae alivio de las contracciones musculares, y a veces ayuda a acelerar el proceso del parto. Durante la primera etapa del parto, el contacto físico lleno de amor por medio del masaje ayuda a la mujer parturienta a sentirse con más seguridad y apoyo. A medida que va pasando a la etapa de transición, el masaje ayuda a reducir la ansiedad durante este período de dolor intenso.

¡Alerta!

El masaje puede ser una herramienta útil durante el parto si la mujer en trabajo de parto desea ser tocada. Siempre pregunte primero antes de proceder a administrar un masaje a una mujer que se encuentra en cualquiera de las etapas del parto.

El masajista puede ofrecer un alivio bienvenido durante el trabajo de parto en un período que puede parecer solitario y fuera de control. El contacto físico amoroso consuela y ayuda mientras que, al tiempo, ofrece un espacio seguro. El contacto físico cariñoso le ayuda a la mujer próxima a parir a concentrarse, pues le brinda control sobre su cuerpo en un momento que parece no tener eje. El masaje brinda fortaleza y promueve la resistencia.

La etapa de la placenta es un momento maravilloso para ofrecer un masaje. Las contracciones uterinas aún son bastante fuertes, y usted puede ayudar con la expulsión de las secundinas por medio del masaje sobre la barriga de la madre. El masaje constante y rítmico le ayuda a la madre a expulsar la placenta, y así poder abrazar a su bebé y descansar. El masaje es una herramienta esencial en cualquier sala de maternidad.

Después del parto

El masaje también es beneficioso durante las semanas de recuperación después del parto. Este período posparto es aquel durante el cual el cuerpo de la mujer regresa a su estado normal de antes del embarazo. Los niveles hormonales se normalizan y se vuelven a equilibrar. Cuando se vuelve a restablecer el equilibrio hormonal, las mujeres muchas veces experimentan cambios físicos, emocionales y espirituales.

Depresión posparto

Después del parto, cuando las hormonas trabajan para retomar el equilibrio, muchas mujeres sienten fatiga y depresión, que generalmente se manifiesta dentro de los siguientes diez días. Las emociones posparto pueden manifestarse como altibajos fuertes y cambios en el estado de ánimo que pueden parecer irracionales. Algunas mujeres se vuelven irritables, padecen ansiedad y no tienen paciencia para nadie, excepto para el bebé. El llanto suele ser una reacción a muchas situaciones durante este período, y a veces también la tristeza. La mayoría de mujeres se sobreponen al malestar cuando regresan a sus rutinas de descanso y a una nutrición adecuada acompañada de las contribuciones de su comunidad. El masaje también le ayuda a la madre a sanar.

Algunas mujeres atraviesan por la depresión posparto, una consecuencia mucho más seria del desequilibrio hormonal que causa estragos en el cuerpo nuevo de la mujer. Esta depresión es mucho más seria que el denominado"*baby blues*". Las mujeres que sufren de depresión posparto atraviesan cambios en su estado de ánimo, tienen dificultades para la concentración y pueden sentirse preocupadas e irritables, pero no expresan estas emociones; además, no se sienten capaces de estar con su bebé y se juzgan impotentes e inadecuadas. Cualquier mujer con estos síntomas o con síntomas similares debe buscar ayuda profesional. La aplicación del contacto físico compasivo por medio del masaje es una herramienta muy útil como ayuda adicional durante este período difícil.

Los beneficios del masaje después del parto

Una verdad universal es que el masaje sana, y en las culturas de todo el mundo es ofrecido antes, durante y después del parto. Cuando ha sucedido esto último, la mujer puede masajear su propia barriga para ayudar a la producción de loquios y a su liberación. El masaje localizado sobre el abdomen puede ayudar a acelerar la sanación del útero y a restaurar la elasticidad de la piel. El masaje en la espalda inferior alivia la tensión. En general, el masaje alivia dolores musculares y dolencias y le ayuda a la madre a recuperar energía y fortaleza.

Hecho

A medida que las hormonas regresan a su equilibrio, cualquier exceso de ellas será expulsado del cuerpo como desecho, lo que se manifiesta por medio de un gran volumen de orina y de sudor excesivo. Esta liberación de toxinas va acompañada de la producción de loquios, una secreción vaginal normal que ocurre después de un parto. Esta secreción desaparece aproximadamente dos semanas después del parto.

El masaje para embarazadas

El masaje durante todas las etapas del embarazo ayuda a la futura mamá a mantener su salud y a sostener su nivel de energía. El embarazo es una etapa hermosa durante la cual el cuerpo atraviesa por muchos cambios a medida que se va preparando para ofrecerle protección y apoyo al bebé.

Los movimientos para el embarazo

Las técnicas básicas del masaje que usted emplea para la mujer embarazada son las mismas que ya aprendió, como *effleurage, petrissage, tapotement,* fricción y aleteo. Estas incluyen los movimientos básicos del masaje sueco así como otras técnicas derivadas del trabajo corporal oriental. Si desea repasar algunas de ellas, vea el capítulo 5.

Acomodación del receptor

La madre puede estar sintiendo presión sobre su abdomen a medida que se aproxima la fecha del parto, así que comience acostándola sobre su espalda y con una almohada debajo de sus rodillas como apoyo. Algunas mujeres pueden necesitar más de una almohada. Una almohada pequeña para el cuello puede ser más que suficiente para colocar debajo de su cabeza a comienzos del embarazo. Sin embargo, cuando la futura madre se va aproximando al final, también se le va a dificultar la posición de estar acostada sobre su espalda. El bebé que está creciendo puede estar presionando sobre la aorta descendente e interferir con el flujo de sangre hacia la placenta.

¡Alerta!

La aorta es la arteria principal que suministra sangre por todo el cuerpo. Existen muchas ramas que salen de la aorta. Una de ellas es la aorta descendente, o rama que alimenta el pecho, el diafragma y las regiones abdominales del cuerpo. Cuando hay demasiada presión, la circulación a través de esta arteria se verá afectada.

La mejor posición para la mujer embarazada es acostada de lado, y entonces el masaje debe ser acomodado de acuerdo con esta posición. Sin embargo, en principio, comience con una madre que se pueda acostar sobre la espalda, siempre y cuando se sienta bien en esa posición.

Una rutina sencilla para cabeza y cuello

Hay varios componentes de la rutina de masaje para embarazadas que son fáciles de realizar sobre usted mismo, incluyendo el masaje de cara y orejas.

Esto le da oportunidad de practicar su técnica y de darse cuenta de cómo se siente el receptor. También le da oportunidad de relajarse.

Cara

Utilice aceite natural, como el de jojoba, y caliéntelo en sus manos antes de aplicarlo. Algunas personas prefieren la crema sobre sus caras y otras no desean aplicarse nada. Comience con movimientos deslizantes desde el cuello hacia arriba y a los lados de la quijada. Utilice ambas manos, una para cada lado de la cara. Continúe deslizándose por la barbilla y hacia arriba en las mejillas. Deslícese con las manos hacia la frente y la cabeza.

Regrese a la barbilla con las dos manos y, con pellizcos suaves, levante la piel a lo largo de la quijada y hasta bien atrás de esta. Continúe pellizcando y levantando por toda la barbilla y las mejillas hasta cubrir toda el área. Realice pellizcos muy suaves entre el labio superior y la nariz. Presione sus dedos índices en cada lado de la nariz hasta la frente. Pellizque a lo largo de la ceja partiendo de la parte exterior de la cara hasta llegar al puente de la nariz; luego regrese pellizcando del puente hasta el final de la ceja.

¡Alerta!

El masaje afecta el flujo de los líquidos en el cuerpo. Usted no querrá empujar sangre por un sistema que está atravesando un trastorno químico o mecánico. En casos graves de inflamación, llamados edemas, no debe masajear, pues eso podría empeorar la situación.

Utilizando las puntas de sus dedos, presione desde la parte superior de la ceja hasta la parte superior de la frente. Repita este movimiento hasta haber trabajado toda la frente. Ahora pase hacia el cuero cabelludo y frote toda la cabeza como si estuviera aplicando champú. En la base del cráneo utilice sus dedos para enganchar debajo de las dos hendiduras directamente detrás de las orejas. Presione con cuidado hacia la hendidura y sostenga con sus dos manos en la parte trasera de la cabeza.

Orejas

Coloque sus pulgares detrás de cada oreja, dejando que la yema de su pulgar descanse sobre la parte trasera de las mismas; descanse sus dedos índices sobre los lados de las mejillas en la parte delantera de las orejas. Acaricie suavemente con sus dedos índices a lo largo de todo el borde de cada oreja.

Esta es una sensación muy agradable. Tome cada lóbulo colocando el pulgar en la parte trasera y su dedo índice presionando en la parte delantera. Sostenga esta posición hasta contar hasta cinco.

Continúe trabajando por el borde de las orejas, con el dedo pulgar en la parte trasera y su dedo índice dentro de cada oreja. Pellizque ligeramente a lo largo de la parte exterior de la cresta de las orejas. En la parte de arriba de las orejas, apriete con su pulgares y dedos índices y sostenga hasta contar hasta cinco. Lleve sus pulgares hacia la parte carnosa del lóbulo y frote sus dedos índices sobre la parte exterior de cada lóbulo. Acaricie por todo el lóbulo de cada oreja durante dos minutos; esto relajará todo el cuerpo.

Hecho

Trabajar las orejas es realmente una técnica relajante de reflexología que compagina bien con el masaje. Los puntos de reflexología en la oreja relajan la columna, la espalda y los órganos internos. Las caricias sobre el lóbulo producen una relajación general.

Cuello

Relaje sus dos manos sobre la parte frontal del cuello de la mujer, acariciando suavemente desde la clavícula hasta los hombros. Con ambas manos deslícese desde la base del cuello hasta la barbilla, sosteniendo esta última en un estiramiento leve hasta contar hasta tres. Cuidadosamente, voltee la cabeza hacia un lado, y con los dedos de sus dos manos, deslícese por los lados del cuello hasta la base del cráneo. Repita por toda el área, empleando movimientos de estiramiento circulares.

Voltee la cabeza hacia el otro lado y repita los movimientos deslizantes y circulares. Mueva la cabeza de regreso al centro y coloque ambas manos debajo de la base del cráneo, sosteniéndola. Utilizando todos sus dedos, presione, jale y circule desde el borde de los hombros hasta la parte trasera del cráneo, estirando la cabeza con mucho cuidado. Repita estos movimientos por lo menos tres veces. Por último, masajee debajo de la cabeza con una mano detrás de la otra, unas tres veces, hasta dejar descansar la cabeza.

El masaje del cuerpo

El masaje puede relajar a la futura madre al soltar los espasmos musculares y al ayudar a la reducción de la tensión. Cuando la circulación mejora, el flujo de sangre y el drenaje linfático que lo sigue mantienen los músculos y los tejidos conectivos saludables. El masaje puede tonificar tendones y ligamentos, lo cual ayuda a mantener las articulaciones flexibles. Recuerde que es mejor si aplica suficiente aceite para que sus movimientos sean suaves y agradables durante todo el masaje.

Torso

Cubra los senos de la mujer con una toalla, dejando al descubierto el estómago, y arrope el resto del cuerpo con una cobija. Coloque las palmas de sus dos manos sobre el pecho, justo encima de los senos, y presione. Esta es una compresión agradable que libera la acumulación de toxinas. Ahora mueva el lado derecho de la madre, colocando sus manos sobre su estómago.

¡Alerta!

Nunca presione con fuerza sobre el área abdominal de ninguna persona, en especial sobre la de una mujer embarazada, pues en ella los órganos se mueven a medida que crece el bebé, que se encuentra cerca de la superficie del abdomen. A pesar de que el masaje es bueno tanto para la madre como para el bebé, cualquier tipo de presión debe ser muy suave.

Mueva sus manos en el sentido de las manecillas del reloj mientras va masajeando con movimientos suaves y deslizantes por toda el área abdominal. Realice movimientos circulares hacia arriba por las costillas y hacia abajo hasta la parte superior del hueso púbico. Haga siempre movimientos lentos, constantes y suaves. El bebé puede reaccionar a este contacto físico cariñoso.

Brazos

Muévase del abdomen hasta los brazos, trabajando primero un brazo y luego el otro. Con una mano en cada lado del brazo, retuerza la piel de todo el brazo hacia abajo y hacia arriba para circular el flujo de sangre. Deje que sus dos manos se deslicen hacia abajo por el brazo partiendo del hombro hasta llegar a la mano. Repita estos movimientos deslizantes tres veces. Sostenga la mano de la madre en sus manos, estirando con sus dedos la palma, jalando el centro mientras sus pulgares descansan en la parte de encima de la mano.

Aplique el *effleurage* en la parte interior del brazo, desde la muñeca, subiendo hasta el antebrazo y de regreso a la muñeca; repita por lo menos tres veces. Empleando ambas manos, realice el *petrissage* bajando por el brazo desde el hombro hasta llegar a la muñeca y luego nuevamente hacia arriba; repita dos veces. Para terminar este brazo, aplique el aleteo desde el hombro hasta la muñeca, y regrese de nuevo al hombro; repita tres veces. Pásese al otro brazo y siga la misma rutina.

Piernas

Parado a un lado de la madre, utilice sus dos manos para realizar movimientos de cepillado hacia arriba y hacia abajo por la pierna. Cepille con movimientos de *effleurage* desde la parte de arriba del pie, pasando por la parte delantera de la pierna hasta llegar a la cadera. Enrolle la piel debajo de la pierna y deslícese desde la parte trasera del muslo hasta la pantorrilla y la parte inferior del pie. Su masaje debe ser suave y constante, sin ejercer ninguna presión.

Hecho

El aumento de peso que atraviesa la mujer durante el embarazo no se debe únicamente al crecimiento del feto. El líquido amniótico que protege al bebé de los choques y regula la temperatura es motivo de parte del aumento de peso, así como lo es la placenta que alimenta al bebé y que produce las hormonas necesarias.

Nuevamente en el tobillo, con las dos manos, haga movimientos en círculos con las yemas de sus dedos a lo largo de cada espinilla hasta llegar a la rodilla. Utilice un masaje muy suave y leve en la rodilla, moviéndose alrededor de la misma, pero nunca presionando directamente sobre ella. Luego, con sus dos manos, utilice sus dedos para masajear la pantorrilla desde el tobillo hasta la rodilla.

Desde la parte superior de la rodilla, realice movimientos en círculos, y presione con fricción por todo el frente del muslo hasta la cadera con los dedos de sus dos manos. En la cadera, haga movimientos en círculos profundos siguiendo la forma del hueso hasta los lados de las nalgas.

Ahora deslícese suavemente hasta el tobillo sosteniendo con las dos manos la pierna. En el tobillo, aplique el *effleurage* por toda la pierna hasta la cadera, y luego nuevamente de regreso. Partiendo del tobillo, presione a lo largo de la pierna con una presión constante, moviéndose con sus dedos hacia arriba por toda la parte delantera de la pierna, sin olvidar que se debe mover muy suavemente sobre el área de la rodilla. Levante la pierna leve-mente y jale hacia abajo en posición vertical con un jalón parejo y constante. Con ambas manos, deslícese desde los dedos del pie hasta el tobillo.

Deslícese hacia arriba y hacia abajo por todo el pie varias veces emplean-do su mano completamente abierta. Presione en dirección al tobillo; circule con sus dedos debajo de la planta con una presión constante y pareja. Colo-que sus pulgares en la parte de arriba del pie y los dedos en la planta y estire la piel hacia los lados. Estire y jale, utilizando sus pulgares y sus dedos para relajar todos los músculos del pie. Termine con un aleteo suave hacia arriba y hacia abajo por toda la pierna antes de pasar a la otra.

Espalda

La mejor forma de trabajar sobre la espalda de una mujer embarazada es volteándola a un lado y colocando una almohada entre sus piernas. Permita que se coloque de lado mientras usted sostiene la cobija para que ella ten-ga más privacidad. Cuando ya esté acomodada sobre un lado, coloque una almohada debajo de su cabeza y otra entre sus piernas. Estas almohadas ofrecen una amortiguación que ayuda a disminuir la presión de sus articula-ciones. Algunas madres también necesitan una almohada debajo de sus es-tómagos. Ajuste la cobija de tal forma que solo quede expuesta la espalda.

Aplique el *effleurage* en toda la espalda, con ambas manos, desde la ca-dera hasta el cuello, moviéndose con un masaje constante, aplicando pre-sión con cada movimiento completo. Permita que sus manos encuentren áreas de estrés y tensión. Concéntrese primero sobre los hombros, donde la mayoría de veces encontrará bastante congestión. Mueva sus dedos en un movimiento circular constante, siguiendo los músculos por cada lado de la columna hasta los hombros. Queda claro que el lado sobre el cual está acostada la madre se va a quedar sin ser masajeado por esta vez.

Comenzando por la parte de las nalgas, y subiendo hasta el cuello, utilice su palma para hacer movimientos circulares por toda el área, con una pre-sión suave y profunda. Permita que sus manos sientan cómo la piel que se encuentra debajo reacciona a la soltura. Utilice toda su mano para presionar y empujar a lo largo de la columna hasta subir hasta cuello y hombros. Haga movimientos circulares y presione el área del cuello, nuevamente buscando cualquier restricción.

Repita los movimientos en círculos desde las nalgas hasta el cuello unas tres veces, hasta finalizar con un aleteo en la espalda.

Hecho

La fricción ayuda a aliviar la tensión en músculos y articulaciones. A medida que se va soltando la restricción en los músculos, usted podrá observar cómo se enrojece el área. Este enrojecimiento representa el aumento de la circulación a medida que la sangre fluye a la región que estaba congestionada.

Ahora, con movimientos circulares, presione sobre cadera y nalga con ambas manos; luego, con sus dedos, presione y sostenga el área carnosa, y el centro de la cadera, justo debajo del hueso. Amase el área carnosa, levantando y retorciendo, soltando el estrés en los músculos localizados ahí. Con un movimiento de presión utilizando sus dedos, presione a lo largo del lado de la pierna hasta la rodilla y de regreso a la cadera. Coloque una mano sobre el hombro y la otra sobre la cadera, y presione y sostenga en ambos lugares hasta contar hasta siete. Siga con un aleteo por toda el área en preparación a la vuelta de lado del receptor para trabajar en ese otro lado.

Asegúrese de quitar las almohadas de entre las piernas y debajo del estómago. Nuevamente, levante la cobija para ofrecerle privacidad a la madre en el momento que se da la vuelta hacia el otro lado. Repita toda la secuencia de la espalda.

Usted acaba de realizar una rutina sencilla para la mujer embarazada. Este masaje o sus variaciones se pueden aplicar durante todo el embarazo. En el parto, si la madre lo permite, usted puede modificar esta rutina, trabajando de pronto solo la espalda. Después del parto y durante la recuperación del posparto, el masaje es una herramienta maravillosa que acelerará la sanación de la madre. El masaje entre la madre y el padre es una expresión de amor y compasión que puede ser compartida desde el comienzo del embarazo y durante todas sus vidas. Celebre el masaje compasivo. Incorpore el masaje como herramienta esencial en su vida diaria.

Capítulo 14
Masajes para bebés

La importancia del masaje en un recién nacido no se puede medir. Cuando el bebé llega al mundo, el ambiente seguro, caliente y protector en el que se había desarrollado le ha sido arrancado. Ahora, está expuesto al estrés de luces brillantes, ruidos fuertes y espacio abierto. El masaje es una herramienta que le ayudará a adaptarse de forma saludable e integral. Así como el estrés es parte del ciclo de aprendizaje, lo es también la relajación.

La filosofía del masaje para bebés

Los lazos afectivos fuertes entre el bebé y los padres son esenciales para el desarrollo del niño. El masaje estimula este vínculo al estrechar tales lazos y ofrecer una base de apoyo muy poderosa. El desarrollo y el crecimiento apropiados son intrínsecos para que el bebé adquiera habilidad para procesar los aportes sensoriales, motores y cognitivos. El contacto físico constante, las palabras y las caricias en un bebé promueven un crecimiento saludable y ofrecen una estimulación positiva para su bienestar mental y emocional.

Hecho

Los bebés que han tenido mucho contacto físico son menos irritables y duermen mucho mejor. Un niño que ha sido masajeado tiene emocionalmente una naturaleza mucho más estable, llora menos e interactúa mucho más con sus padres. La reacción del bebé al estímulo del contacto estimula una mayor habilidad motriz y un mayor nivel de agudeza mental.

Los recién nacidos reciben muchas señales mientras se adaptan a la vida fuera del útero. La piel es la primera forma de comunicación, es decir, cuando el bebé es bienvenido al mundo el estímulo inicial es presentado por medio del contacto físico. Durante el parto, las contracciones del útero, que empujan al bebé hacia fuera, también estimulan los sistemas del cuerpo del bebé, y lo preparan para funcionar fuera de la madre. En esencia, las contracciones del parto masajean al bebé, y preparan todos los sistemas para funcionar una vez este haya nacido.

La necesidad del contacto físico

Cuanto más contacto reciba el recién nacido, es decir, mientras sea más acariciado, cargado, ejercitado, bañado y estimulado por medio de cualquier forma cariñosa, mayor será su desarrollo. Durante el primer año de vida, nunca sobrarán las caricias. El contacto físico transmite amor y seguridad al infante, y le permite un mejor crecimiento y un buen funcionamiento a medida que va creciendo.

El contacto físico es mutuo

Estrechar vínculos entre los padres y su bebé es esencial para los involucrados, y el contacto promueve este lazo. Los padres, al dar caricias llenas de amor, se benefician al igual que el bebé, que está recibiendo las caricias. El amor y la alegría transmitida por el contacto físico no se pueden igualar. El contacto físico lleno de amor refuerza la importancia de la relación que se está desarrollando entre adultos maduros y su bebé.

Los hermanos y su miembro de familia recién nacido también necesitan estrechar el vínculo. Al involucrar a un hermano en el cuidado apropiado de un bebé se progresa hacia una relación amorosa y responsable desde el comienzo. Incluya a su hijo mayor en el masaje del bebé nuevo, claro que bajo supervisión. A medida que el hijo mayor le comienza a dar masajes al menor, desde temprana edad se crea un vínculo especial entre hermanos. Cuando los hermanos mayores le hacen un masaje al recién nacido, ellos también están recibiendo algo a cambio. La satisfacción de estrechar vínculos con el bebé y los miembros de la familia involucrados, ayuda al desarrollo de la autoestima y del amor entre todos los de la familia.

Información esencial

Dependiendo de la edad de los hermanos, ellos pueden participar en muchas actividades para estrechar vínculos. A los niños mayores les encanta sostener, abrazar, cargar y besar al bebé. La ayuda a la hora del baño es otra herramienta para estrechar lazos, que resulta divertida para el hermano.

Los efectos del masaje en bebés

Si usted acaricia y consiente a su recién nacido con mucha frecuencia, está estimulando en él la fuerza, la inteligencia, la profundidad y la seguridad emocional, y está ayudando a su crecimiento fisiológico. Un bebé que es masajeado es alerta y despierto. Rápidamente desarrolla técnicas de adaptación para su ambiente estimulante que constantemente está cambiando. El contacto físico es lo que los bebés más piden; un bebé sin la atención adecuada no prosperará, o ni siquiera se desarrollará bien. El masaje suave mejora el sistema nervioso, y le ayuda al bebé a desarrollar un sistema inmunológico fuerte y un sistema neurológico bueno. También, los músculos diminutos del bebé constituyen solo una cuarta parte de su peso, y el masaje ayuda para que esos músculos crezcan. Los bebés que son masajeados son más saludables y presentan menos resfriados, infecciones y molestias digestivas.

Relajación para la respiración fácil

Mientras los bebés se desarrollan dentro de sus madres, reciben oxígeno de la placenta. Al nacer, los recién nacidos deben adaptarse inmediatamente a la respiración sin ninguna ayuda. El contacto físico se convierte en un ingrediente esencial para ayudarle al bebé a relajarse, mientras aprende a respirar profundamente por cuenta propia. La madre, por instinto, abraza, besa, acaricia y mece a su bebé recién nacido y constantemente le frota la espalda y el pecho. Este masaje le ayuda en el continuo desarrollo del sistema respiratorio y en la transición de la respiración superficial a la profunda.

Información esencial

Un adecuado mecido por parte de la madre o de la persona a cargo del bebé crea un ambiente que para el bebé es reconfortante. El mecer se siente como el útero de la madre y ayuda a tranquilizar al bebé. Investigaciones han demostrado que el contacto físico que se brinda al mecer y proporcionar masajes ayuda a prevenir el síndrome de muerte súbita del lactante (SMSL).

Producción de hormonas

El masaje ayuda al sistema endocrino, el cual produce las hormonas que dictaminan la función de los varios órganos dentro del cuerpo. La actividad de cada órgano es abastecida por estas hormonas. El buen contacto físico le permite a las glándulas productoras de hormonas del sistema endocrino funcionar en un estado de equilibrio u homeóstasis. Los bebés que reciben masajes tienen mayor apoyo hormonal, y aumentan la actividad de sus órganos vitales. Recuerde, los órganos de un bebé todavía están aprendiendo a funcionar estando fuera del útero, así que la estimulación a nivel hormonal es buena.

Apoyo al sistema nervioso

El sistema nervioso central —el cerebro y la médula espinal— trabaja con el sistema endocrino para ayudar a la homeóstasis. El masaje ayuda al sistema nervioso central al estimular la formación de células nerviosas y del cerebro, incluyendo la vaina de mielina que protege las fibras nerviosas y sirve para acelerar los impulsos nerviosos del cerebro hacia otras partes del cuerpo.

La vaina de mielina todavía no está totalmente desarrollada antes del nacimiento del bebé, pero reacciona muy rápidamente a la estimulación del tacto. Durante la infancia, esta formación de células y vaina de mielina es muy importante, y el masaje contribuye al crecimiento y al apoyo de la salud nerviosa del bebé.

Alivio del estrés y sobreestimulación

Nacer es estresante, así como la supervivencia fuera del útero. El masaje en el recién nacido y en el bebé creciente los ayuda a adaptarse al mundo físico. Entrar a lo desconocido asusta y confunde a cualquier nivel, así que imagine los sentimientos de un recién nacido. El masaje le ayuda al bebé a relajarse de lo que de otra manera podría ser una sobreestimulación. El contacto físico es esencial para que el bebé pueda vivir saludablemente. Nunca se puede dar demasiado contacto físico amoroso.

Hecho

Un bebé recibe estímulos sensoriales estando en el vientre, pero la conciencia del bebé comienza tan pronto entra al reino físico. Todo aquello a lo que está expuesto representa un estímulo. A medida que el bebé aprende a utilizar sus órganos sensoriales para interpretar esos estímulos, todos sus sentidos contribuyen a su crecimiento y a su desarrollo saludables.

El estrés introduce la oportunidad para ajustarse, para aceptar lo nuevo y lo desconocido y convertirlo en algo familiar. Sin embargo, un bebé que solo recibe el aporte constante de situaciones extrañas y nuevas y ningún contacto físico reconfortante, puede cansarse y desgastarse. El masaje ayuda al bebé a adaptarse y a arreglárselas. Le brinda tiempo para relajarse y recargarse, y le permite seguir creciendo. Si usted comienza con el masaje a temprana edad, el bebé estará mejor equipado para manejar el estrés de la vida a medida que crece.

Técnicas del masaje para bebés

Usted también puede aplicar algunos movimientos que ha aprendido para los adultos en los bebés, pero sus movimientos en estos no deben ser tan profundos como en aquellos. El contacto físico inicial que usted aplica en los adultos ahora se llama "masaje familiar" cuando se dirige al cuerpo del bebé al comienzo de una sesión. A los bebés les encanta ser tocados y responden a la caricia leve y cariñosa una vez se han familiarizado con esta sensación.

Usted debe familiarizar al bebé con el masaje para que no se sorprenda ni se sienta amenazado. El masaje amoroso que usted aplicará estrechará su relación de una manera maravillosa.

El contacto físico que usted aplique debe ser suave, pero firme. Trabaje despacio y con facilidad, manteniendo contacto con el bebé a través de su tacto, su voz y sus ojos. Escoja un aceite natural sin olor y ligero o una crema para trabajar sobre su bebé, y aléjese del uso de aceites esenciales o derivados de las nueces.

¡Alerta!

Los aceites esenciales son como las medicinas. Se debe consultar primero con un especialista antes de utilizar aceites de aromaterapia sobre cualquier persona porque pueden sufrir una reacción alérgica. Los aceites de nueces también pueden producir reacciones alérgicas graves.

Aplicación del masaje familiar

Este masaje es el primero que usted empleará. Es un movimiento suave, o movimiento de sostener, que se hace utilizando una o ambas manos, dependiendo del tamaño de estas y del bebé. Sin quitarle la ropa, masajee suavemente por todo el frente del bebé y luego al contrario. Esta es una técnica de aleteo para la cual se emplean las puntas de los dedos; el contacto es suave y constante. Usted va a tocar al bebé desde la cabeza hasta los dedos del pie, hablándole suavemente, explicándole, si desea, lo que está haciendo. Este masaje le va a ayudar al bebé a familiarizarse con el concepto del masaje extendido. Suavemente, descanse sus manos sobre la barriga del bebé antes de voltearlo para masajear la espalda.

Aplicar el *effleurage* y el *petrissage*

Una vez el bebé se haya acostumbrado al masaje de rutina, usted puede comenzar con el *effleurage*. Estos movimientos largos y deslizantes funcionan bien en el torso y en las extremidades. Con ambas manos, utilice todas sus palmas y la parte llana de sus dedos para aplicar una presión suave, pero firme, sobre el cuerpo del bebé, acariciando de abajo hacia arriba.

Usted no va a amasar la espalda del bebé. Sin embargo, los brazos y piernas de este, normalmente responden bien al masaje de retorcidos, ordeño, enrolle y apretones. El retorcer es enroscar y apretar los brazos o piernas desde abajo hasta arriba. Hágalo de manera suave y fluida. El ordeño es exactamente como lo que suena: una mano le sigue a la otra mientras que usted va ordeñando suavemente desde el pie o la mano del bebé hasta su cadera u hombro. El enrollamiento es colocar el brazo o pierna del bebé entre sus manos mientras usted los enrolla entre sus manos.

Hecho

El masaje del bebé puede comenzar desde el momento en que usted lo sostiene, con movimientos suaves y fáciles a lo largo de la espalda cubierta, mientras el bebé descansa sobre su pecho. El masaje a su bebé ayuda al desarrollo de su relación con él.

Aplicar círculos

Este movimiento se aplica con una leve cantidad de presión de las puntas de sus dedos o palmas mientras estas se mueven en círculos pequeños. Los círculos muchas veces se aplican a lo largo de los lados de la columna, nalgas, alrededor de las caderas y sobre el abdomen. Los círculos lo llevan hacia un área y nuevamente fuera de ella a un ritmo continuo aplicado.

Aplicar estiramiento y presión

El estiramiento ayuda al bebé a desarrollar un mayor margen de movilidad. Los recién nacidos siguen imitando su postura en el útero, así que el estiramiento fácil le da al bebé una posición alternativa para adoptar. Suavemente, estire las extremidades del bebé hacia una posición abierta, jalando únicamente hasta donde él permita. Usted también puede estirar la piel presionando hacia abajo con sus dedos y estirando levemente al jalar con sus dedos hacia los lados. Estos movimientos son buenos para usar como transición o técnicas de finalización.

Una rutina sencilla

Para realizar el masaje, usted puede sostener al bebé sobre sus rodillas o lo puede acostar sobre un acolchado en el piso o en la cuna, lo que sea más cómodo para ambos. Escoja un espacio que le permita mantener su espalda derecha mientras usted mueve el cuerpo del bebé al ritmo de sus movimientos. Asegúrese de que la temperatura del cuarto sea agradable. Su aceite debe tener temperatura de ambiente, pero también lo debe calentar un poco entre sus manos antes de aplicarlo. Sus manos deben estar limpias, sus uñas cortas y no debe usar joyas. Desvista a su bebé y envuélvalo en una toalla.

Información esencial

Donde quiera que vaya a masajear a su bebé, debe crear un espacio tranquilo para ambos. Es mejor apagar la televisión y la radio, y si le gusta escuchar música escoja algo relajante y suave. Organice un tiempo para que el masaje sea una hora de juego tranquila para los hermanos también.

Trate de establecer una rutina regular con su bebé. Dele tiempo para digerir su comida, pero asegúrese de que se sienta bien para que no vaya a tener hambre en la mitad de la sesión.

Comience con piernas y pies

A los bebés les encanta que les toquen pies y piernas, así que este es un buen lugar para comenzar. Acueste a su bebé boca arriba con sus pies cerca de usted. Háblele para explicarle lo que está haciendo mientras le va quitando la toalla. Utilice un poco de aceite, apenas lo suficiente para que sus manos se puedan deslizar bien sobre las piernas de su bebé. Sostenga el pie derecho con su mano izquierda y suavemente masajee la pierna desde el tobillo hasta el muslo y nuevamente hacia abajo, repitiendo tres veces. Coloque su mano debajo de la pierna y deslícese hacia arriba por la parte de atrás, unas tres veces.

Agarre el tobillo del bebé con cuidado, levántele la pierna, aplique el movimiento del ordeño desde el tobillo hasta el muslo y repita lo mismo de regreso. Cambie de manos y, con iguales movimientos de ordeño, trabaje sobre el muslo hasta la cadera y nalga y nuevamente de regreso hacia el tobillo. Si a su bebé le gusta este masaje, repítalo. Si el bebé parece intranquilo complete solo un ciclo. El bebé se va a acostumbrar. Ahora lleve sus dos manos hacia un lado de la pierna derecha de su bebé. Comenzando con el tobillo, aplique un movimiento de retorcijo, moviendo una mano en dirección opuesta a la otra para retorcer la piel por toda la pierna desde el muslo y nuevamente de regreso. Sea cuidadoso (este es un movimiento de retorcijo, no de fricción). Levante la pierna, retuerza hasta el muslo y aplique el *effleurage* suave de regreso hasta el pie.

Hecho

El pie es uno de los mejores lugares para masajear a un bebé. Es más, usted podría tan solo masajear los pies y el bebé se relajaría. Observe lo calmado que se pone cuando usted sostiene su pie derecho en sus manos y suavemente estira la planta con sus pulgares.

Con sus dedos descansando sobre la parte superior del pie, sus pulgares deben encontrarse en el centro de la planta del pie. Estire la piel hacia los lados y después hacia el centro. Continúe con estos estiramientos por toda la superficie del talón.

Sostenga el pie entre sus dos manos y, suavemente, tuerza el pie hacia arriba y hacia abajo. Con los pulgares haga círculos alrededor del tobillo y en la parte superior del pie. Apriete suavemente con mucho cuidado cada dedo y luego presione sus pulgares en el balón del pie. Con sus pulgares haga movimientos de caminado a lo largo del balón del pie. Descanse ambas manos sobre el pie, y sienta cómo el calor de sus manos pasa a este. Repita esta secuencia en la pierna y en el pie izquierdo, comenzando con un movimiento de retorcijo desde el tobillo hasta el muslo.

A continuación, doble cada pierna por la rodilla, sosteniendo el pie por el tobillo. Estire suavemente cada pierna y luego dóblela nuevamente. Comience a presionar y a estirar las piernas de manera opuesta, como si el bebé estuviera montando bicicleta. Ahora doble ambas piernas al mismo tiempo y estírelas una vez más. Suavemente, enrolle cada pierna entre sus manos desde el tobillo hasta la cadera y luego en reversa.

Pecho y abdomen

La progresión natural de las piernas es moverse en ascenso hacia el abdomen y la región pectoral. El masaje en el abdomen ayuda a la digestión y a la eliminación; el masaje en el pecho ayuda a estimular los pulmones y el corazón.

El bebé debe estar ahora mucho más relajado, en especial si usted le ha estado hablando muy calmadamente, dejándole saber lo que está haciendo.

Comience con una leve presión sobre el estómago del bebé, cambiando esta presión a un movimiento circular de derecha a izquierda. Continúe haciendo círculos sobre el estómago de su bebé, siguiendo a la dirección del reloj, con movimientos constantes y suaves.

Información esencial

La enfermedad de no prosperar se asociaba a una producción pituitaria inadecuada, sobre todo de la hormona del crecimiento. Estudios posteriores probaron que la producción insuficiente de hormonas de la glándula pituitaria es ocasionada por falta de amor paternal. El masaje es una de las herramientas utilizadas para corregir esta carencia.

Utilice sus dedos y, levemente, trace el bosquejo de este círculo desde el lado derecho del abdomen hacia la cintura, a través de la barriga, y hacia abajo por el lado izquierdo.

Continúe haciendo movimientos lentos y de amasamiento deliberados dentro de este círculo, en la misma dirección del reloj, y preste la mayor atención a la comodidad del bebé, pues de ningún modo debe sentirse amenazado. La presión aquí es suave, pero constante, mientas se va moviendo alrededor del área del colon y del intestino delgado. Después de un tiempo acabará en el ombligo, donde va a presionar con suavidad y a sostener así hasta contar hasta cinco.

Coloque sus dos manos sobre el pecho de su bebé, con sus palmas sobre su barriga y sus dedos descansando sobre la caja torácica. Suavemente, presione sus manos hacia los lados del bebé, estirando y presionando mientras se mueve. Finalmente, con movimientos en círculos baje hacia los lados de la barriga y de regreso hacia el centro del pecho nuevamente. Repita.

Manos y brazos

Aplique el *effleurage* bajando y subiendo nuevamente por el pecho mientras va moviendo sus manos a lo largo de los hombros de su bebé y luego bajando por sus brazos. Lleve las dos manos nuevamente hacia los hombros y deslícese por los brazos hasta los dedos. Repita nuevamente este movimiento, estirando levemente los brazos del bebé hasta enderezarlos.

Hecho

Si su bebé encoje sus bracitos hacia su pecho, no lo obligue a separarlos ni a alejarlos de esta posición protectora. Algunos bebés no disfrutan del masaje de los brazos. Solo masajee los brazos del bebé en esta posición de abrazo. A medida que el bebé se va familiarizando con este masaje, abrirá sus bracitos.

Ahora levante el brazo derecho y ordeñe desde la mano hasta el área del antebrazo. Suavemente, masajee con sus dedos debajo del brazo, moviéndolos hacia el corazón. Apriete y tuerza en un movimiento de retorcijo hacia arriba y abajo por el brazo; repita. Baje masajeando levemente por los dos lados del brazo hasta los dedos y abra la mano cuidadosamente. A continuación, masajee la parte interior de la mano del bebé con las puntas de sus dedos mientras sostiene su manito dentro de la palma de su otra mano. Utilice su pulgar y su dedo índice para presionar cada dedito diminuto con suavidad. ¡No jale los dedos! Haga pequeños círculos alrededor de los dos lados de la muñeca del bebé antes de terminar, masajeando la parte superior de la mano. Repita este proceso en el otro brazo.

Espalda

Coloque a su bebé sobre su estómago con sus piernas estiradas hacia usted. Puede estar acostado sobre una superficie plana o atravesado sobre sus piernas, lo que sea más cómodo. Con un movimiento *effleurage* suave muévase por la espalda, las nalgas y regrese nuevamente. Coloque sus manos horizontalmente por la espalda del bebé, una mano guiando a la otra. Con un movimiento suave de *effleurage* deslícese suavemente hacia abajo por la espalda y las nalgas y luego suba hacia el cuello varias veces.

Coloque ambas manos sobre la espalda con sus dedos en dirección a los hombros. Deslícese hacia los hombros por los lados del cuello y baje por la parte trasera de los brazos. Repita este movimiento. Ahora coloque ambas manos sobre la espalda y masajee con toda la mano hacia abajo hasta los talones aplicando una presión firme y leve. Repita.

Lleve sus dos manos a la espalda y haga movimientos en círculos con las puntas de sus dedos sobre toda el área de la espalda. Luego, amase levemente las nalgas con las palmas de sus manos en círculos pequeños. Acaricie con cada una de sus manos por toda la pierna hasta el talón, y sostenga este último suavemente. Termine con un aleteo suave permaneciendo en contacto con su bebé mientras acaricia delicadamente desde el cuello hasta los pies. Coloque ambas manos sobre la espalda y descanse.

Cara

Ponga a su bebé boca arriba, descansando sus dos manos muy suavemente sobre la cabeza de él mientras lo mira a los ojos y le habla. Acaricie suavemente por los lados de su cráneo hasta la quijada, llevando sus dedos hasta la barbilla. Si a su bebé le agrada este movimiento, repítalo dos o tres veces.

Juegue a las escondidas colocando sus manos abiertas sobre la cara de su bebé. Luego, con sus dedos, estire suavemente la piel por la frente. Levemente, circule con las puntas de sus dedos hacia los lados de la frente.

Utilizando pulgares y dedos índices pellizque a lo largo de la quijada hacia arriba en las mejillas. Coloque sus pulgares a cada lado de la nariz y acaricie por los lados de esta dirigiéndose hacia las mejillas. Acaricie las mejillas en dirección de las orejas, dejando que sus dedos rocen levemente las orejas. Coloque sus pulgares dentro del oído y sus dedos índices en la parte carnosa exterior. Acaricie con suavidad por los lóbulos, apretándolos entre sus pulgares y dedos índices. Acaricie por los oídos varias veces y observe lo relajado que se pone su bebé.

Información esencial

El oído es un punto que se usa para la relajación en la reflexología y en otros métodos de presión. Todos los bebés saben esto de manera innata: un bebé acaricia su oreja cuando se siente cansado y necesita atención. La caricia suave en el oído activa el sistema nervioso para que libere químicos que ayudan a relajar el cuerpo.

Estiramientos

La mejor manera de concluir un masaje en su bebé es realizando algunos estiramientos fáciles. El bebé está acostado boca arriba, así que sosténgale las manos en las suyas y estírele los brazos hacia delante, hacia el frente del pecho, y luego ábraselos. Continúe llevando los brazos hacia adentro y en forma cruzada y abra; puede hacer esto acompañado de canciones o hablándole. Estire cuidadosamente los brazos hacia arriba por encima de la cabeza, hacia los lados y luego hacia abajo, esencialmente moviéndose en un semicírculo.

A continuación sostenga los tobillos de su bebé en sus manos y estire una pierna sobre la otra a través del abdomen, y repita varias veces. Ahora estire levemente las piernas hacia abajo, lejos del torso y en línea recta, antes de empujar las piernas hacia arriba en una posición de rodilla doblada. Repita este movimiento dos veces asegurándose de que su bebé esté disfrutando el estiramiento. Con un *effleurage* suave, acaricie el cuerpo de su bebé desde los hombros hasta la cadera, siguiendo por las piernas y llegando hasta los pies. Presione sus manos con facilidad hacia el pecho de su bebé y sostenga. Agradézcale a su bebé por esta experiencia maravillosa.

El masaje y el niño mayor

Una vez usted haya establecido una rutina de masaje con su bebé, es fácil seguir con ella a medida que va creciendo. El contacto físico amoroso se vuelve una parte especial para cada día de su bebé, y no importa si lo disfruta después del baño o como parte del cambio de pañales o de la rutina para irse a acostar. Todos los bebés necesitan cariño y cuidado durante los dos primeros años de su vida. Desde el momento en que se despiertan hasta el ritual de la dormida en la noche, el contacto físico amoroso y cariñoso es indispensable para la salud y el bienestar de su hijo.

La comunicación a través del contacto físico amoroso

Si usted desea saber cómo se siente su hijo mayor, ofrezca un ambiente seguro a través del masaje. Durante este tiempo, el niño puede hablar acerca de sus sentimientos. Los niños más grandes tienen temores que muchas veces no saben cómo expresar. Pueden estar acumulando resentimientos, rabia, preocupación o un sentimiento de abandono. El contacto físico amoroso crea un espacio de seguridad necesaria para soltar esos temores y liberar la tensión.

Información esencial

El masaje es una manera de sostener, y hasta la edad de la pubertad, los niños necesitan ser acariciados y abrazados por sus padres. La mejor forma de decir "te quiero" es a través del contacto físico hasta que el niño cumpla doce años. Los niños creen en las cosas que pueden tocar y en lo que pueden sentir.

Modificar la rutina de masaje del bebé

Usted ha establecido una rutina de masaje con su recién nacido que puede adaptar a las necesidades de él a medida que va creciendo. Todos los movimientos que usted empleó cuando su hijo era bebé todavía los puede aplicar, solo que ahora deben cubrir un área más grande porque sus extremidades y su torso han crecido. Así que debe ajustar sus movimientos para compensar. Cuando se deslice, emplee una técnica más de cepillado para poder pasar por las extremidades que ahora son más largas. Los movimientos en círculos también pueden ser más largos, pero la presión debe seguir siendo leve. Su hijo ya es lo suficientemente grande como para ofrecerle retroalimentación, así que asegúrese de preguntar qué siente bien y qué no.

Enséñele a su hijo a hacer movimientos en círculo sobre su abdomen, lo que lo ayudará a deshacerse de la tensión en el estómago y a la eliminación. Ahora que el niño es más grande, enséñele una rutina de estiramiento que pueda hacer cuando desee. Hagan ejercicios juntos, traten de alcanzar el cielo y dóblense para tocar el piso. Estiren sus brazos hacia los lados y dóblense en el mismo sentido; luego, párense derechos y giren los cuerpos hacia los lados. Párense sobre un pie mientras doblan la otra pierna a la altura de la rodilla, levantándola del piso, para aprender a balancearse. Acuéstense juntos sobre el piso con las rodillas dobladas y hagan movimientos de bicicleta, empujando primero una pierna y luego la otra. Abrácense, estrechando sus brazos doblados hasta sus barbillas y luego al pecho.

Termine enseñándole a su hijo a acariciarse él mismo sus orejas o lóbulos. Enséñele a acariciarse suavemente a lo largo del lóbulo con su dedo índice con apoyo del pulgar.

Desde el nacimiento hasta la infancia, el masaje puede ser utilizado para promover un crecimiento emocional y físico saludable. Comience desde temprana edad y anime a todos en su familia a participar en el don maravilloso del masaje.

Capítulo 15
Masaje y envejecimiento

De una cosa puede estar completamente seguro y es de que usted, junto al resto de nosotros, envejecerá. Hoy usted ya es un día más viejo que ayer. El envejecimiento es un hecho biológico visible. El diseño del cuerpo apoya el concepto del envejecimiento, y podemos adoptar las posibilidades saludables que nos permiten envejecer con gracia. Cuide su cuerpo para que pueda permanecer vital y en buen estado físico, con la energía necesaria para emprender muchos viajes emocionantes de aventura.

Principios del masaje para mayores

El envejecimiento es parte de nuestra vida a medida que vamos progresando a través de las muchas etapas de la existencia. Llegar al estatus de una persona mayor es un logro. Llegar a ser mayor con salud y fortaleza es un triunfo. El masaje, junto a otras medidas saludables de apoyo, aumenta enormemente nuestra habilidad para envejecer y permanecer joven. Los programas preventivos de salud apoyan la homeóstasis continua.

Con base en la información de la Agencia de Censo Estadounidense cada vez aumenta más la población de personas mayores de 85 años en ese país. Aunque muchos de la población mayor son activos y saludables y pueden mantener su independencia por más tiempo, algunos comienzan a flaquear. Las personas mayores de 85 años pueden verse enfrentadas a una disminución de su salud así como a la pérdida de su independencia y de su pareja, lo que puede tener como consecuencia el aislamiento, que es una amenaza creciente entre los mayores. El masaje es una forma de combatir tal amenaza.

Hecho

De acuerdo con el Centro de Recursos de Población, existen alrededor de treinta y cinco millones de personas mayores de 65 años en los Estados Unidos. Esto representa el 13% de toda la población. Aproximadamente una de cada ocho personas vivientes hoy es considerada en edad de retiro. En 2020 este número habrá aumentado a una de cada cinco personas.

La conexión social

El masaje para los mayores no solo ofrece sanación física, sino la oportunidad de interactuar con otra persona, para sacarla de su aislamiento. Las personas confinadas, sea por limitaciones físicas o por motivos de vivienda, se benefician del tiempo compartido con otra antes, durante y después de un masaje. Antes del masaje el receptor generalmente comparte cualquier preocupación física que pueda estar sintiendo en ese momento. Durante el masaje el receptor puede sentirse más relajado, más en contacto con su cuerpo y con toda seguridad con más vida. Después de un masaje las puertas de la comunicación están completamente abiertas mientras el receptor se regocija en el contacto cariñoso y en la preocupación amorosa.

Los efectos del masaje en las personas mayores

El contacto físico es importante en cualquier fase de la vida, así como lo expresa Ashley Montagu, la última pionera y experta reverenciada en el campo del contacto físico, quien escribió: "Es precisamente durante el proceso de envejecimiento cuando apreciamos el contacto físico al máximo como un acto de gracia espiritual y sacramento humano continuo". Con la pérdida de tantos sentidos y funciones cuando se envejece, la necesidad del contacto físico sanador es crucial. Nuestra comunidad mayor necesita, desea y merece el contacto físico compasivo que proporciona el masaje.

Información esencial

Demasiadas veces, el concepto del envejecimiento trae a la mente el aislamiento, la enfermedad y la muerte. Usted le puede ayudar a una persona mayor a permanecer en contacto no solo con los aspectos emocionantes del envejecimiento, sino también con la felicidad del contacto físico. El masaje para la población mayor es importante para su bienestar emocional, físico, mental y espiritual.

Con la edad, la elasticidad de la piel se afecta. Muchas veces aparecen arrugas, manchas, resequedad y cambios en los pigmentos. A medida que las personas envejecen, sus receptores del tacto se vuelven menos sensibles, especialmente las terminaciones nerviosas en sus palmas. El contacto físico estimula la piel y ayuda a mantenerla flexible y sana mientras tonifica los músculos que yacen debajo del tejido conectivo.

Algunos de los beneficios del masaje en las personas mayores, son:
- Estimula el apetito
- Libera las hormonas
- Mejora el sueño
- Reduce el dolor en las arterias
- Reduce la hinchazón
- Estimula la circulación
- Reduce la presión arterial
- Mejora la eliminación

El masaje es bueno para prácticamente todas las necesidades de una persona mayor.

Las personas mayores retribuyen

Muchos de los que han vivido una vida longeva aprecian y entienden que dar es recibir. Envejecer es florecer, y las personas mayores son una flor dulce, desde los botones de la juventud. Muchos individuos mayores aprecian el sabor de la vida y el flujo del baile mientras se menean al ritmo tocado para ellos. ¿Quién mejor que una persona que ha vivido una larga vida en compañía de otros entiende la necesidad de tocar a otro ser humano con compasión y respeto?

Información esencial

Cuando era niño, su mamá lo cargaba y consolaba cuando a usted le dolía algo. A lo mejor su papá lo tomaba de la mano hasta cuando usted ya se sentía grande y le gritaba al mundo entero que ya no le gustaba, pero en secreto usted se sentía amado y protegido. El contacto físico le permite expresar lo mucho que usted quiere a alguien, sin necesidad de utilizar palabras.

Los estudios han demostrado que las personas mayores se sienten igual de bien dando un masaje que recibiendo uno. Cuando uno da un masaje está diciendo: "Me importa lo suficiente como para querer saber más acerca de ti". Cuando un miembro más joven de la familia recibe un masaje de la abuela o abuelo, el mensaje es: "Tú eres importante para mí". Muchas veces los niños no tienen un vínculo especial con las personas mayores en la familia. Organice su grupo de amigos y ofrezca una fiesta de masaje o aprenda a aplicarse un masaje usted mismo. El contacto físico de amor es para todo el mundo y el masaje es un tiempo especial compartido que permite la comunicación en todos los niveles.

Cuándo el masaje está bien

El masaje y la vejez son complementarios la mayor parte del tiempo. El masaje puede desestimular el inicio rápido de la enfermedad y de la vejez al ayudarles a las personas mayores a mantenerse fuertes. El trabajo sobre los músculos de una persona mayor la ayuda a tener más control de su cuerpo; el receptor se vuelve menos rígido y tiene menos dolores y problemas. Un mejor control muscular produce una mejor coordinación y destreza, ambos, problemas que vienen con la edad. Muchas personas olvidan que el contacto físico es terapéutico. No importa en qué etapa de la vida se encuentra, el masaje es un lugar en su programa de bienestar.

Cuándo el masaje no está bien

Es indispensable que el médico tenga conocimiento de cualquier medida adicional de salud que esté tomando un paciente, incluyendo el masaje. Aunque los beneficios del masaje son muchos, existen ciertas enfermedades que señalizan cautela para el masaje en una persona mayor.

Las enfermedades que contraindican un masaje, son:
- Hinchazón grave
- Heridas abiertas
- Morados
- Inflamación
- Sensibilidad extrema
- Coágulos de sangre
- Venas várices

Si ninguna de estas enfermedades indicadas está cerca de la cara, se puede practicar un masaje suave de cara con el consentimiento de un médico. Movimientos deslizantes fáciles del cuello hasta la frente brindarán una agradable sensación y la persona mayor se beneficiará de la atención recibida.

Si es imposible ofrecer un masaje, el simple hecho de sostenerle las manos brinda un contacto cariñoso y lleno de compasión y será bien recibido.

Existen otras enfermedades que requieren de la aprobación del médico del receptor. Estas son:
- Tratamiento de quimioterapia en curso
- Radioterapia en curso
- Recuperación de una cirugía
- Recuperación de una apoplejía
- Recuperación de un ataque al corazón
- Osteoartritis

Nuevamente, el contacto cariñoso sana, y cualquier forma de contacto es mejor que ninguno. Una mano sostenida o tocada, combinada con un abrazo, aunque no es igual que un masaje, de todas formas ofrece un apoyo cariñoso.

Técnicas y consideraciones para el masaje de personas mayores

La mayoría de las técnicas que usted ha aprendido hasta ahora son apropiadas para el masaje en personas mayores. Los movimientos de masajes de *effleurage, petrissage,* presión y *tapotement* son efectivos para el trabajo con la población de las personas mayores.

Información esencial

Dentro del cuerpo en proceso de envejecimiento existe una persona joven, alguien que siente que ese cuerpo ha olvidado cómo jugar. El ejercicio, una dieta apropiada y un trabajo corporal continuo son parte de un estilo de vida que le permite a la persona vivir la vida en un *contínuum* en vez de sentirse decepcionada porque el cuerpo le está fallando.

Preparación para el masaje de una persona mayor

Las personas mayores pueden sentir frío con mucha facilidad, así que considere esto y tenga una cobija liviana a mano. Algunas personas no podrán subir a una camilla o acostarse sobre una colchoneta. Adapte todo según la situación, de pronto sentando a su persona mayor de lado en una silla o butaca, arrimada a la cama para que el receptor pueda apoyar la cabeza sobre la superficie blanda. Tómese su tiempo e improvise con su espacio hasta que encuentre lo que sea más adecuado.

Recuerde que muchos miembros de la población mayor se mueven a un paso más lento que usted. Utilice ese tiempo para conectarse con el receptor mientras este se dirige lentamente al sitio de trabajo, y continúe su conexión más tarde, cuando el receptor se ponga sus zapatos sin prisa. Entienda que esta es su lección de aprendizaje de la paciencia y de saber esperar.

Disfrute el momento y la relación con el receptor. Qué bendición poder desacelerarse y disfrutar.

Contacto personalizado

Aparte de su mente cualquier noción estereotipada preconcebida que usted pueda tener, y dele la bienvenida a cada adulto mayor como a un individuo con fortalezas y debilidades. Honre las diferencias de cada persona con la que usted tenga contacto, sin importar la edad.

Entienda que no todos los adultos mayores son débiles; muchos todavía tienen músculos fuertes debajo de esa piel en apariencia vieja. Todas las personas guardan tensión en sus cuerpos sin importar la fortaleza física. Los nudos y las tensiones que usted encuentre en otros pueden también estar presentes en las personas mayores. Los cuerpos delgados mayores no necesariamente son débiles. Sí, los huesos de las personas mayores, ciertamente, son más quebradizos, y sus articulaciones menos flexibles que las de las más jóvenes, pero trate a todas como a un individuo corriente y no tenga prejuicios.

Poner límites

Las personas mayores en incontables casos viven solas, no reciben muchas visitas y no tienen horarios establecidos. Muchas veces el gran acontecimiento del día es un encuentro con alguien como usted, que va a pasar un tiempo de calidad con ellos. Al ofrecer un masaje y un rato de compañía, usted está iluminando el día del adulto mayor. Por otro lado, usted seguramente tiene una agenda apretada, y esta visita es solo una parte de su día. Aquí es donde se vuelven importantes la claridad y la buena comunicación.

Hecho

El estudio realizado por la Fundación MacArthur sobre el envejecimiento inspiró al doctor Robert Kahn a coescribir *El envejecimiento exitoso* (Pantheon Books, 1998), donde dice: "Estamos equipados para vivir en grupos interdependientes, así se trate de grupos familiares, clanes o naciones". "Las personas mayores siguen requiriendo de familia y amigos, y sin estas conexiones los adultos mayores tendrían dificultades para sobrevivir.

Sea muy claro acerca del tiempo que va a permanecer en esta visita, y tenga en cuenta que, con toda seguridad, va a necesitar más con las personas mayores, así que organícese bien. Cuando trabaje con un adulto mayor, puede ser que se demore menos con el masaje que con una persona más joven. Sin embargo, esta persona requiere más tiempo para prepararse, recibir y recuperarse. Adicionalmente, la persona mayor querrá contarle cosas interesantes acerca de su vida, algunas recientes y otras más antiguas. Cuente con tiempo suficiente para disfrutar de la visita, ofrezca un masaje de calidad, y trate de terminar a la hora que usted estableció.

Una rutina para el masaje de mayores

Su rutina va a cambiar de acuerdo con la persona con la cual está trabajando. Sin embargo, puede diseñar un programa que pueda ajustar de acuerdo a la necesidad. Considere organizar una sesión más corta, por lo menos al comienzo. Tenga presente que un adulto mayor a lo mejor no se puede quedar acostado en una misma posición por mucho tiempo. Y tendrá que ofrecer más apoyo en ciertas posiciones. Pregunte también qué tanta ropa desea llevar puesta el receptor, si es que desea llevar algo puesto del todo. Algunas personas, sin importar la edad, prefieren recibir el masaje a través de la cobija, mientras que otras se sienten muy cómodas así como Dios las trajo al mundo. Aplique aceites de fácil absorción y recuerde preguntarle a su pareja de masaje si prefiere un aceite con fragancia o sin ella. Finalmente, asegúrese de que la temperatura del cuarto sea agradable para el receptor.

Masaje de espalda y hombros

Si el receptor decide que desea un masaje en la espalda y en los hombros, pero que solo puede permanecer acostado bocabajo por un tiempo corto, ayúdele a encontrar una posición apropiada. Coloque almohadas en áreas que necesitan más apoyo y cubra al receptor con una cobija liviana. Su receptor debe estar lo más cómodo posible, y recuerde que debe verificar si necesita moverse.

Descanse sus dos manos sobre la espalda cubierta del receptor por un momento. Luego, retire la cobija, arrope al receptor alrededor de su cintura y aplique aceite, suave, pero firmemente, con movimientos *effleurage* sobre la espalda, tratando de sentir cualquier tensión mientras se desliza desde la cintura hasta los hombros y de regreso. Sus manos y sus dedos le contarán dónde sostener y presionar después de haber aplicado aceite. Deslícese a lo largo de los hombros y de la parte trasera de los brazos, moviéndose a un ritmo constante y parejo.

¡Alerta!

Si su receptor está sintiendo espasmos musculares, no aplique ningún masaje sobre esa área. Un espasmo muscular es una contracción rápida e involuntaria, muchas veces debido a la irritación de los nervios que ayudan al músculo. Emplee otra forma de relajación, como la reflexología o el reiki, hasta que se hayan corregido los espasmos.

Regrese a las áreas de tensión y aplique el *petrissage* con suavidad entre los omoplatos y alrededor del cuello. Recuerde que debe aplicar una presión constante y pareja sin clavar los dedos, y tenga cuidado con las áreas frágiles. Se sorprenderá de saber que su receptor querrá una presión más firme. Amase a lo largo de los hombros, y luego deslícese nuevamente por toda el área.

Pasar hacia los brazos y piernas

Retire todas las almohadas o cuñas que se encuentren debajo de las piernas antes de ayudarle a su receptor a voltearse sobre su espalda. Ofrezca su colaboración; es posible que tenga que ayudarle al receptor a pararse mientras sostiene la cobija para cubrir sus áreas privadas. Ayúdele a su receptor con cualquier necesidad que tenga, y luego a reposicionarlo.

Una vez los soportes se encuentren nuevamente detrás de las piernas, y quizá también bajo el cuello y los hombros, aplique el *effleurage* en una pierna con sus dos manos. Haga movimientos deslizantes firmes desde el tobillo hasta la rodilla, y luego desde la rodilla hasta la cadera. Repita por lo menos dos veces antes de amasar suavemente el área de la cadera.

Nuevamente, permita que sus dedos sean sus ojos para sentir dónde se encuentra la tensión mientras escucha también lo que tiene que decir el receptor. Una vez más, deslícese sobre toda la pierna y repita la secuencia sobre la otra. Trabaje los brazos aplicando los mismos movimientos. Comience con uno de ellos y aplique el *effleurage* con sus dos manos desde la muñeca hasta el codo, y luego desde el codo hasta el hombro, con movimientos firmes y deslizantes. Repita en el otro brazo.

Recuerde masajear las articulaciones con movimientos de aleteo. No aplique presión. Luego amase en las áreas del hombro con ambas manos, siendo muy cauteloso cuando se aproxime al cuello. No aplique ningún masaje hacia el centro del cuello, ya que esta área es contraindicada. Aplique los movimientos suaves de aleteo por los hombros y luego pase a la cabeza.

¡Alerta!

Preste atención a la persona sobre la cual está trabajando, y determine si necesita voltearse o pararse. Cambie sus técnicas para adaptarlas al cuerpo sobre el cual está trabajando, y tenga en cuenta cualquier tipo de limitación.

Movimientos para cara y cabeza

Párese detrás del receptor y acaricie suavemente su cara con ambas manos. Muévase desde la barbilla hacia las mejillas y termine en la frente. Aplique movimientos circulares de amasamiento por toda la cara, moviéndose siempre hacia arriba en dirección de la frente. Haga con sus dedos movimientos circulares en la quijada, para aliviar la tensión que se pueda acumular en esa parte. Haga movimientos de aleteo sobre el pecho, los lados del cuello y la cara. Descanse sus manos con las palmas llanas sobre los ojos y sosténgalas ahí suavemente.

Con mucho cuidado, retire sus manos, verifique que el receptor se encuentre bien, y lávese las manos. Esto le permite al receptor tiempo para relajarse y descansar. Cuando regrese, ayúdele a bajarse de la camilla. Recuerde, las personas mayores se mueven más despacio, así que acomode el ritmo de sus movimientos con los de su receptor. Recuerde incluir un tiempo para socializar al final del masaje, porque la conversación con la persona mayor es tan importante como su masaje.

Hecho

A medida que envejece, usted se dará cuenta de que se siente y funciona diferente. A lo mejor, se siente rígido por las mañanas, y se tarda más para comenzar el día. Usted puede tomar la decisión de sacar el mejor provecho de esto aprovechando ese tiempo para practicar algunos ejercicios de relajación o técnicas de automasaje que ha aprendido. Esto le ayudará a trabajar la rigidez que sus músculos o articulaciones pueden estar sintiendo.

El contacto físico y la muerte

Usted encontrará que muchas personas no desean pasar tiempo con alguien que se encuentra en proceso de transición hacia la muerte, porque eso significa enfrentarse a su propio temor a la muerte. Este es el tiempo durante el cual una persona que está muriendo necesita más a otras, y si usted puede sobrellevar sus propios temores, puede ofrecer un regalo poderoso. Comprenda que esta persona necesita su sensibilidad, su voluntad de querer servir y su masaje compasivo. Aquí no hay ninguna regla o regulaciones más que proceder con honor y respeto, teniendo en cuenta el bienestar de la persona. Sea sensible a la condición de ella, entendiendo que el cambio es el estado constante de asuntos dentro del cual vive ese ser. Los deseos y necesidades de esa persona en transición pueden fluctuar de un momento a otro.

Usted puede ayudarle a manejar el estrés emocional de la situación así como el malestar físico. Acérquese a ella con amor y sinceridad, dando lo que puede. Debe saber que el contacto físico cariñoso es esencial en ese momento, ya sea en forma de masaje en el pie o en el hombro o, simplemente, sosteniéndole la mano.

Usted es un maestro y un estudiante, dando y recibiendo al mismo tiempo. La intención de ayudar a cualquier nivel garantiza que está ofreciendo lo que se requiere en cualquier momento. El contacto físico amable de tipo ofrecimiento rompe todas las barreras, mientras que poder compartir ese contacto es espléndido.

Capítulo 16
El masaje como alivio sintomático

La homeóstasis es el equilibrio interno de los sistemas del cuerpo y el estrés es el estímulo que altera ese equilibrio. Tanto el estrés físico como el psicológico pueden alterar la homeóstasis. La estructura interna del cuerpo está diseñada para compensar la mayoría del estrés; sin embargo, a veces el estrés es demasiado para el cuerpo, y puede producir enfermedad si ciertas funciones dentro del cuerpo son inhibidas. El masaje ayuda a reducir esa interferencia inhibiendo los efectos agotadores del estrés mientras promueve la función correcta del sistema.

Causas del estrés

El estrés puede venir de fuera del cuerpo en respuesta a estímulos físicos como frío, calor, ruido o falta de oxígeno. El cuerpo, por lo general, puede mantener su equilibrio porque está diseñado para manejar esos cambios ambientales. Sin embargo, a veces los factores estresantes físicos crean una reacción tal que el cuerpo y la mente no pueden manejarla. Por ejemplo, demasiado calor puede provocar una insolación o hacerlo sentir exhausto, o provocar un cambio en la reacción emocional, que se manifiesta en impaciencia y rabia. El estrés también puede resultar de su ambiente social, como exigencias en el trabajo o de la familia. O puede comenzar internamente, como una inflamación o como bajo nivel de azúcar, pero posteriormente la mente y las emociones también se verán afectadas. Con el tiempo, muchos factores relacionados con el estrés pueden convertirse en complicaciones físicas. El masaje puede relajar el cuerpo y la mente, ayudar a prevenir la enfermedad y a obtener buena salud. En el capítulo 8, usted aprendió más acerca de las causas del estrés y la reacción del cuerpo. Aquí usted va a aprender a utilizar el masaje para asuntos específicos del estrés.

Información esencial

La continua aplicación del masaje como medida preventiva contra el estrés funciona porque calma la mente y el cuerpo. El masaje actúa para liberar la tensión acumulada en los músculos, que produce la rigidez y la falta de movilidad. El alivio de estos síntomas libera al cuerpo para que se mueva, relaje y libere la mente de pensamientos en cuanto a sentirse rígido y adolorido.

Dolores de cabeza

Existen varias razones por las cuales usted puede tener dolor de cabeza. La tensión de los músculos en cuello y hombros que no se trata producirá dolor de cabeza. Una infección de los senos paranasales puede producir fuertes dolores de cabeza. Las personas que aprietan sus quijadas son propensas a los dolores de cabeza. A veces el exagerado esfuerzo con los ojos puede causar dolor de cabeza.

El masaje puede ayudar a aliviar el dolor de cabeza y a veces a eliminar la causa del mismo. Conozca su cuerpo y comprenda las señales de alerta de ciertos tipos de dolores de cabeza. Preste atención a su cuello, a sus hombros y a su espalda superior. Si usted siente tensión y rigidez en los músculos de esas regiones, es hora de un masaje. Idealmente, usted debe mantener su cuerpo ágil y libre de tensiones, para que se le adelante a los dolores. Una simple rutina para aliviar o prevenir los dolores de cabeza podría ser esta:

1. Coloque sus manos a cada lado de su cara, con los pulgares y los dedos descansando sobre la sien, y realice movimientos circulares por toda su frente hasta el borde donde comienza su cabello; repita.
2. Realice movimientos circulares con sus dedos por toda su quijada desde su barbilla hasta sus orejas, trabajando a lo largo del borde y continuando con pellizcos utilizando las puntas de sus pulgares y dedos índices.
3. Realice movimientos circulares con sus dedos sobre sus mejillas, trabajando alrededor de ellas hasta los lados de su nariz; presione con las puntas de sus dedos por todo el puente de su nariz.
4. Suavemente, pellizque por el borde de sus orejas desde los lóbulos hasta la parte superior de las mismas, y nuevamente de regreso a los lóbulos, acariciando hacia abajo de ellos con sus pulgares y dedos índices; repita.
5. Masajee su cabeza como si estuviera aplicando champú, trabajándola toda, desde la parte trasera del cráneo y hacia los lados de la parte superior de la misma; realice movimientos circulares en las crestas de la base de su cráneo.
6. Realice movimientos circulares sobre la parte trasera de su cuello, sintiendo los músculos tensos debajo de sus dedos; luego amase a lo largo de sus hombros lo más lejos que pueda, y termine con aleteos.

Cuanto más practique estos sencillos ejercicios sobre usted mismo, más tensión liberará en esas áreas. Esto también ayuda a aliviar los dolores de cabeza de la sinusitis, aunque la prevención de las infecciones relacionadas con esta tiene que ver con el manejo de una buena dieta.

Hecho

Algunas infecciones de los senos paranasales están relacionadas con la inflamación y la acumulación de mocos, que restringen el paso en tales senos o producen un constante flujo. Las investigaciones han demostrado que el consumo excesivo de productos lácteos puede producir una sobreabundancia de mocos. Muchas veces la restricción del consumo de productos lácteos reduce o elimina las afecciones de los senos paranasales.

Problemas abdominales

Úlceras, gastritis, intestino irritable y dolores de estómago son algunos de los trastornos digestivos que pueden resultar de la angustia emocional. Nicotina, cafeína, alcohol y medicina antiinflamatoria también pueden activar la formación de úlceras. Algunas personas están genéticamente predispuestas a desarrollar estos problemas abdominales; sin embargo, si logran soltar esas tensiones y trabajan para solucionar su estrés, muchas veces no sufren ningún síntoma. Buenos hábitos alimenticios y una práctica regular para el manejo del estrés ayudan a prevenir muchas de esas enfermedades. No es de sorprenderse, el masaje es un antídoto maravilloso y un método preventivo para el manejo de estos problemas. Un masaje de cuerpo completo, un masaje de silla o un automasaje son todas técnicas que ayudan a los órganos del abdomen y liberan el estrés contenido en esa región.

Problemas con el sistema respiratorio

La respiración comienza cuando usted inhala a través de su nariz. El aire entra hacia sus pulmones, donde el oxígeno pasa a través de la sangre y circula por todo el cuerpo. Cuando usted exhala, expulsa dióxido de carbono que su sangre ha devuelto a sus pulmones. Este proceso de respiración es continuo.

El aire contaminado, fumar, la exposición a los químicos y los alergenos en el aire pueden afectar la calidad de nuestra respiración. El masaje contribuye a la salud del sistema respiratorio ayudando al intercambio de oxígeno y dióxido de carbono en los pulmones, así como a la respiración a nivel de sangre y de las células. El ejercicio, la respiración adecuada y una dieta nutritiva también ayudan a mantener la salud de su sistema respiratorio.

Muchas veces cuando las personas presentan problemas respiratorios, sea por culpa de un resfrío, alergias o por infección de la nariz o de los senos paranasales, se les dificulta mucho o hasta del todo, acostarse bocabajo para recibir un masaje. Pregúntele al receptor si prefiere acostarse bocabajo o con la cara volteada hacia un lado, o si sería mejor voltear todo el cuerpo hacia un lado mientras usted trabaja la espalda. El masaje de silla es otra opción para alguien con problemas de respiración. Todo lo que sea más cómodo para el receptor estará bien. Claro que si su pareja de masaje está presentando dificultad respiratoria o falta de aliento, aconséjele que vaya al médico.

Achaques y dolores menores

El alivio de achaques y dolores puede haber sido su introducción al masaje, en busca de una manera de sentirse mejor cuando esos huesos y músculos comenzaron a doler. Las causas para estos dolores pueden cubrir un amplio espectro, y solo un médico puede realmente evaluarlas. Pero los achaques y dolores menores producidos por el abuso, mal uso o falta de uso responden bien al masaje. El masaje frecuente estimula el flujo de sangre en los músculos y nervios de alrededor, promueve su fortaleza y flexibilidad, y les ayuda a mejorar.

El masaje alivia los espasmos musculares y la tensión, y relaja los músculos rígidos a medida que mejora la circulación. El dolor que se siente por el uso excesivo de los músculos desaparece con el masaje frecuente. El masaje también ayuda a la sanación de los trastornos en los huesos, como fracturas en proceso de recuperación. Mientras el cuerpo se recupera de una fractura, el masaje en el resto del cuerpo es beneficioso para ese proceso.

Dolor crónico

El dolor crónico es un debilitador físico, mental, emocional y espiritual. Si usted sufre de dolor ilimitado, sabe que gran parte de su vida gira alrededor de cómo manejar ese dolor. Usted se despierta por la mañana con dolor, se pasa todo el día tratando de manejarlo, se acuesta y duerme (si tiene suerte) todavía con dolor. El dolor es la forma como su cuerpo expresa que hay algo que no está equilibrado. Desafortunadamente, muchas personas ignoran el dolor a no ser que se trate de una lesión más significativa que deba ser atendida inmediatamente. Somos una sociedad que ha aprendido a "sonreír y aguantar" cuando de dolor se trata. Peor aún, para muchos de nosotros el dolor que sentimos es calificado como "solo te lo imaginas".

Pregunta

¿Qué es un estado crónico? Es una enfermedad que continúa por un largo período y puede producir grandes cambios dentro del cuerpo. Una enfermedad crónica siempre está presente, creando un estado debilitador en su cuerpo. El estrés a largo plazo es crónico y puede terminar en enfermedad.

Existen dos clasificaciones de dolor: agudo y crónico. El dolor agudo es un dolor intenso que se manifiesta de repente, como un pinchazo de aguja. El dolor crónico es un dolor de acción lenta, que comienza gradualmente y aumenta en intensidad. El tipo de sentimiento asociado a este dolor son pulsaciones y ardor. Ejemplos de dolor crónico serían la artritis o el dolor de muela no tratado. Desafortunadamente, algunas personas sufren de enfermedades como el síndrome del dolor crónico (SDC) y fibromialgia que hacen que el cuerpo sienta dolor hasta hoy sin razón médica.

Información esencial

La causa de las enfermedades del dolor crónico como el SDC no es clara, pero cualquiera que sea la razón, hasta hace poco el tratamiento había sido con la prescripción de drogas cada vez más fuertes para reducir el dolor o bloqueo de la conciencia de la sensación de dolor. Hoy en día, las técnicas de relajación, incluyendo el masaje, ayudan a aliviar el dolor crónico.

Problemas cardiovasculares

Las enfermedades del corazón son mucho más prevalecientes hoy que antes. Los temas relativos a las enfermedades del corazón generalmente dependen del estilo de vida que lleve la persona, y este puede estar relacionado con la genética o el estrés. La falta de ejercicio y los alimentos altos en colesterol malo debilitan los músculos del corazón y ponen a prueba los vasos sanguíneos. Las enfermedades cardiovasculares son mejor tratadas usando una combinación de terapia médica y terapia complementaria. El ejercicio aeróbico es parte importante de la prevención de enfermedades del corazón, pues se trabajan los músculos del cuerpo para elevar el ritmo cardíaco, aumentar el metabolismo y ayudar a mantener el corazón saludable, llevando más oxígeno a los músculos y liberando los productos de desecho con mucha más rapidez.

Los principales pases del masaje sueco refuerzan los movimientos en dirección al corazón, lo que mejora la circulación y ayuda al corazón en su trabajo. El masaje mejora el flujo de nutrientes por el cuerpo, coadyuva al movimiento de la sangre y linfa a través de los vasos, y ayuda a eliminar las toxinas. Cada tipo de movimiento tiene su propia manera importante de mejorar la circulación. El *effleurage* mejora el movimiento de la sangre por los vasos sanguíneos que se encuentran cerca de la piel y de los músculos. El *petrissage* trabaja con venas y arterias, estimulando el flujo de la sangre que se encuentra en lo profundo del cuerpo. Los movimientos de fricción trabajan para aumentar el movimiento del líquido intersticial y la circulación de la linfa.

El masaje para pacientes con cáncer

El cáncer es un tema amplio porque cada sistema en el cuerpo puede desarrollar uno particular. Pero muchas enfermedades asociadas al cáncer tienen un denominador común: la descomposición y la alteración de las células, y la subsecuente duplicación de cambios cancerígenos en otras células. Las nuevas células mutadas invaden y erosionan a las células saludables que se encuentran alrededor, perpetuando el crecimiento del cáncer.

¡Alerta!

Aunque la mayoría de los estudios apoyan el uso del masaje en los pacientes con cáncer, el masaje que estimula el sistema circulatorio podría ayudar a extenderlo. Antes de administrar un masaje a una persona con cáncer, usted debe obtener el visto bueno de un médico.

Si se aplica con aprobación médica, el masaje puede ser muy beneficioso para los pacientes con cáncer. El masaje ayuda a manejar el dolor relacionado con la enfermedad, y baja el nivel de estrés en el receptor. La presión arterial se reduce debido a que la ansiedad del receptor a su vez se reduce y a que se libera la tensión muscular. El masaje ayuda a la función natural del cuerpo a tener acceso a las células que destruyen la enfermedad, por ello, ayuda al cuerpo a luchar contra el cáncer.

El masaje en una persona con sida

El sida (síndrome de inmunodeficiencia adquirida) es una infección que proviene de un virus conocido como virus de inmunodeficiencia humano, o sida. El virus del sida ataca al sistema inmunológico y destruye la habilidad del cuerpo para combatir la enfermedad. También ataca a las células que combaten la infección en una misión de buscar y destruir. A medida que el virus se propaga, sistemáticamente busca y destruye las células T, con lo que también destruye la habilidad del cuerpo para erradicar el virus. Una vez deshabilitado el sistema inmune, el virus del sida abre el cuerpo para abrigar infecciones, y esta susceptibilidad alta es la enfermedad conocida como sida.

¡Alerta!

El sida se contagia por medio de los fluidos corporales. No por medio del contacto casual o del sudor, pero sí por el semen, la leche materna, la sangre y las secreciones vaginales. La persona que más riesgo corre durante el masaje es el receptor infectado por el sida y no el masajista, porque el receptor es muy susceptible a una infección. El masajista debe estar saludable para no comprometer aún más el estado ya muy debilitado del receptor.

El masaje puede ser administrado a alguien con sida en cualquier momento, aunque el masaje circulatorio no es recomendado para alguien en un estado avanzado de sida. Sin embargo, otras formas de trabajo corporal como el reiki, la reflexología y la terapia de tres puntos pueden ser aplicados para reducir el dolor y el estrés. En general, el masaje es una herramienta maravillosa para proporcionar el contacto físico compasivo, en particular a una población que sigue siendo mal entendida. El contacto físico cariñoso y amable le brinda placer y apoyo, y alivia parte de la preocupación y del temor relacionados con la enfermedad.

El masaje puede ayudar al alivio de síntomas de muchas enfermedades (si no está seguro, pregúntele al médico). La mayoría de los asesores médicos recomiendan alguna forma de masaje como herramienta de relajación y aliviador del estrés y del dolor. El factor importante cuando se ofrece un masaje es la intención que usted tenga. Querer ofrecer apoyo y cariño es el ingrediente clave; la receta de amor nunca falla. Anímese y ofrezca cariño, estimule a la persona a la que esté masajeando.

Capítulo 17
Spas para usted y para mí

E l masaje ha avanzado mucho y, al mismo tiempo, todavía conserva muchas de sus características históricas. Los baños antiguos de los atletas y la realeza, que muchas veces incluían el lujo de los lavados de pies en agua con limón y aceite esencial, o un *bodywrap* con hierbas, son precursores de los spas modernos. Hoy, las terapias de los *spas* están siendo introducidas nuevamente como manera ideal de relajar y soltarse. La riqueza de una semana, una noche o, por lo menos, un día de trabajo corporal sanatorio está al alcance de todos.

La evolución de la experiencia de los *spas*

Cada cultura en la historia tiene conocimiento compartido acerca de las propiedades curativas del agua. Las fuentes naturales son el punto de enfoque de muchas comunidades antiguas en el mundo, que apoyan la costumbre de los baños curativos. El masaje y la terapia de agua han estado vinculados desde el comienzo de la historia. Los baños griegos y romanos, las cabañas de sudor de los nativos americanos, los baños turcos y los centros construidos alrededor de las fuentes curativas representan la rica historia del uso del masaje en un ambiente de *spa*.

Información esencial

El uso del agua en el trabajo curativo ha sido documentado durante toda la historia. Los gimnasios de Grecia trataban tanto a hombres como a mujeres con terapia de agua y masaje para promover la salud, curar enfermedades y aliviar músculos adoloridos.

Las fuentes naturales, que pueden ser calientes o frías, generalmente contienen minerales con propiedades curativas para muchas enfermedades físicas y emocionales. Tradicionalmente, los *spas* eran construidos cerca de tales fuentes naturales o aguas saladas, donde las propiedades curativas del agua podían ser combinadas con las terapias complementarias como el masaje.

Los soldados llevan el masaje a Europa

La conexión entre el agua y la curación pasó por todas las instituciones, desde los hospitales hasta el ejército. Los soldados franceses que regresaban de Turquía introdujeron el uso del masaje y los baños curativos a Napoleón en el siglo XIX. Muy pronto se propagó este concepto por toda Europa.

Hecho

Napoleón se mantenía preparado para el combate gracias a los baños curativos y a los masajes. El uso francés de la aromaterapia se puede observar por el uso de aceites tanto para sus baños como para sus masajes. Napoleón hacía infusiones de baños con cítricos, y, luego de estos, masajes con aceite de limón.

La terapia de agua y masaje era empleada para ayudarles a los soldados heridos en combate. Los tratamientos de *spas* eran ofrecidos por los hospitales para ellos y para otros que padecían diferentes enfermedades físicas o mentales.

Sanatorios y *spas*

A partir del siglo xix, el uso del agua y del masaje siguió creciendo en popularidad por toda Europa y Estados Unidos como medio de tratamiento contra las enfermedades. Un uso importante para los sanatorios y *spas*, aunque un poco equivocado, era el tratamiento para la "debilidad femenina". El nerviosismo y la debilidad eran considerados enfermedades de mujeres, que solo se curaban con el descanso y la relajación, así que los sanatorios y *spas* fueron establecidos únicamente con ese fin. Muchas veces, esas instalaciones trataban a mujeres cuyos comportamientos no eran aceptables por la sociedad en aquellos tiempos (mujeres que se negaban a ser sumisas o que deseaban cultivar su intelecto). La estadía en un sanatorio o *spa* muchas veces era la única manera que tenía una mujer de obtener un respiro de las tensiones de su ambiente normal.

Afortunadamente, no todos los *spas* fueron establecidos como asilos para mujeres insubordinadas. Ellos comenzaron a aparecer en beneficio de muchas clases y tipos diferentes de personas, desde gente pudiente hasta corriente. Hoy, existen muchos de estos centros y *spas* que ofrecen tratamientos de agua y masajes para la salud, el bienestar y el alivio del estrés físico y emocional de cualquier persona.

Lo que ofrecen los *spas*

Los *spas* de hoy pueden ser tan sencillos como su propia bañera o tan prestigiosos como el Canyon Ranch Spa en Berkshires, Massachusetts. En cualquiera de los dos casos, la idea es la misma: promover la salud y el bienestar y dejarse cuidar bien a través de ejercicios, nutrición, tratamientos de *spa* y masajes. Usted va a un *spa* para recibir un buen empujón en caso de necesitar uno y para experimentar cierto mimo saludable al mismo tiempo. Usted puede ir a un *spa* para recibir una limpieza facial o un *bodywrap* de algas, o para tomar clases de yoga o disfrutar de un masaje de piedras calientes.

Su viaje al *spa* puede ser en la misma ciudad en la que vive, al otro lado del mundo o en el mismo jardín de su casa, dependiendo de lo que necesite y pueda costear.

Los *spas* vienen en todas las formas y tamaños, en todas las categorías de precios y gustos, y muchas veces ofrecen temas que brindan experiencias que no solo se limitan a la relajación sencilla. Algunos tipos de *spas* que de pronto quiera ensayar son:

Retiros de yoga

Spas familiares

Centros de sanación integral

Spas de ayunos, jugos y limpieza

Spas de golf

Clínicas para dejar de fumar

Centros de adelgazamientos

Spas de estilo de vida alternativo

Fuentes de agua caliente y baños minerales

Spas tipo hacienda

Tratamientos para escoger

Adicionalmente al recibimiento de la terapia de agua y de diferentes tipos de masaje, a algunas personas les gustan los tratamientos especiales de algas y minerales o miel y menta o alguna mezcla exótica. Otras personas prefieren recibir limpiezas faciales con limpiadores herbales y tónicos, que actúan profundamente y refrescan la piel. Sin embargo, algunas otras disfrutan de exfoliaciones que eliminan la piel muerta y la vigorizan.

Nutrición en el *spa*

Los *spas* tienen que ver con toda la salud: con la apariencia de su cuerpo y con la forma en que se siente por fuera y por dentro. Si usted va a un *spa* por un día o más, prepárese para comer alimentos saludables. La cocina de los *spas* normalmente se concentra en alimentos frescos y bajos en grasa, y poca carne. Grasas no saludables, azúcares, almidones y alcohol normalmente están vetados. Algunos *spas* se centran en las comidas de temporada o en las típicas de la región.

Todos los *spas* se concentran en alimentos saludables para el corazón y los sistemas inmunológico y digestivo, y alimentos que le ayudan a desintoxicarse.

Usted puede preparar algunas de estas recetas en su casa y disfrutar de ellas. A continuación veremos un menú de un *spa*:

• **Desayuno:** yogur con fresas y granola; jugo o agua

- **Medias nueves:** jugo de potasio (hacer jugo de tres zanahorias, dos apios, una taza de espinaca, una taza de perejil y una cucharadita de mineral líquido)
- **Almuerzo:** mucha ensalada: lechuga romana, rábano, coles de Bruselas, brócoli, champiñones, almendras y arroz integral, con un aderezo de vinagre balsámico y aceite de oliva
- **Merienda:** un batido de fruta o un plato de veduras crudas y salsa de yogur
- **Cena:** una proteína, como salmón a la parilla, tofu o pollo, servidos con dos tipos de verduras cocinadas levemente al vapor, seguido de un *sundae* de requesón con arándano y té de hierbas
- **Una merienda para la noche:** una taza de queso fresco, o tres tajadas de pavo o palomitas de maíz

Información esencial

Un *sundae* de queso riccotta con arándano es fácil de preparar. Disponga ½ taza de queso riccotta semidescremado y agregue dos cucharadas de miel. Luego añada ½ taza de arándanos frescos o cualquier baya que le guste. Esparza coco rallado y nuez de Castilla o almendras encima. ¡Qué delicia!

Aplicación de agua: hidroterapia

La hidroterapia es un tipo de tratamiento muy popular. Los baños terapéuticos son ofrecidos en salones de belleza y *spas*, y los tratamientos de agua son utilizados para la terapia física. Se hace una terapia siempre que se toma un baño agradable y aromatizado o una ducha larga y tibia para ayudar a soltar la tensión, relajar sus músculos y limpiar cualquier cosa que lo aqueje. Los *spas* de hoy ofrecen muchas formas de terapias de agua y masajes para brindarle relajación a todo el cuerpo y a la mente.

Los efectos terapéuticos del agua

La inmersión en agua caliente aumenta la temperatura de su cuerpo y mejora su circulación. Como su cuerpo flota en el agua, usted siente menos presión en sus articulaciones y músculos, lo cual ayuda a liberar el dolor y la tensión. La mayoría de las tinas de hidroterapia tienen un yacusi o componente de *jet spray* que envía un chorro de agua para envolver y masajear su cuerpo. El masaje de agua también estimula la producción de neurotransmisores que hacen sentir bien (endorfinas), lo que permite una relajación completa.

Hecho

Las endorfinas son los analgésicos naturales del cuerpo. Son mensajeros químicos en el cerebro, que tienen cualidades parecidas a las medicinas supresoras del dolor.

Una de las maneras de estimularlas es a través de la piel, y por eso que el masaje ayuda a aliviar el dolor.

Los baños terapéuticos brindan alivio a enfermedades crónicas como insomnio o tensión nerviosa. Adicionalmente, el agua estimula la liberación de toxinas así como otros beneficios a los sistemas circulatorios y de eliminación.

Los champús del cuerpo

Los baños limpiadores que emplean la fricción le ayudan a la piel a deshacerse de las células muertas. Al lavar la piel con un cepillo o guante, como estropajo natural, las células muertas se sueltan y abandonan el cuerpo.

Otro beneficio indudable de la aplicación de la fricción es que estimula el crecimiento de piel nueva y ofrece un efecto estimulante vigoroso sobre la misma. Al usar jabones de aromaterapia junto a la fricción, usted añade las ventajas de la hierba o aceite utilizado en la preparación del jabón.

Efectos del agua fría

Los baños fríos reducen el dolor y la hinchazón porque el frío desensibiliza los nervios y hace que los vasos sanguíneos de la superficie se contraigan, lo que aleja la sangre del área inflamada.

Debido a que el cuerpo responde rápidamente a los efectos del agua fría, los baños fríos generalmente deben ser cortos. Sin embargo, los beneficios del baño en agua fría siguen aún después del baño, pues generan un calor y un mejor funcionamiento debido a la expansión de los vasos sanguíneos. Los músculos tensionados y usados en exceso responden bien a la terapia de agua fría.

Hecho

La aplicación fría en forma de toallas mojadas y frías o compresas de hielo ayudan a contrarrestar los espasmos musculares y la fatiga muscular. Inicialmente, la aplicación de frío reduce la sensibilidad de la reacción nerviosa, al actuar como una especie de anestesia. Al retirar el agua fría, la sensibilidad nerviosa regresa a su estado normal, lo que contribuye a restaurar la homeóstasis en la función del cuerpo. Los músculos tensionados y usados excesivamente reaccionan bien al uso de terapias de agua fría.

Yacusis o baños de fricción

Otros dos tipos de baños que se encuentran entre los tratamientos de los *spas* son el baño en yacusi y los baños de fricción. Los yacusis se encuentran en todas partes (inclusive en los hoteles de su localidad puede haber un pequeño yacusi cerca de la piscina normal). El hidromasaje ayuda a su circulación así como a los músculos adoloridos. La agitación leve del agua sobre su cuerpo es agradable para su sistema nervioso.

Algunos *spas* ofrecen lo que se conoce como baño de fricción. Es un tipo de baño a mano ofrecido por un asistente, quien aplica agua fría con una toalla mojada o con un guante de estropajo, y frota rápidamente parte del cuerpo, digamos que el brazo; luego, aplicando nuevamente la fricción, él seca el brazo con una toalla antes de pasar a otra parte del cuerpo. Este es un baño estimulante y energizante que, inclusive, puede hacerse usted mismo.

Creación de su propio *spa*

Piense en tener su propio *spa* privado. Su baño puede convertirse en cualquier momento en una fuente mineral exótica. Sin importar dónde se encuentra, usted puede crear un espacio curativo para trabajar su propia marca de *spa* mágico.

Transformación del baño en un *spa*

Para crear su propio espacio especial, comience con una limpieza completa de su baño hasta que cada esquina, rincón y ranura hayan sido desempolvados, lavados y pulidos. Cambie las cortinas de la ducha y tapetes del baño para darle un aspecto fresco y limpio. Escoja colores suaves y claros.

Deshágase de cualquier cosa innecesaria, trozos de jabón viejos o botellas de champú medio vacías. Coloque todo debajo del lavamanos o en contenedores transparentes de plástico que se vean aseados y se puedan almacenar bien. Saque esas toallas bonitas que ha estado guardando; llegó ese momento especial que ha estado esperando para usarlas. Busque tres canastas de diferentes tamaños: utilice una para las toallas bonitas, una para sus cepillos y guantes de estropajo y otra para sus aceites esenciales y mezclas de hierbas. Si no encuentra canastas en algún lugar de su casa, estas muchas veces se consiguen en las grandes ventas de garaje.

Información esencial

Las toallas secas para la cara son buenas para usar como elementos de fricción así como los cepillos faciales. Si desea comprar un guante de estropajo o esponja, estos no son costosos y se pueden adquirir en la droguería de su localidad o en una tienda naturista. Los aceites esenciales también se pueden adquirir en esos sitios.

Seleccionar velas, cremas y aceites esenciales

Las velas aromatizadas mejoran el ambiente del *spa*. Escoja colores y fragancias que le gusten; muchas veces los colores imitan las fragancias. Escoja cremas con fragancias que complementan y apoyan los aromas que usted está escogiendo. Si a usted le gustan las velas moradas con olor a lavanda trate de usar una crema de menta para apoyar aún más las cualidades tranquilizantes de la lavanda.

Cuando escoja los aceites esenciales o cremas y velas aromatizadas, tómese el tiempo para pensar acerca de las cualidades que está buscando. Si usted está interesado en aceites con efectos tranquilizantes, entonces puede estar interesado en los de manzanilla, lavanda, limoncillo, rosa o nerolí. Los aceites que estimulan la mente son los de menta, romero, mandarina y salvia.

Aceites que lo hacen sentir más fresco son los de manzanilla, bergamota, naranja, jazmín y sándalo. Observe cómo algunos aceites, como el de manzanilla, son intercambiables.

Los aceites esenciales tienen muchas propiedades y cualidades diferentes que les permiten ser efectivos de muchas maneras.

Tratamientos caseros para el *spa* de su casa

Ahora que usted ha creado un *spa* casero, puede decidir qué tratamientos desea ensayar. Usted puede probar un baño largo en la bañera o una ducha vigorizante. A lo mejor se hace un tratamiento facial. O, ¿qué tal un frote de fricción seco? Usted tiene una variedad de técnicas para considerar. Puede usar una o dos, o, mejor aún, ensayarlas todas. Déjese llevar por su imaginación para brindarse la mejor de las terapias relajantes que le proporcionen un grato descanso. Con seguridad, logrará que sus días sean más agradables.

Algo que de pronto sería bueno probar es la creación de sus propios productos de *spa*. Usted ya sabe cuáles fragancias y aceites esenciales son de su agrado, así que puede tomar el siguiente paso, el de la creatividad, o la decisión de compartir su nuevo *spa* y ofrecer sus tratamientos a alguien a quien ama.

Información esencial

Los aceites esenciales actúan mejor cuando se les añade aceite transportador, como los de jojoba, girasol o soya. Los transportadores ayudan a diluir la potencia del aceite esencial y le minimiza el gasto. Los aceites esenciales también son excelentes tonificadores cuando se mezcla el aceite aromático con agua destilada o vinagre.

Limpiador casero facial de avena

Un remedio fácil y antiguo para la limpieza de la cara se hace de avena y miel. La avena que ha sido cocinada por un buen rato funciona mejor que la avena instantánea, pero lo que tenga en la alacena estará bien.

Utilice una taza de avena y combine con una o dos cucharadas de miel, más un octavo de taza de aceite de almendras u ocho gotas de aceite de naranja (estos son aceites esenciales, no del tipo que se consigue en la sección de panadería en el supermercado), u otro tipo de aceite esencial.

Si usted tiene piel seca, ensaye utilizando los aceites de naranja y de almendra. Añada cinco o seis gotas de agua destilada o *hamamelis* y revuelva hasta que se hayan mezclado los ingredientes. Este limpiador facial eliminará las impurezas y la grasa excesiva de su piel, y dejará únicamente su aceite facial natural. Aplíquelo una vez a la semana como limpieza profunda.

Información esencial

Se debe aplicar un tonificador facial después de limpiar la cara. Usted puede hacer su propio tonificador con aceite esencial de menta o lavanda. Añada hasta veinte gotas en una botella pequeña de *hamamelis* o agua destilada. El aceite esencial de naranja también funciona bien.

Máscaras faciales creativas

Las máscaras faciales muchas veces se usan después de una limpieza profunda para tensar y tonificar la piel. Mientras que la aplicación de tonificadores se recomienda a diario, las mascarillas se usan menos frecuentemente. Una receta sencilla para una mascarilla es la clara de huevo. Una aplicada en la cara por quince minutos tensionará su piel y la dejará con una sensación suave. Otro remedio antiguo consiste en mezclar una cucharada de miel con una clara de huevo batida. Esta variación también se debe dejar por unos quince minutos, y debe enjuagarla con agua fría. Agregue fruta en papilla y aceite esencial a su mezcla de clara de huevo batida a punta de nieve y habrá creado una mascarilla facial sofisticada que exfoliará la piel y ayudará a evitar las arrugas. Aceites esenciales como los de naranja, nerolí y bergamota son buenas opciones para combinar con frutas, y ofrecen una adición mejorada a su mascarilla facial.

Haga sus propias cremas y aceites

Una crema facial y de cuerpo también es fácil de hacer. Algunos remedios caseros combinados con la aromaterapia le dan un nuevo toque a un arte curativo viejo. Todo el mundo desea una piel de durazno y crema, y este remedio realmente ayuda.

Cocine varios duraznos bien maduros y blandos y páselos por un colador. Mezcle una taza del jugo colado con menos de un cuarto de taza de crema de leche. Agregue seis a doce cucharadas de té de manzanilla ya preparado junto a unas gotas de *hamamelis*.

Mezcle hasta obtener una consistencia suave y pastosa y luego aplique. Esta crema va a penetrar bien en su piel, y ayudará a aliviar la resequedad que pueda tener. Haga suficiente de esta mezcla para poder aplicarla en todo su cuerpo, y refrigere los sobrantes.

El aceite de fragancia para su cuerpo y su baño se puede hacer con aceite esencial de jojoba o almendra como transportadores. Aliste una pequeña botella limpia de plástico, llénela con el aceite transportador y añada seis gotas de aceite de manzanilla más cuatro de aceite de nerolí o bergamota. Agite bien antes de masajear sus brazos, sus piernas y su torso con el aceite. Agregue seis gotas de la mezcla de aceite en su baño o añada solo aceite esencial a su gel de baño.

Información esencial

Para almacenar su aceite, use las botellas de champú y acondicionador que le regalan en los hoteles.

Spas de un día

Quizá, el *spa* más cerca y accesible es el *spa* de un día. Los *spas* de un día usualmente ofrecen terapias similares a aquellas ofrecidas por los *spas* para "quedarse". Usted puede escoger entre una amplia variedad que va de terapias de agua a masajes aromáticos, pero no son para pasar la noche. Estos son excelentes lugares para recibir un masaje fantástico o tratamientos faciales y arreglarse el cabello, hacerse una manicura, una pedicura o más. Algunos *spas* de un día ofrecen clases y cuidados integrales de salud. Varios ofrecen los servicios de quiroprácticos, guardería, servicios para matrimonios, masajes para embarazadas y otras ofertas integrales. Los *spas* de un día ofrecen productos para el cuidado preventivo de la salud.

Pregunta

Con tantas opciones de *spas*, ¿cómo puedo tomar la decisión correcta? El *spa* que usted escoja dependerá de lo que esté buscando. Decida si desea perder peso, meditar y comer comidas macrobióticas, bañarse en fuentes minerales o, simplemente, ser mimado. Luego, llame a los diferentes sitios para ver quién ofrece las cosas específicas que le ayudarán a relajarse.

Los *spas* para quedarse

Algunos *spas* con posibilidad de quedarse son parte de centros turísticos, o existen otros que tienen sus propias instalaciones independientes. En cualquier caso, son lugares donde puede quedarse una noche, una semana o más. Algunos *spas* con posibilidad de quedarse ofrecen otros servicios, como actividades deportivas, como parte del paquete. A estos *spas* se les llama "*spas* de experiencias", y cada vez son más populares en todo el mundo a medida que las opciones van aumentando. Los *spas* para quedarse que solo ofrecen tratamientos de *spa* pueden incluir un día de limpieza con hidroterapia y masaje, seguido de un *wrap* herbal y de una sesión de reflexología. Cada día se basaría en la desintoxicación y liberación del día anterior.

Sin importar si usted escoge disfrutar su propio *spa* o dejarse mimar por otro, usted se sentirá limpio de cuerpo, mente y alma. Tómese un momento para contemplar y respirar, rocíe el aire con una infusión de flor de naranja, tómese un largo baño caliente en la tina con unas gotas de lavanda, viva un tiempo en un *spa*, cierre los ojos y sienta cómo el calor invade cada célula en su cuerpo, saboree la tranquilidad y conviértase en un solo ente con la energía de la experiencia.

Capítulo 18

Masaje especializado y técnicas de trabajo corporal

Las diferentes formas de masaje y trabajo corporal —las técnicas y los beneficios únicos de cada uno— tienen sus raíces en las culturas que las desarrollaron. Las técnicas que utilizamos hoy provienen de aquellas desarrolladas en China, Japón, Tailandia, India y Suecia, entre otras. Siempre que usted ofrece un masaje emplea una combinación de técnicas conectadas a una variedad de sistemas de trabajo corporal, muchas de ellas antiguas.

Los cimientos de la medicina oriental

Los principios de la medicina tradicional oriental se basan en el concepto del flujo no interrumpido de la fuerza de vida a través de cientos de meridianos y puntos de acupresión en el cuerpo. La idea de que la energía del yin y del yang existe dentro del cuerpo también es un componente esencial de este sistema de creencias, que nos enseña que los polos opuestos en el yin y el yang deben estar alineados para que el cuerpo pueda funcionar en su mayor capacidad. Entender los principios de la fuerza de la vida, meridianos y yin y yang es un primer paso importante para entender también que las prácticas reales del masaje se originaron a partir de estos principios. La aplicación de tales principios se basa en la evaluación y el tratamiento de todo el cuerpo físico y energético.

La fuerza de la vida

La fuerza de la vida es la energía presente en usted y a su alrededor. Todo consiste en energía; solo cambia el empaque. Piense en ello como algo parecido a la fuerza que Luke Skywalker aprende de su maestro Yoda en la serie de películas *La guerra de las galaxias*. El flujo armonioso de esta fuerza de vida mantiene un nivel natural de todas las funciones del cuerpo, incluyendo las emociones y el espíritu. El desorden de la energía puede perturbar la salud y la sensación de bienestar.

Hecho

El chi o qi es el nombre chino para la fuerza vital, la energía del universo que fluye a través de usted y de toda la materia, y el hilo que nos conecta a todos. En la cultura japonesa se le conoce como ki, en India como prana y en el Tíbet como lung-gom.

Meridianos

La energía fluye a través del cuerpo por un sendero ininterrumpido de canales interconectados, denominados meridianos. Los meridianos son los senderos a través de los cuales fluye la fuerza vital. La medicina tradicional china hace uso de estos canales por medio de la acupresión y la acupuntura para equilibrar el flujo de la energía dentro del cuerpo, estimular al sanador que se encuentra dentro y permitir que el cuerpo se sane a sí mismo.

Existen doce pares de meridianos principales y ocho más conocidos como vehículos. Los meridianos corren a cada lado del cuerpo, seis comienzan o terminan en las manos y seis comienzan o terminan en los pies. Los meridianos están conectados a las funciones de los órganos así como los elementos de la naturaleza y el equilibrio del yin y del yang. Los vehículos crean un sistema de conducción que ofrece el combustible para los canales y alimenta especialmente al cuerpo. Los doce meridianos principales se encuentran en los siguientes lugares:

Pulmones	Vejiga
Intestino grueso	Riñón
Estómago	Vesícula
Bazo-páncreas	Pericardio
Corazón	Hígado
Intestino delgado	Triple calentador

Las funciones energéticas de los principales meridianos son las mismas que las funciones de los órganos con los cuales están conectados; si usted trata los puntos a lo largo del meridiano, está tratando a la vez los órganos relacionados con la línea de energía. Otros meridianos están relacionados con múltiples órganos, como el meridiano triple calentador que corre a través del centro del cuerpo y es responsable del calentamiento del mismo. En el masaje, la acupresión aplicada por los dedos trabaja los puntos específicos sobre las líneas de los meridianos, ya sea concentrándose en un punto o moviéndose por toda la línea meridiana, dependiendo del masaje.

Información esencial

Los meridianos circulan por el chi así como la sangre fluye a través de las arterias y venas y las linfas por los vasos linfáticos, y los nervios siguen un sendero. Estos circuitos viajan constantemente por todo el cuerpo a través de cada sistema, de un órgano a otro, por cada parte del cuerpo, promoviendo el equilibrio.

Yin y yang

El yin y el yang son conceptos centrales en la medicina tradicional china y japonesa. Las cualidades del yin y del yang son complementarias y dependientes una de otra; ellos representan la dualidad de la naturaleza: el yin a la fuerza femenina, y el yang a la masculina. El yin es el principio pasivo femenino en la naturaleza, que en la cosmología china es representado por oscuridad, frío o humedad; el yang es el principio activo masculino en la naturaleza, que es representado por luz, calor o sequedad. Juntos, el yin y el yang se combinan para producir todo lo que se crea. Como usted es parte del universo, usted tiene estas fuerzas, aunque opuestas, pero balanceadas, dentro de usted. En el cuerpo, las regiones internas son el yin, y las regiones externas son el yang. Por ejemplo, los músculos y los huesos son el yin, y la piel es el yang. Desde el punto de vista fisiológico, el yin almacena la energía y el yang realiza las actividades. La meta del tratamiento oriental es equilibrar el yin y el yang por medio de la apertura del flujo de energía a lo largo de los canales, y de la restauración de la armonía.

Los cinco elementos

De acuerdo con el pensamiento chino, cinco elementos componen el mundo: metal, agua, madera, fuego y tierra. Estas son fuerzas naturales esenciales para la vida. Aunque se los denomina "elementos", estas categorías tienen que ver con las fuerzas de energía que son las condiciones de la existencia. Usted se compone de estos cinco elementos, porque usted hace parte de la naturaleza. Imagine una rueca, un *contínuum* de energía que no tiene comienzo ni final. Los elementos son entidades que fluyen a lo largo de un círculo produciendo otro elemento, y así sucesivamente. La relación entre estos elementos dentro de su cuerpo representa la calidad de su salud.

La medicina tradicional china

El sistema de medicina tradicional china (MTC) consiste en cuatro métodos de tratamiento: herbología, terapia manual, acupuntura y tratamientos de comidas. A través de miles de años de estudio y aplicación, los principios de este sistema han sido utilizados para mantener una buena salud y prevenir la desarmonía. La MTC se concentra en la causa de la molestia o enfermedad y no en los síntomas. El dolor crónico y la enfermedad reaccionan dramáticamente a esta forma de sanación. El libro médico clásico chino, *Los clásicos del Emperador Amarrillo de medicina interna* (Universidad de California Press, 2002), o *Nei-Jing*, originalmente publicado en el siglo III a. C., documenta todo el espectro de las artes medicinales chinas. Hoy, la medicina tradicional china y las técnicas occidentales modernas son empleadas juntas en China, y el valor de esta integración está siendo aceptado también en Occidente.

Acupresión

La acupresión es presión aplicada con movimientos de un dedo y el pulgar en puntos específicos en los meridianos de energía. Este método antiguo de sanación china es el modelo de muchas terapias de puntos de presión, como el shiatsu y el tui-na. Al presionar los puntos meridianos sobre el cuerpo del receptor, se están enviando mensajes al cerebro a través de los meridianos. Este trabajo delicado y que no implica cortes ni punciones alivia el estrés, relaja el cuerpo y la mente, mejora la circulación de la sangre, alivia los achaques y dolores musculares, ayuda en la eliminación de toxinas y estimula la salud del cuerpo. La acupresión tiene que ver con el receptor como ser total: cada punto se conecta a cada punto dentro del cuerpo, y todos esos puntos se conectan con la mente y el espíritu también. La acupresión trabaja para restablecer la homeóstasis; cuando el cuerpo se encuentra equilibrado, se restablece la armonía.

Hecho

La moxibustión es la aplicación de calor sobre puntos específicos de acupuntura. La moxa es un palo largo y delgado de hierbas enrolladas que cuando se enciende envía propiedades curativas al cuerpo. La ventosa consiste en la colocación de vasos de vidrio calentados que se ubican a lo largo de las líneas de meridiano para extraer los desechos tóxicos del cuerpo hasta la superficie, de donde puedan ser alimentados.

Tui-na

El sistema del trabajo corporal de tui-na usa una variedad de técnicas de la medicina tradicional china, incluyendo el masaje, la movilidad de las articulaciones, acupresión, moxibustión y ventosa. Este sistema emplea una combinación de estas técnicas en una variedad de formas, dependiendo de la necesidad del receptor. El flujo de energía, el chi, es tenido en cuenta, y los meridianos se utilizan para restaurar el equilibrio.

El tui-na se usa muchas veces acompañado de comidas y ejercicio para promover la verdadera sanación. Un practicante del tui-na diagnostica al receptor palpando su pulso. Hoy, los doctores en China estudian el tui-na junto a la acupuntura y las hierbas.

Un receptor del tui-na está completamente vestido, con excepción de sus zapatos, y se encuentra acostado sobre una colchoneta. Claro que el receptor debe relacionar cualquier enfermedad dolorosa antes de que comience el trabajo. El masajista trabaja sobre los puntos de acupresión, las líneas meridianas y los músculos y articulaciones del receptor. El tui-na alivia músculos y articulaciones adoloridos, produce una sensación de tranquilidad y renueva la energía.

El sistema japonés

El sistema japonés de sanación se basa en muchos de los conceptos encontrados en la filosofía médica oriental tradicional. El método japonés de sanación emplea los preceptos básicos orientales del yin y el yang, los cinco elementos y los meridianos. El equilibrio del ki, la fuerza vital de energía, es elemental para el trabajo de shiatsu, el sistema japonés de presión con los dedos. En el shiatsu, la presión se aplica en los puntos tsubo, que se encuentran a lo largo de los meridianos. La reacción del sistema nervioso es una reacción total del cuerpo y de la mente. La medicina tradicional japonesa también tiene que ver con el tratamiento kampo, el uso médico de las hierbas nativas del Japón.

Hecho

El tsubo es el punto exacto de un meridiano, en donde se aplica el shiatsu. Cuando la presión es aplicada al punto tsubo, se disipa la congestión subyacente y se restaura la armonía por medio de la mejoría del flujo del ki, la fuerza vital. La aplicación debida de la presión trae el equilibrio interno y el externo.

Shiatsu

Shiatsu es la palabra japonesa para presión con el dedo. El shiatsu utiliza la presión de los dedos y de la mano, combinado con una manipulación manual delicada del cuerpo, para trabajar con la fuerza de la vida, para promover la sanación.

La meta del shiatsu es equilibrar los polos opuestos (yin y yang) mientras que, al mismo tiempo, restaura el flujo del ki. El proceso involucra la presión de los puntos tsubo junto a los meridianos, que son las líneas de energía que acceden a cada órgano y partes del cuerpo. Esta forma de contacto físico parece algo sencillo, pero requiere de una gran habilidad para reclutar la fuerza vital al equilibrio. Cada punto que recibe presión llama la armonía a través de todo el cuerpo, mente y espíritu. Sesiones regulares de shiatsu le enseñan al cuerpo a reconocer la armonía como un estado de bienestar deseado.

El receptor, que se encuentra completamente vestido, se sienta y luego se acuesta sobre una colchoneta mientras que el masajista presiona los puntos a lo largo de las líneas de energía. El masajista también estira y rota ciertas áreas del cuerpo del receptor como parte de la rutina. La liberación de las toxinas, de la tensión y de los bloqueos de energía deja al receptor del shiatsu relajado, lleno de energía después de la sesión.

Kampo

El sistema kampo de manejo de hierbas, que ha sido utilizado a lo largo del tiempo por más de mil años, emplea unas hierbas específicas para tratar síntomas específicos. Las hierbas particulares manejan la reacción individual a la enfermedad (el síntoma) y no la causa o cura de la enfermedad en sí. El kampo tiene que ver con el sho de una persona, que es la reacción de esa persona a las enfermedades emocionales, físicas, mentales, espirituales y sociales. Para restablecer el ki de una persona a la armonía, el sho de ella debe estar en equilibrio.

Las hierbas son administradas en combinación o solas, dependiendo del estado del sho del cliente. Existen cientos de fórmulas para cada enfermedad de sho que pueda surgir. Generalmente, las fórmulas del kampo no tienen efectos secundarios serios, lo que hace que el tratamiento kampo sea mucho más apetecido que muchas medicinas. Las hierbas utilizadas en este sistema pueden tener muchos ingredientes activos, lo que permite un mejor uso del ingrediente primario y deja muy poco lugar a la reacción tóxica. Algunos practicantes del kampo ofrecen el tratamiento shiatsu junto al tratamiento herbal; otros enviarán al receptor a un practicante experto de shiatsu.

Masaje tai

El masaje tradicional de Tailandia tiene sus raíces en la historia que data de más de 2.500 años. Al "padre doctor" Jivaka Kumar Bhaccha, un devoto del Buda, se le debe el desarrollo del masaje tai. En los primeros tiempos, el masaje tai era utilizado para tratar muchas enfermedades diferentes, como trastornos del hígado y respiratorios y debilidad en los músculos. Hoy, el masaje tai se utiliza para tratar los tejidos blandos y el dolor muscular, para restaurar la movilidad de esas áreas, reducir el estrés y restaurar el equilibrio. Los receptores de este masaje se sienten renovados y fuertes, con mucha más energía.

En la actualidad este masaje es beneficioso para el tratamiento del tejido blando y el dolor muscular y para restaurar la movilidad. El masaje tai ayuda a reducir el estrés y a restaurar el equilibrio. El receptor está totalmente vestido para la sesión del masaje tai, sin medias. El masaje tai se aplica al receptor sobre una colchoneta. El masajista utiliza el estiramiento para abrir la sesión, y luego utiliza sus pulgares y palmas para presionar ciertos puntos a lo largo de las líneas de energía del cuerpo. La aplicación de la presión sostenida sobre puntos específicos a lo largo de los puntos meridianos abre los canales de la energía. El masajista continúa desde los puntos con una serie de más estiramientos que apoyan y liberan los bloqueos y mantienen la energía fluyendo. Los receptores de este masaje se sienten renovados y fuertes con el aumento de energía.

Tradición ayurveda

"Ayurveda" se traduce como "la ciencia de la vida", saber cómo vivir con buena salud. La tradición ayurveda para la salud perfecta incluye conceptos de meditación, yoga, masaje, nutrición y medicina herbal. Los principios de la sabiduría ayurveda vienen de 5.000 años de trabajo y estudios en esta tradición antigua de la India. El proceso involucra la educación de cuerpo y mente y sanación por medio de la influencia del sistema nervioso. El propósito es volver a unir al Ser individual con el Ser Supremo o Ser puro y consciente.

Equilibrar el prana, la fuerza universal de la vida, trae armonía interior y bienestar. El tratamiento ayurvédico trabaja primero en el nivel pránico y luego se mueve a la parte física. Cuando se ha trabajado la energía del prana, el sistema nervioso comienza el proceso de sanación enviando un mensaje a lo físico, que, a su vez, le envía un mensaje corregido al cerebro.

El pensamiento ayurvédico apoya el bienestar positivo, sin dejar espacio para los pensamientos, sentimientos o comportamientos negativos. La libertad para el Todo y lo Saludable está dentro de todos nosotros, y depende de cada uno de nosotros tomar los pasos necesarios para encontrar la liberación del dolor, de la enfermedad, de la molestia y del temor. Todos tenemos la habilidad dentro de nosotros de ser libres frente a cualquier limitación. Todo es posible. Las prácticas del yoga, meditación y visualización guiada son esenciales para el pensamiento ayurvédico. El uso de las hierbas exterior e interiormente también es una parte esencial de la tradición ayurvédica, así como lo es comer comida sencilla, pero elegante, que alimenta cuerpo y alma.

Yoga

El yoga es un sistema de sanación que no tiene edad, y que es integral al pensamiento ayurvédico. El yoga nos enseña a centrarnos y a enfocarnos en el momento, cómo respirar correctamente y cómo utilizar nuestra respiración para sacarle el mayor provecho a nuestro cuerpo. Hasta cierto punto, el yoga utiliza nuestra respiración y nuestros cuerpos para entrenar a nuestras mentes y a nuestros cuerpos para perfeccionar la salud.

Información esencial

El yoga es un estilo de vida. Una vez que usted comience a practicar el yoga de manera consciente y responsable, su vida cambiará de manera positiva. Al respirar apropiadamente y comprender el movimiento de su cuerpo, usted comienza a abrazar lo divino que hay en el interior de él. Al enfrentarse a sus propias debilidades, usted reconoce que todos somos realmente iguales.

El masaje ayurvédico

El concepto de la medicina ayurvédica se obtiene por medio del sistema de masaje ayurvédico. Ayurveda significa la ciencia de la vida, y su propósito es ofrecer un estilo de vida que ofrezca salud entera entendiendo cómo la mente influencia el cuerpo. Este principio promueve la autoconciencia del cuerpo y la mente. El equilibrio es la prescripción.

El equilibrio del cuerpo, la mente y el espíritu es promovido a través de los conceptos básicos de dieta, pensamiento, ejercicio, intención, dar y compasión correctos. El masaje es una parte importante del cuidado de la salud con este sistema. Un automasaje antes de su baño por la mañana es recomendable para ayudarle al cuerpo a eliminar las toxinas y estimular el sistema.

El masaje ayurvédico es una herramienta que se puede usar todos los días con o sin aceite. Masajee su cabeza como si se estuviera aplicando champú, y luego aplique movimientos largos y deslizantes por todo su cuerpo, sobre su pecho, por la espalda hasta donde más pueda alcanzar y finalmente por sus brazos y piernas. Frote sus pies entre sus manos y presione sobre los dedos de su pie. Esta es una maravillosa manera de comenzar su día, y mucho mejor aún si hace unos estiramientos de yoga antes del masaje. El equilibrio de la energía y estructura son esenciales para que usted pueda ser un Ser pleno y poderoso.

Otras tradiciones antiguas

El arte de la sanación por medio del contacto físico ha pasado de generación en generación por una variedad de culturas diferentes. Varias de estas tradiciones todavía existen hoy en día, lo que prueba el beneficio tan grande que pueden tener estas técnicas de masaje.

Reflexología

La reflexología es una forma antigua de contacto curativo, que es físico y energético y que clásicamente muestra el maravilloso mundo del trabajo corporal. Aunque es más que un frote de pies, tampoco es un masaje, pues este trabajo utiliza pulgares y dedos para aplicar presión en los puntos específicos de pies, manos y meridianos que representan el cuerpo. Al trabajar estos puntos, zonas y meridianos sobre sus pies, usted va a afectar todo su cuerpo. Cuando trabaja en las plantas, usted está tocando el alma.

Cada pie tiene más de 7.000 senderos nerviosos que fluyen a través del cuerpo hasta el cerebro y luego de este a otras partes del cuerpo. Por medio de la reflexología, el masajista puede aliviar el estrés, promover la circulación y ayudar a eliminar toxinas. Al mismo tiempo, el masajista se relaja a un nivel tan profundo que cuando termina el tratamiento el receptor se siente libre de preocupaciones. La reflexología sigue funcionando mucho después de haber terminado el masaje, y le ayuda al receptor a permanecer libre del estrés.

Reiki

Reiki es el trabajo de sanación de energía. El doctor Mikao Usui, monje budista y maestro espiritual, que estudió y viajó por todo el mundo buscando una herramienta curativa poderosa, volvió a introducir esta forma antigua de contacto físico. Este trabajo curativo se aplica siguiendo un patrón sistemático que se conecta con los chacras. Después de un programa de estudio, el masajista puede poner sus manos directamente sobre el receptor o alzarlas entre el aura.

Información esencial

Su aura es el campo de energía y luz que envuelve su cuerpo. Las investigaciones de la Universidad de California revelan la existencia de rayos de color que emanan de las puntas de los dedos de las personas. Los cambios en las emociones reflejaron cambios en el color.

El reiki calma los nervios, reduce el estrés y promueve la relajación general. Ayuda a disminuir el dolor, restaura la energía y la vitalidad del receptor. El reiki es tan sencillo que un niño puede practicar esta forma hermosa de sanación, y, sin embargo, es tan poderoso que parece milagroso. Existen casos documentados en donde el reiki combinado con la medicina convencional puede aliviar muchos síntomas y ayuda al proceso de sanación. El reiki lo conecta a uno con su energía divina, al permitirle dar de manera incondicional, con amabilidad y compasión.

Lomilomi

El lomilomi es una forma tradicional hawaiana de cuidado para la salud, originalmente conocida solo por las familias indígenas de Hawai. Es una forma nativa de masaje medicinal que se emplea para trabajar las lesiones y la tensión muscular, y para aliviar los espasmos musculares, aumentar la flexibilidad, mejorar la circulación y la respiración, estimular el sistema nervioso central, y ayudar a la digestión. El concepto de esta técnica de sanación es activar la habilidad de la autosanación del receptor. Los médicos alópatas a veces recomiendan a los clientes un profesional de lomilomi. Este tratamiento integrante y complementario es muy reconocido y ayuda en el tratamiento y recuperación de enfermedades y lesiones y, como tal, en la mayoría de los casos los gastos son cubiertos por las compañías de seguros médicos.

El método del masaje sueco

Este método es el armazón principal del masaje moderno. El sistema de masaje sueco tiene en cuenta la anatomía, la fisiología y la manera como responden las funciones y sistemas del cuerpo a las manipulaciones y movimientos particulares. El masaje sueco utiliza los movimientos que le nacen a los humanos —deslizamientos, amasamientos, pellizcos, retorcijos, presiones, golpeteos, jalones, agitaciones y estiramientos— para trabajar tejidos blandos y músculos subyacentes, soltando los productos de desecho tóxicos y promoviendo la circulación. El masaje sueco es la primera elección para la reducción del estrés. Los atletas desean esta forma de masaje porque estimula sus músculos antes de un evento y libera los nudos y la tensión después del mismo.

El masaje sueco puede ser suave y cariñoso, profundo y firme y estimulador, todo por igual en una misma sesión. Es muy efectivo para el dolor crónico, porque los movimientos se pueden aplicar para alcanzar los tejidos profundos, y soltar las adherencias mientras les enseña a los músculos nuevas memorias de cómo trabajar correctamente. Los principales efectos fisiológicos del masaje sueco son la relajación y la estimulación que brinda a los músculos y a los sistemas circulatorio y endocrino.

Información esencial

Los movimientos del masaje sueco aumentan la circulación, ayudan a reducir la inflamación y a liberar las toxinas del cuerpo, y, al tiempo, alivian la tensión y el dolor de los músculos. Se establece una mayor sensación de bienestar por medio de esta liberación.

El masaje sueco mejora la tonificación de la piel porque una mejor circulación de la sangre aumenta el suministro del oxígeno que la alimenta. El sistema nervioso también se beneficia, ya sea acelerándose o desacelerándose, dependiendo de la necesidad individual del cuerpo que está recibiendo el masaje.

Masaje de tejido profundo

El masaje de tejido profundo es la aplicación de una variedad de movimientos que afectan a los tejidos profundos y la fascia del cuerpo. Este masaje está dirigido hacia las capas de apoyo y capas protectoras de la fascia, que son las capas que cubren todo el sistema muscular. Las técnicas de masaje para el tejido profundo funcionan para liberar la tensión física y las restricciones en el tejido muscular, lo que estimula la movilidad y la liberación del dolor. Estos procedimientos fisiológicos muchas veces son combinados con la liberación psicológica inducida por el profundo trabajo corporal al abrirse las restricciones viejas por medio de la presión. El trabajo del masaje de tejido profundo cambia la estructura física del cuerpo al alinear el núcleo tanto físico como emocional del cuerpo. La idea aquí es re-alinear la estructura del cuerpo mejorando la postura y liberando las restricciones en los músculos. La columna y los músculos guardan las memorias de la adecuada función del cuerpo así como de traumas pasados, de tal manera que si se arreglan la columna y las estructuras del cuerpo esto significa que se está arreglando todo el cuerpo.

La técnica de Trager es una forma de integración estructural profunda desarrollada por el doctor Milton Trager. La técnica Trager le enseña al receptor a relajarse mientras recupera la movilidad. Hay dos partes en este método. La primera es una serie de estiramientos rítmicos y movimientos mecidos administrados por el masajista, quien agita las partes del cuerpo del receptor que se encuentran angostadas, tales como los músculos tensionados y las articulaciones adoloridas. El objetivo de este movimiento es producir un estado de relajación profunda. Segundo, el receptor aprende una serie de movimientos para practicar en casa. Estos movimientos apoyan la relajación y la movilidad que el masajista ha presentado.

Hecho

El doctor Trager desarrolló su técnica famosa mucho antes de convertirse en médico. Cuando era un gimnasta y bailarín joven, Trager recibía masajes de su entrenador. El joven Trager comenzó a ensayar con su propio estilo de masajes, primero en su entrenador asombrado y luego en su padre. En solo dos sesiones, la técnica que desarrolló Trager alivió a su padre, quien sufría de dolor en el nervio ciático.

El método Rolf de Integración Estructural es una forma de masaje de tejido profundo, llamado así por el nombre de la persona que lo desarrolló, la doctora Ida Rolf. El método Rolf ayuda a alinear la columna y el cuerpo para que los órganos funcionen debidamente. La doctora Rolf descubrió que la mala postura desde la infancia crea una mala alineación que produce problemas a largo plazo, como una mala estructura corporal, deficiente tonificación muscular e interferencia con las funciones de los órganos internos. La técnica Rolf arregla la postura del cuerpo y realinea los músculos y tejidos conectivos. Este trabajo profundo se realiza con dedos, nudillos, puño cerrado o codo.

El papel que desempeña el masaje y sus muchas variaciones continúa ganando aceptación. A medida que van aprendiendo y comienzan a practicar las varias técnicas, observe si nota alguna diferencia. Algunas son leves y otras más obvias. Que sus manos y dedos sigan guiándolo a través de este viaje de contacto físico sin límite.

Capítulo 19
Aromaterapia, cristales y chacras

Los sentidos del olfato y del tacto son esenciales para el trabajo de masaje. Todos los días respiramos alrededor de 23.000 veces, inhalando y exhalando una multitud de fragancias contenidas en el aire; otras son introducidas por razones terapéuticas. Ciertas fragancias pueden reducir la presión arterial y ayudar a manejar el estrés y el pánico. Otras pueden acelerar su metabolismo manteniéndolo en su máximo rendimiento. Los aromas que escoja para aplicar sobre su cuerpo pueden provocar muchas experiencias milagrosas.

Usos y beneficios de la aromaterapia

La aromaterapia utiliza aceites esenciales con cualidades medicinales, derivados de las plantas. Estos aceites ofrecen ayuda en la restauración de la energía y el fortalecimiento del sistema inmunológico. Aunque los aceites para la aromaterapia en gran parte están asociados con el sentido del olfato, también se pueden aplicar directamente sobre el cuerpo. Las minúsculas moléculas de aceite que son absorbidas rápidamente por los tejidos de la nariz, también lo son por la piel, especialmente a través de los pies. Dentro de los primeros veinte minutos después de la aplicación, cada célula del cuerpo será infundida con la esencia, y los nutrientes comenzarán a trabajar esparciendo las propiedades curativas del aceite. Algunos aceites son calmantes o producen un aumento de energía. Los aceites esenciales afectan el hipotálamo y la glándula pituitaria, e influyen en el sistema endocrino y la producción de hormonas.

Hecho

Los aceites esenciales son antioxidantes, y, como tal, interrumpen el daño que puede ser causado por radicales libres, hongos y mutaciones de células. Los aceites esenciales aromáticos son antibacteriales, antivirales y antisépticos, trabajan combatiendo infecciones y destruyen los parásitos. Estos aceites también pueden destruir olores mientras eliminan las toxinas en el aire.

Los aceites esenciales son utilizados no solo para calmar la mente y las emociones, sino para apoyar las funciones del cuerpo. Los aceites esenciales pueden combatir e incluso destruir bacterias y hasta virus. Ellos trabajan para restaurar la homeóstasis. Las propiedades químicas de los aceites esenciales tienen componentes vitales que luchan contra muchos organismos que producen enfermedades. El uso de aceites ofrece apoyo a todos los sistemas del cuerpo, además de impregnar un aroma agradable en su piel.

Los orígenes de la aromaterapia

Para propósitos medicinales y cosméticos, en la Antigüedad las personas utilizaban esencias derivadas de plantas, la historia de cuyo uso se evidencia en todas las culturas. Documentos escritos en China hablan de las propiedades medicinales de más de cien variedades de plantas. Artefactos de la China antigua muestran el empleo de incienso para las ceremonias de adoración, y en honor a los muertos. La medicina tradicional ayurvédica de India utiliza las plantas aromáticas con propósitos medicinales y culinarios. La mitología de India tiene muchas referencias al aroma, y los aceites esenciales eran usados para el incienso y para el embalsamamiento. El uso tradicional de incienso y de aceites esenciales era practicado en el Japón también. El incienso aún se emplea en estas culturas.

La influencia de Egipto

A Egipto se le atribuye haber desarrollado aún más el uso de los aceites esenciales y haber pasado de las ceremonias religiosas y del embalsamamiento al empleo de aceites en los cosméticos. En el 2800 a. C. se fundó una escuela para el estudio de plantas, y los miembros de esa escuela establecieron más adelante laboratorios en los templos para preparar los aceites sagrados, incienso y perfumes. Se estableció un comercio espléndido de aceites entre Egipto y otras regiones; la materia prima era importada desde Egipto, y los comerciantes egipcios refinaban los aceites para luego regresar el producto terminado como cambio.

Los perfumadores egipcios desarrollaron procesos nuevos para producir perfumes esenciales, como la maceración de flores o aceites en grasa animal, con cuyo producto se perfumaban pelucas. Otro proceso era picar, cocinar y colar los alimentos para ser utilizados en cremas y perfumes. Un tercer método requería machacar flores. Los talcos secos, conocidos como ungüentos, también eran producidos y mantenidos en jarras para preservar sus aromas. Algunas de estas jarras todavía contienen la fragancia, veintidós siglos más tarde.

Desarrollos del Medio Oriente

El Medio Oriente era una fuente de muchas plantas empleadas para producir aceite esencial, y el proceso de extracción de aceites de las plantas a través de la destilación fue desarrollado allá. El uso de aceites esenciales fue ampliamente estudiado en Arabia, y los resultados de sus investigaciones acerca del uso de aceites para el incienso, cocina y medicina fueron compartidos con el resto del mundo. Registros antiguos en Babilonia muestran el uso de aceites en tratamientos medicinales así como en ceremonias religiosas. La historia reporta que la reina de Saba viajó con aceites y especias como regalos para el rey Salomón, de Jerusalén.

Hecho

Los antiguos habitantes de América del Norte y del Sur utilizaban las fragancias en sus prácticas medicinales y ceremonias religiosas. Las plantas aromáticas de estas regiones eran empleadas para tratar enfermedades y para ofrecer placer. Los aceites esenciales de las plantas también eran utilizados en las prácticas ceremoniales, por medio de incienso y perfumes.

Aceites aromáticos en la Biblia

La Biblia hace muchas referencias al uso de aceites de fragancias en el Antiguo Testamento. Los aceites eran utilizados por los hebreos en casi todas sus ceremonias sagradas. El libro del Éxodo narra que Moisés aprendió a hacer incienso y aceite sagrado, y los libros de Moisés (los primeros cinco del Antiguo Testamento) tiene una lección sobre la preparación y el uso de aceites de fragancias. Los primeros reyes de Israel, incluyendo al Rey David, eran ungidos con aceites. En el Nuevo Testamento, los hombres sabios le llevan al recién nacido Jesús regalos de aceites esenciales, y a través de todo el Nuevo Testamento hay muchas más referencias al uso de aceites para el ungimiento.

Contribuciones griegas y romanas

Ninguna discusión de la cultura antigua es completa sin haber revisado el impacto de los imperios griegos y romanos. Los griegos estudiaban plantas para saber acerca de sus cualidades medicinales así como por los perfumes aromáticos que podían producir. El conocido médico griego Hipócrates, padre de la medicina, reconoció los aceites como medicinales y los recomendaba con el masaje aromático diario. El médico griego Galen utilizaba los aceites en su oficio y estudio de la medicina. Los romanos continuaron el uso de los aceites derivados de las plantas, y produjeron muchos médicos y científicos que estudiaban las plantas y su uso.

Cómo utilizar los aceites esenciales

La aplicación de aceite es simple. El método más común es con un rociador. Los rociadores permiten que las partículas del aceite se esparzan por el aire y sean inhaladas. Con el uso de los aceites esenciales, menos es más. Dos o tres gotas en una vasija de agua caliente o *spray* de agua fría, normalmente es suficiente para dispersar el aroma por toda la habitación.

Las propiedades aromáticas y curativas del aceite perduran por horas. El baño es otra forma de sentir los efectos de los diferentes aceites, y sirve para aplicarse su fragancia favorita todo el día. Recuerde que debe diluir siempre sus aceites.

¡Alerta!

Los aceites esenciales son medicinales, y usted debe seguir ciertas pautas. No utilice aceites sin diluir, y no los emplee en una persona con cáncer, fiebre, infección de piel o enfermedad de infancia. Si usted está embarazada, consulte con un aromaterapeuta profesional. Solo utilice aceites naturales, no sintéticos.

Uso de aceites para el masaje

Los aceites son usados en el masaje después de haber sido diluidos con un aceite transportador puro (aceite de jojoba es una buena opción). La manera más rápida de sentir los efectos de los aceites esenciales es a través de los pies. Los puntos de la reflexología en las orejas también son un buen lugar para aplicar el aceite. Para decidir cuál aceite le gusta más, pruébelos oliéndolos. Abra la botella, deje que el aceite se sienta, y permita que la fragancia impregne el aire. Cierre sus ojos e inhale; note si siente algo. Mientras inhala el aroma, asegúrese de que…

• Le guste la fragancia
• No se sienta mareado
• Pueda respirar bien
• Se sienta bien en general
• No le produzca dolor de cabeza

Asegúrese también de que nadie más en la habitación sienta algún efecto negativo por parte del aceite, sobre todo el receptor del masaje. Una vez usted haya probado con éxito el aceite escogido, podrá comenzar.

Un masaje sencillo para pies

El masaje de los pies es divertido y es una manera sencilla de experimentar con el uso de aromas, porque los pies son los mejores *difuminadores* de aceite, al esparcir las propiedades curativas por todo el cuerpo.

Su receptor debe descansar boca arriba en una silla cómoda o sobre una cobija o camilla. Coloque cojines o almohadas debajo de las rodillas del receptor y detrás de su cabeza, de ser necesario. Cubra al receptor con una cobija liviana porque la temperatura del cuerpo baja cuando nos relajamos. Quítele las medias y lave sus pies.

Información esencial

Las células del olfato en la nariz son reemplazadas cada treinta días. Diminutos vellos llamados cilios reaccionan a los diferentes olores en el aire y estimulan esas células. Las células olfatorias activan viejas memorias, porque se conectan directamente con la sección del cerebro que se relaciona con sentimientos, deseos y creatividad.

Frote aceite entre sus manos para calentarlo, y aplique un poco al pie derecho primero, con movimientos suaves y fuertes. Luego aplique un poco al pie izquierdo con los mismos movimientos, y cubra el pie izquierdo con una toalla. Luego, estando nuevamente con el pie derecho, deslícese desde los dedos hacia el tobillo y del talón hacia los dedos, utilizando ambas manos al mismo tiempo, si así lo desea.

Tenga en cuenta que si trabaja la parte superior e inferior al mismo tiempo y se siente raro, trabaje solo la parte de arriba del pie primero y luego la de abajo.

Para el siguiente movimiento, utilice sus pulgares, primero en la parte superior del pie y luego en la parte inferior. Trabaje de lado a lado sobre la parte superior del pie, como caminando con los dedos, utilizando sus pulgares para cubrir toda la superficie mientras sus dedos sostienen la parte de abajo del pie. Cambie de manos y camine con sus pulgares a través de la planta del pie, cubriendo toda la superficie. Ahora apriete y presione con una de sus palmas a lo largo de la planta del pie y hacia un lado. Cambie de manos y trabaje en el otro lado del mismo pie.

A continuación, haga un puño con su mano y presione suavemente hacia la planta del pie desde el talón hasta el cuello de los dedos y de regreso. Agarre el pie con ambas manos y agite suavemente, dejando que la energía corra por toda la pierna.

Suelte el pie y con ambas manos aplique movimientos suaves de aleteo por la parte superior del pie con las puntas de sus dedos. Cubra el pie derecho con una toalla y trabaje toda la rutina sobre el pie izquierdo. Cuando haya terminado ambos pies, cúbralos y descanse sus manos sobre ellos.

Cristales y chacras

El cuerpo tiene muchas capas: física, intelectual, emocional y espiritual. Usted siente las cosas físicas, pero también a un nivel emocional y espiritual. En las enseñanzas hindúes, esta interacción de capas está explicada con la idea de los chacras. La palabra sánscrita *chacra* significa rueda. Cada rueda es un centro energético que gira dentro de nuestros cuerpos y que tiene que ver con algunos aspectos de nuestra salud y bienestar. Los mejor conocidos y más importantes son los ocho chacras que corren paralelamente a la columna.

Los chacras giran todo el tiempo y cada uno está asociado a un color, a emociones y a funciones físicas específicas. Es más, cada chacra está asociado a una glándula en particular en el sistema endocrino. Estas ruedas son transmisores de energía, y dispersan una energía colectiva del universo hacia su cuerpo para que usted la utilice.

¿Qué son los cristales?

Los cristales son elementos de la tierra que han sido utilizados por siglos en la sanación. También son piedras preciosas que se usan para hacer joyas, y son utilizados en aceites o, simplemente, colocados en una ventana para reflejar la luz. Los colores de las piedras están asignados a diferentes ruedas de los chacras, y, como tales, se usan juntos para hacer pares específicos. Muchas personas utilizan cristales y piedras preciosas porque son hermosos y reflejan el color que la persona está trabajando en ese momento. El color está reflejado por el chacra y se modifica por la presencia de cualquier problema de salud.

Información esencial

La energía universal es el concepto de que todos estamos conectados por medio de la corriente energética compartida que vibra a través del universo. Esta energía está compuesta por diferentes capas: espiritual, emocional, intelectual y física. La fuerza por fuera de su cuerpo es referida como la energía divina.

El chacra de la raíz

Se encuentra en el cóccix. Su color es rojo y está conectado a las glándulas suprarrenales y a la reacción de "lucha y huye". Su función es mantener bien plantados sus pies sobre la tierra, enfocados en la supervivencia. Sus problemas son estreñimiento, fatiga, problemas con las articulaciones y huesos y enfermedades relacionadas con el estrés. Cristales: ónix, hematita, jaspe rojo, granate, cuarzo ahumado y turmalina negra.

El chacra sacral

Se encuentra en el sacro. Su color es anaranjado, está conectado con los ovarios y los testículos, y tiene que ver con la sexualidad, con la sensualidad y con la reproducción. Sus problemas son los espasmos musculares, alergias, desequilibrio sexual, infertilidad y falta de creatividad. Cristales: son ámbar, cetrino, topacio, piedra lunar y ópalo de fuego.

El chacra del plexo solar

Se encuentra en el centro del abdomen, justo encima del ombligo. Su color es amarillo, y está conectado al páncreas y a las glándulas suprarrenales. Es la sede del alma, y el lugar donde se crean las opiniones. Sus problemas son cansancio, cálculos biliares, diabetes, problemas digestivos, úlceras y alergias. Cristales: olivina, topacio amarillo, turmalina de sandía, turmalina amarilla, citrino, ámbar y ojo de tigre.

El chacra del corazón

Se encuentra en el corazón, y su color es verde. Tiene que ver con emociones, amor, compasión, amabilidad, equilibrio y el dar. Sus problemas son asuntos respiratorios, ataques al corazón, presión arterial alta, insomnio, depresión, fatiga, rabia, tensión y negatividad en general. Cristales: esmeralda, jade, malaquita, aventurita y diopsida.

Hecho

El aura-soma es una especie de terapia desarrollada en la década de 1980, que utiliza el color, el aceite esencial y los minerales para crear una herramienta de sanación que combina la esencia de la luz con la estabilidad de la tierra. Esta terapia es con botellas llenas de aceite de color brillante, cada una con un contenido de propiedades curativas específicas.

El chacra del corazón alto

Se encuentra entre su corazón y su garganta, y está directamente sobre la glándula del timo. Su color es rosado y está conectado con la energía de lo divino. Aquí usted encuentra su base espiritual, esa parte que desea meditar, orar y que les ayuda a otros. Este chacra tiene que ver con su fe. Sus problemas podrían ser insuficiente producción de células T, sida y principios prematuros de vejez. Cristales: cuarzo rosado, cristal coral y turmalina sandía.

El chacra de la garganta

Se encuentra en la garganta y está conectado a las glándulas tiroides y paratiroides. Su color es azul y está relacionado con expresión, comunicación, responsabilidad y hablar la verdad universal. Los problemas conectados a este chacra son impedimentos del habla, problemas respiratorios, dolores de cabeza, de cuello y de hombros, problemas de garganta, dificultad en la comunicación, infecciones en los oídos y falta de creatividad. Cristales: aguamarina, turquesa, zafiro, cuarzo azul y lapislázuli.

El tercer ojo

Se encuentra entre sus cejas y está ligado a las glándulas pineal y pituitaria. El tercer ojo tiene que ver con inspiración, espiritualidad, conciencia e intuición. El color es añil. Los problemas con este chacra pueden ser enfermedades de los ojos, oídos y nariz, problemas en los senos paranasales, dolores de cabeza y pesadillas. Cristales: sugilita, fluorita, amatista y azurita.

El chacra de la corona

Se encuentra en la parte de arriba de su cabeza, en la coronilla. Los colores conectados a este chacra son morado, oro y blanco. Aquí se encuentra su conexión directa con su Ser máximo, lo divino, sus ángeles guardianes. Este es el centro que mira sus creencias espirituales: cómo piensa y siente acerca de la realidad. Físicamente, este chacra está conectado al sistema nervioso y a la glándula pituitaria, y, de pronto, a todo el sistema endocrino. Los dolores de cabeza y la depresión están conectados a este chacra. Cristales: amatista, diamante y cuarzo transparente.

Masaje de piedras calientes

El masaje de piedras calientes trabaja con el sistema chacra empleando piedras. Estas son calentadas en agua caliente para producir un calor tranquilizante al área de cada chacra y a las áreas de alrededor. Generalmente, son piedras de río o de basalto o también se puede usar cualquier tipo que encuentre en la playa o en las orillas de un río. Trate de encontrar unas piedras lisas y planas de tres pulgadas de diámetro y una de espesor. Va a necesitar unas diez o quince piedras en total.

Algunas personas prefieren utilizar cristales que reflejan el color de los chacras. No importa lo que escoja, el concepto básico es estimular el área a través del uso de la piedra. El beneficio adicional es que la piedra es la que hace el trabajo y no sus manos. Para preparar las piedras, colóquelas en un recipiente con agua caliente y déjelas remojando, para permitir que el calor del agua penetre en ellas.

Teniendo a su receptor acostado bocabajo, coloque una piedra plana grande, como de tres pulgadas de diámetro, sobre el chacra de la raíz en la base de la columna. Suba a lo largo de la columna colocando una piedra caliente con cuidado en cada chacra, escogiendo piedras más pequeñas a medida que va subiendo por el cuerpo. Cuando haya colocado las piedras de los chacras, usted puede escoger una piedra redonda caliente que quepa en la palma de su mano y deslizarla suavemente por las pantorrillas, parando debajo de las rodillas. Deslícese por el músculo de la pantorrilla de ambas piernas y luego pase a las nalgas.

¡Alerta!

Utilice siempre unas pinzas o una cuchara colador para retirar las piedras. No las saque con sus manos del agua caliente y cerciórese de que no estén demasiado calientes antes de colocarlas sobre el cuerpo de su receptor. Si no puede tocar las piedras no las vaya a colocar sobre su receptor. Cuando las piedras sean agradables al tacto entonces están listas para su uso.

Deslícese suavemente sobre la cadera y región de los glúteos, intercambiando las piedras frías con las calientes. Sienta lo fácil y suave que son los movimientos y asegúrese de verificar con su receptor acerca de su presión; no presione demasiado. Retire las piedras del área de los chacras y utilice una piedra tibia en su palma para deslizar sobre los músculos de la espalda. No la deslice directamente sobre la columna o cuello. Para completar la sesión, utilice las puntas de sus dedos para acariciar suavemente la espalda, y luego presione sus manos firmemente sobre los hombros para indicar que el masaje ha concluido. El masaje con piedras calientes tonifica y estimula, relaja los músculos mientras el calor penetra en lo profundo de las barrigas de los músculos.

Aceites esenciales aromáticos, cristales, ruedas de energía y color se combinan para ofrecerle a usted una maravillosa experiencia. El mundo del masaje es tan amplio como usted lo desee, con muchas avenidas emocionantes que esperan ser exploradas. Siga lo que a usted le interese y habrá más para explorar en este viaje infinito.

Capítulo 20
Cómo encontrar a un terapeuta profesional

Recibir es tan bueno como dar. Usted ha estado ocupado aplicándoles a todas las personas que conoce un masaje y ahora le llegó el turno a usted. Cuando ha saboreado la riqueza del dar, es hora de sentir la emoción del recibir. Una vez que sepa dónde buscar, encontrará muchos lugares diferentes para recibir un masaje, y muchos tipos de personas que los ofrecen. A lo largo del camino puede ser que decida convertirse en un terapeuta de masajes también; de ser así, ¡felicitaciones!

No todos los terapeutas son iguales

Debe tener varias cosas en mente cuando esté buscando a su terapeuta ideal. Debe estar seguro de que sea calificado y de que sepa lo que está haciendo. También es importante que a usted le guste la manera en que trabaja el terapeuta en particular. La recomendación gloriosa de un amigo no basta, pues puede que sus preferencias personales sean muy diferentes.

Verificar las credenciales

Como mínimo, un terapeuta de masaje debe haber completado un programa de estudio de 400 a 500 horas en una escuela de masajes, haber participado en una clínica práctica o estudio, haber aprobado un examen escrito y práctico y, quizá, también haber trabajado como aprendiz antes de trabajar como independiente.

Una vez que un terapeuta de masajes recibe su certificación de una escuela de masaje, donde se hace constar que el tenedor es competente en el campo profesional de la terapia de masajes, el terapeuta solicita una licencia para practicar en el estado donde vive. Una vez el terapeuta completa los exámenes requeridos para la licencia, el terapeuta es calificado como practicante profesional de masajes.

Pregunta

¿Qué credenciales existen además de la certificación o licencia? La membresía en organizaciones profesionales indica que el terapeuta es lo suficientemente dedicado y serio para ser miembro de un grupo gobernante que cuenta con ciertos estándares y éticas. También, el estudio adicional de posgrados indica que este terapeuta ama su trabajo y constantemente refina sus habilidades.

Cuando usted comience su búsqueda para encontrar al terapeuta de masajes indicado, trate de averiguar cuántas horas de entrenamiento ha recibido a través de una lista, si cumplió con un requerimiento práctico, si el terapeuta ha sido certificado por una escuela que haya atendido, y si tiene una licencia. Si en su localidad es requisito tener una licencia, esta debe estar a la vista junto a la certificación de la escuela.

Gusto personal

Es posible que el mejor masaje que usted haya recibido en su vida haya provenido de un hombre que trabaja en su gimnasio y que él haya recibido su capacitación de su tía, quien, a su vez, recibió su entrenamiento de su abuela, y así sucesivamente. No necesariamente tiene que haber una pared llena de certificados colgados que lo convenza a usted de que una persona es el mejor masajista. Permita que su preferencia personal sea su guía. Vaya con lo que mejor se sienta usted, tanto física como emocional y espiritualmente.

Igual de importante es la filosofía de masaje terapéutico y trabajo corporal del terapeuta. La filosofía de un terapeuta es la serie de creencias, valores y estándares que lo guían en su trabajo. Las éticas del masaje son sencillas y verdaderas: tratar a todo el mundo con compasión, honestidad y respeto y mantener las pautas profesionales sobre la sanación a toda hora. Hable con un terapeuta potencial para obtener una idea sobre si esa persona defiende esos valores.

Cómo escoger el tipo de tratamiento

¿Cuál es el tratamiento adecuado para usted? La respuesta a esta pregunta puede cambiar porque usted realiza diferentes actividades todos los días, y la necesidad de su cuerpo también puede cambiar. Para evaluar cuál es el mejor tratamiento para usted, comience con lo que le gusta. Si prefiere el masaje profundo de músculo, tome nota de cómo se siente su cuerpo hoy mediante sus movimientos y ejercicio. ¿Cómo se siente su cuello, sus hombros y su espalda? ¿Están sus músculos tensionados o fluidos? Las áreas tensionadas en grupos de músculos grandes responden bien a un masaje de músculo profundo, pero los músculos de su cuello pueden necesitar algo diferente. El tratamiento correcto para usted es lo que se siente agradable y lo que le ayuda a mejorar su sensación de bienestar. Manténgase abierto a las cosas nuevas y confíe en su terapeuta para ayudarle a decidir cuál es el mejor tratamiento.

¡Alerta!

Cuando responda las preguntas de su terapeuta de masaje, sea directo con sus respuestas, en especial cuando se trate de asuntos médicos. Su masajista basará su sesión en lo que observe y en lo que usted le informe. Es importante ser franco respecto a su estado de salud y de cómo se siente en general.

¿De dónde viene usted?

Un terapeuta de masaje entrenado le ayudará a determinar cuál es el mejor tratamiento para usted. Relátele cómo es un día típico de su vida, para explorar su nivel de energía, fortaleza física y debilidades, así como lo que usted espera obtener de su tratamiento. Juntos decidirán si la relajación es la meta primordial, o lo es el alivio del dolor crónico o una combinación de ambos, lo que exigiría una variedad de estilos de tratamiento.

¿Qué busca?

Si la liberación del estrés es una meta primordial, el terapeuta de masajes atenderá sus músculos tensionados y su inhabilidad para relajarse. Cuando el terapeuta comienza su masaje, usted sentirá cómo la ansiedad y la depresión comienzan a desvanecerse. Cuanto más relajado usted esté más profundos serán los movimientos, y eso lo tranquilizará hasta la médula. El trabajo de masaje profundo no necesariamente es doloroso, porque el cuerpo libera la tensión, se abre a un cambio a un nivel profundo sin oponer resistencia. Un buen terapeuta de masaje entiende esto.

Si usted desea más flexibilidad en sus músculos y articulaciones, el masajista profesional está calificado para trabajar a través de una serie de movimientos y estilos de masajes que serán los más apropiados para lo que usted necesita. A medida que los tejidos restringidos se sueltan, el terapeuta puede trabajar más profunda o más levemente, dependiendo de lo que su cuerpo le está diciendo.

El trabajo profundo muchas veces libera también emociones enterradas. Sin importar cuáles sean sus necesidades, la sensación de agrado y liberación profunda proveniente del masaje lo dejará sintiéndose como nuevo.

Encontrar el lugar indicado

Usted sabe lo que está buscando en un terapeuta y usted sabe lo que necesita, entonces, ¿dónde encontrar un terapeuta? Las terapias de masajes se ofrecen en los salones de belleza, tiendas de centros comerciales, su gimnasio o, a lo mejor, hasta en su oficina. Muchos terapeutas trabajan en consultorios médicos, como los quiroprácticos, acupunturistas y naturópatas.

A dónde acudir para obtener un masaje es una decisión individual; explore un poco para encontrar cuál de esos ambientes es el apropiado para usted.

Información esencial

Algunos masajistas prefieren cargar su propia camilla. Si eso es lo que usted prefiere, entonces su trabajo consiste en crear un ambiente de trabajo agradable para el terapeuta, para que usted reciba un masaje en un ambiente apacible y sereno. Que todos en su casa sepan que la hora del masaje es su tiempo sagrado.

El masaje y la industria de la belleza

Muchos salones de belleza reconocen que el cuidado de la persona a través del masaje es tan valioso como cuidar de su cabello o de sus uñas. Usted será más saludable y se sentirá mejor cuando se vea bien, y los salones de belleza ofrecen ese servicio. Muchos salones de belleza hoy en día brindan tratamientos de *spa*, así como el negocio del bienestar se vuelve algo más integral, así que averigüe.

El masaje como profesión aliada

Los médicos ofrecen el masaje en sus consultorios. Su quiropráctico sabe que usted va a permanecer ajustado por más tiempo y que recibirá el trabajo con más facilidad si se hace masajes con regularidad. Otros médicos prescriben masajes como relajación y para aliviar el dolor. De todas formas, existen médicos que reconocen el masaje como un complemento para los tratamientos que formulen.

Clínicas de masaje

Las escuelas de masaje ofrecen clínicas para sus estudiantes para que practiquen sobre cualquier tipo de cuerpo. Las clínicas cuestan menos y ofrecen una variedad más amplia de posibilidades para usted, el cliente. Con una variedad de esas para escoger, usted puede experimentar muchos diferentes tipos de masaje y técnicas. Contacte a su escuela de masajes local para averiguar si va a hacer su clínica de prácticas.

El masaje en la corriente mayoritaria

Con la aceptación creciente del masaje, no se sorprenda si usted encuentra una oportunidad para una terapia en la mitad de sus quehaceres diarios. Por ejemplo, de pronto su tienda favorita de perfumes patrocine una demostración de masaje de silla de cinco minutos delante del mostrador para promover la última fragancia del mercado. O de pronto usted se topa con un *stand* permanente de masaje de silla en el aeropuerto donde, a un dólar por minuto, el terapeuta le aplica un masaje mientras usted espera su vuelo. El estrés se encuentra en todas partes y el masaje está hecho para desestresar a las personas a lo largo de sus vidas.

Hecho

Muchas escuelas de masajes también patrocinan días de salud, donde usted puede atender y recibir el servicio que es ofrecido ese día. Generalmente, un día de programa de salud es un programa de servicio de comunidad y funciona mediante donaciones.

Qué se debe esperar

Usted encontró el sitio donde desea tener su masaje y ha hecho una cita con el terapeuta que le gusta. Hoy es su primera cita, y se pregunta qué va a suceder. Además del hecho de que va a recibir un excelente masaje, hay otros asuntos que necesitan atención.

Su terapeuta de masajes lo va a saludar y luego a formular una serie de preguntas, que van a variar desde información acerca de su nombre y número telefónico hasta su historia médica, alergias y si está tomando medicinas. También le pueden formular preguntas acerca de si ciertas áreas de su cuerpo presentan dolor, y cuáles son sus expectativas con respecto a los beneficios que espera recibir del masaje. Estas preguntas son importantes para ayudarle al masajista a entender cómo debe proceder y si se deben tomar precauciones adicionales. Siempre responda con sinceridad.

Capacitación en terapia de masajes

De las muchas horas de entrenamiento que recibe un terapeuta, generalmente el 50% es aplicando masajes y la otra mitad recibiéndolos. La filosofía consiste en que para ofrecer un buen masaje, un terapeuta debe saber cómo se siente recibirlo. Hoy, los requerimientos también incluyen un conocimiento profundo de cómo el cuerpo y la mente trabajan en armonía.

Un masajista profesional está entrenado para ser un *coach* real, un observador detallista y un excelente escucha. Los terapeutas de masaje están capacitados para saber cuándo enviar a los clientes a un médico profesional, y cuándo su trabajo complementa otras terapias que los clientes estén recibiendo. El compromiso del masajista profesional es apoyar el modelo de la salud partiendo desde sus propias vidas así como de las de sus clientes.

Tal como ya sabe, la terapia de masajes es mucho más que solo frotar espaldas. Y es más que solo recibir pago por ayudar a que las personas se sientan bien. La terapia de masajes es un complemento para cada parte de la vida, desde el nacimiento hasta la muerte y todo lo que hay de por medio. El masaje es integral, esto es, un trabajo directo para ayudar a sanar el cuerpo y la mente, brindando relajación y alivio del estrés y del dolor y una mejor circulación y desintoxicación. Los terapeutas del masaje son profesionales altamente capacitados que aman lo que hacen y se deleitan en el placer y el alivio que les producen a las personas. El compromiso de realizar un masaje es un estilo de vida.

Hecho

La capacitación de masajes por todo el mundo requiere bachilleres (o con estudios equivalentes) antes de entrar a la escuela de masajes. Un estudiante debe tener conocimientos básicos para poder manejar los requerimientos de la capacitación avanzada en masajes, sus técnicas y las reacciones fisiológicas del cuerpo.

El estudio

El estudio para convertirse en un masajista profesional incluye cursos en anatomía y fisiología, ya que estos están relacionados con el masaje, y en patología, salud y seguridad. Existe un curso que generalmente cubre la planeación de un negocio y la preparación para la entrada al mundo de los profesionales. Las precauciones universales para la salud y la seguridad del masajista y del cliente son parte de cada programa de masajes. La preparación de los terapeutas, que también estudian la ética del comportamiento, está relacionada con cómo interactuar profesionalmente mientras se adhiere al estricto código de valores y conducta. Además, los aspirantes a terapeutas de masajes aprenden acerca de la documentación clínica, ya que esta está relacionada con la profesión y con cómo hacer evaluaciones profesionales que permiten ofrecer el mejor servicio a sus clientes. Los estudiantes de masaje también estudian su historia.

Información esencial

La profesión de masajista reconoce el crecimiento que ha habido en su industria y ha fijado unos estándares y calificaciones, que son reconocidos por este procedimiento de examen.

Los estudios en masajes siguen después del grado en el cual el masajista decide si desea expandir sus conocimientos y aprender nuevas técnicas en otros métodos de trabajo corporal.

El campo de los masajes y del trabajo corporal se está expandiendo y ganando más aceptación dentro de la medicina complementaria. El masaje nos permite hacer masajes compasivos y darle al receptor un sentimiento de amor y seguridad. El masaje le permite a las personas dedicarse un tiempo de calidad a ellos mismos, lejos del trajín y del ruido del diario vivir. No importa si usted está dando o recibiendo, haga el esfuerzo de tomarse el tiempo para disfrutar los beneficios para la salud que le brinda el maravilloso arte de los masajes.

Apéndice A

Glosario

Abdomen: estructura en el centro del cuerpo que sostiene los órganos viscerales; es el centro de la fuerza de la vida o chi.

Aceites esenciales: aceites naturales derivados de plantas y destilados con vapor para llegar a la esencia de la planta; pueden ser utilizados para fines medicinales, terapéuticos o cosméticos.

Acupresión: forma tradicional china de medicina, en la cual se utilizan los dedos para presionar hacia los puntos de energía sobre los meridianos para promover la sanación soltando la congestión y permitiendo que fluya la fuerza de la vida o chi con más claridad.

Acupuntura: práctica de medicina tradicional china que utiliza agujas insertadas en los puntos de energía a lo largo de los meridianos para estimular la salud; los puntos están conectados energéticamente a los órganos del cuerpo y las agujas liberan la congestión para producir equilibrio y armonía.

Adrenalina: hormona principal de "lucha o huye", producida por las glándulas suprarrenales.

Amasamiento: forma de masaje sueco, también conocido como *petrissage*, que se realiza como si se estuviera amasando.

Anatomía: estudio de la estructura del cuerpo.

Anatripsis: arte de frotar la piel hacia arriba en dirección del corazón, utilizando el flujo del sistema circulatorio para eliminar los productos de desecho del cuerpo; fue descubierto por Hipócrates.

Anma: forma original de masaje curativo utilizado en la China antigua.

Aromaterapia: tratamiento terapéutico que emplea aceites esenciales de cualidades medicinales.

Avicena: doctor persa de finales del siglo diez; escribió *El canon de la medicina*, libro que clasifica, describe y presenta las causas de innumerables enfermedades.

Ayurveda: forma antigua de medicina de la India, que combina yoga, meditación, masaje y medicina herbal para promover un estilo de vida saludable.

Baños: empleados hoy para promover la curación y la relajación con agua; originarios de tiempos antiguos.

Bienestar: concepto de la prevención de enfermedades, contrario al tratamiento de los síntomas; la filosofía del bienestar lo estimula a hacer cambios en su propia salud continuada.

Chacras: puntos de energía dentro del cuerpo que mantienen un sentido de equilibrio a través de conexiones con los sistemas endocrino y nervioso central.

Chi: término utilizado en la sanación china, que representa la energía de la fuerza vital del cuerpo.

Cubrimiento: especie de cobija utilizada durante el masaje para que el receptor se sienta cómodo y seguro.

Dolor: sensación que su cuerpo crea para hacerle saber que algo anda mal; es el sistema de alarma del cuerpo.

Drenaje linfático: proceso que ayuda al sistema linfático a funcionar, pues reduce la hinchazón y libera las toxinas.

Effleurage: término de masaje sueco utilizado para describir movimientos largos y deslizantes; este movimiento, muchas veces, es el más utilizado en el masaje.

Espasmo muscular: contracción involuntaria de un músculo o un número de músculos; puede resultar de la acumulación de ácido láctico durante el ejercicio.

Estrés: estímulo que hace que el cuerpo responda con la producción de adrenalina; si el estímulo no es disipado, el cuerpo continuamente reacciona con una reacción de "lucha o huye".

Fascia: tejido fibroso que cubre todo el sistema muscular.

Fatiga muscular: enfermedad de un músculo cuando ha trabajado con tanto esfuerzo que no responde al contraerse.

Fisiología: estudio de las funciones del cuerpo.

Fricción: movimiento de masaje que desplaza la piel sobre el músculo, libera la tensión y suelta las adhesiones.

Galen: médico antiguo de Grecia y escritor prolífico, que empleaba el masaje en su trabajo.

Gimnasio: institución griega antigua donde se realizaban debates atléticos y de masajes; es modelo para los *spas* modernos.

Glándulas suprarrenales: producen hormonas y se encuentran encima de los riñones.

Hammam: baños en países árabes.

Hidroterapia: cualquier tipo de terapia de agua; descendiente directo del gimnasio griego.

Hipócrates: es considerado el padre griego de la medicina, a la que ha influenciado a lo largo de la historia; fue el primero en usar el anatripsis, especie de frotación.

Homeóstasis: estado de equilibrio; estado preferido del cuerpo.

Isquemia: enfermedad donde el flujo de sangre hacia los músculos es restringido, lo que provoca dolor.

Ki: palabra japonesa para la energía de la fuerza vital.

Ligamento: banda fibrosa dura de tejido conectivo, que conecta hueso con hueso o mantiene los órganos en su lugar.

Linfa: fluido que ayuda a alimentar las células y es clave para combatir infecciones al eliminar toxinas del cuerpo.

Líquido intersticial: el que está entre las células y los vasos sanguíneos.

Masaje: manipulación manual del tejido blando del cuerpo.

Masaje de silla: masaje sentado con la persona completamente vestida; puede ser realizado en cualquier lugar y puede ser tan corto como diez minutos.

Masaje del tejido conectivo: masaje profundo que ayuda al cuerpo a eliminar toxinas en músculos, articulaciones y órganos.

Masaje deportivo: masaje especial para atletas, que emplea más que todo técnicas suecas; estas se aplican antes de un evento para la relajación, y durante el entrenamiento para mantener a los músculos en buena condición.

Masaje sueco: marco principal del masaje moderno; es un sistema de masaje que utiliza movimientos conocidos como *effleurage, petrissage* y *tapotement* para trabajar sobre el tejido blando y los músculos subyacentes; ayuda a liberar los desechos tóxicos y promueve la circulación.

Masaje profundo de tejidos: el mismo masaje sueco, que se utiliza para trabajar con profundidad la fascia para liberar las restricciones en el tejido muscular.

Masaje tai: forma antigua de sanación que equilibra el chi, utilizando presión sobre los puntos de sanación y el estiramiento pasivo.

Meridianos: canales de energía de la fuerza vital que corren por el cuerpo; existen doce meridianos importantes y seis transportadores, utilizados en acupuntura, acupresión, y muchas otras formas de trabajo corporal.

Metabolismo: proceso inicial dentro de su cuerpo, que transforma la comida en energía.

Palpación: examen del cuerpo por medio del tacto de manos y dedos, tal como en el masaje.

Petrissage: técnica de amasamiento empleada en el masaje.

Prana: palabra hindú para la energía de la fuerza vital.

Puntos de presión: puntos específicos que corren a lo largo de los meridianos y están conectados a órganos particulares; se utilizan en forma de terapia, como la acupuntura y la acupresión.

Qi: palabra alternativa para el chi; palabra china para la energía de fuerza vital.

Quiropráctico: doctor en medicina natural, que trata la columna para curar el cuerpo.

Reacción "lucha o huye": nuestra reacción instintiva en una situación de emergencia, que nos dice que debemos luchar contra el enemigo o huir; produce un aumento en la presión arterial, latidos del corazón y aceleración en la respiración, y un flujo de sangre muscular óseo, todo lo cual no es útil en la mayoría de las situaciones de estrés diario.

Reflexología: sistema de trabajo corporal que utiliza puntos en los pies, manos y orejas para tratar todo el cuerpo: produce una relajación profunda y alivio físico de las enfermedades.

Reiki: sistema de trabajo de energía en el cual el masajista trabaja con el campo de energía del receptor, conocido como aura; produce una sensación profunda de bienestar y promueve la sanación.

Rhazes: doctor persa islámico del siglo XVIII, que promovía el masaje, el ejercicio, la dieta y la terapia de agua.

Shiatsu: tratamiento japonés de presión de dedos, antiguo y tradicional; fue adaptado de las técnicas chinas anma y tui-na.

Sistema endocrino: sistema que produce todas las hormonas en el cuerpo.

Sistema nervioso: sistema que comprende el cerebro y la médula espinal, nervios y ganglios, que reciben e interpretan los estímulos y transmiten impulsos por todo el tejido corporal.

Spa: nombre moderno que se le da a los centros que ofrecen tratamientos de agua, masaje y hasta comida saludable; es el equivalente moderno del gimnasio griego.

Tapotement: golpeteo, o movimientos de percusión en el masaje sueco.

Tejido conectivo: el que apoya y conecta todos los tejidos, incluyendo los de fibra, como tendones, ligamentos y cartílagos; ofrece apoyo y protección mientras sostiene todo dentro del cuerpo.

Tendón: tejido conectivo fibroso denso que une un músculo al hueso.

Terapia de polaridad: terapia que utiliza el masaje, el trabajo de energía y la visualización para equilibrar el cuerpo.

Trabajo corporal: cualquier forma de contacto físico que utiliza técnicas para provocar cambios y curación; no es necesariamente un masaje.

Tui-na: variedad de técnicas de la medicina tradicional china, que incluye masaje, movilidad de las articulaciones, acupresión, moxibustión y sostenimiento con la mano ahuecada.

Tsubo: nombre japonés para los puntos de presión profundos a lo largo de los meridianos.

Yoga: sistema de sanación antiguo que utiliza respiración, dieta y posturas de estiramiento para promover la salud y el bienestar.

Apéndice B: Fuentes

Organizaciones

La siguiente lista de organizaciones le puede ayudar a encontrar un terapeuta de masajes, una buena escuela de masajes o materiales para masajes:

Asociación Norteamericana de Terapia de Masajes
820 David Street, Suite 100
Evanston, IL 60201-4444
847-864-0123
www.amtamassage.org

Asociación Norteamericana para Terapias de Trabajo Corporal de Asia
Laurel Oak Corporate Center
Suite 408, 10101 Hadonkl-Berlin
Voorhees, NJ 08043
856-782-1616
www.aobta.org

Junta de Certificación Norteamericana de Reflexología
P. O. Box 740879
Arvada, CO 80006-0879
303-933-6921
www.arcb.net

Asociación de Profesionales de Trabajo Corporal y Masaje
28677 Buffalo Park Road
Evergreen, CO 80439-7347
1-800-458-2267
www.abmp.com

Asociación Ltda. Australiana de Acupuntura y Medicina China
P. O. Box 5142, West End
QLD, 4101 Australia
07 3846 5866
Aacma@acupuncture.org.au

Academia Dhanvantari
10 Summer Street, #1109
Malden MA 02149
Nimai Nitai Das, Director
617-413-7259
positeveayurveda@comcast.net

Instituto para la Medicina Complementaria
P.O. Box 194
London SE16 7QZ
Inglaterra
00 44 17 237-5165
www.icmedicine.co.uk

Consejo Internacional de Reflexología
P. O. Box 78060, Westcliffe Postal Outlet
Hamilton, ON L9C 7N5
Canadá
905-387-8449
www.icr-reflexology.org

Asociación Internacional de Masajes
3000 Connecticut Avenue, N. W. #308
Washington, DC 20008
202-387-6555
www.internationalmassage.com

Asociación Internacional de Spa
546 East Main Street
Lexington, KY 40508
1-888-651-4772
www.globalspaguide.com

Junta Nacional de Certificación para el Masaje Terapéutico y el Trabajo Corporal

8201 Greensboro Drive, Suite 300
McLean, VA 22102-3810
703-610-9015
www.ncbtmb.com

Libros

Aquí veremos algunas fuentes de los temas tratados en este libro:

Ackerman, Diane. *A Natural History of The Senses.*

Adamson, Eve. *The Euerythinff Stress Management Book.*

Barnett, Libby, and Maggie Chambers. *Reiki Energy Medicine.*

Beck, Mark F. *Mifady's Theory and Practice of Therapeutic Massage.*

Blate, Michae!. *The Natural Healer's Acupressure Handbook.*

Borysenko, Joan. *7 Paths to God.*

Brennan, Barbara Ann. *Hands of Light.*

Cailliet, Rene. *Soft Tissue Pain and Disability.*

Calvert, Robert Noah. *The History of Massage.*

Chopra, Deepak. *Perfect Health.*

Clark, Rosemary. *The Everything® Meditation Book.*

Coulter, David. *Anatomy of Hatha Yoga.*

Davis, Phyllis R. *The Power of Touch.*

Devereux, Charla, and Bernie Hephrun. *The Perfume Kit.*

Dougans, Inge. *The Complete fffustrated Guide to Reffexology.*

Eddy, Mary Baker. *Science and Health.*

Franzen, Suzanne. *Shiatsu for Heafth and WelfBeing.*

Fritz, Sandy. *Mosby's Fundamentals of Therapeutic Massage.*

Gach, Michael R., and Carolyn Marco. *Acu-Yoga.*

Goodman, Sau!. *The Book of Shiatsu.*

Hamlyn. *Head Massage.*

Heath, Alan, and Nicki Bainbridge. *Baby Massage.*

Inkeles, Gordon. *The New Massage.*

Jackson, Richard. *Hofistic Massage.*

Jaffe, Marjorie. *The Muscfe Memory Method.*

Jarmey, Chris, and John Tindall. *Acupressure for Common Aifments.*

Judith, Anodea, Ph.D. *Wheels of Life.*

Kirsta, Alix. *The Book of Stress Survival.*

Kushi, Michio, and Edward Esko. *Basic Shiatsu.*

Lidell, Lucy. *The Sensual Body.*

Lidell, Lucy. *The Book of Massage.*

Loewendahl, Evelyn. *The Power of Positive Stretching.*

Loving, Jean E. *Massage Therapy.*

Lu, Henry C. *Chinese Natural Cures.*

Lundberg, Paul. *The Book of Shiatsu.*

Lunny, Vivian, M.O. *Aromatherapy.*

Maxwell-Hudson, CIare. *Aromatherapy Massage.*

McCarty, Patrick. *A Beginner 's Guide to Shiatsu.*

McClure, Vimala Schneider. *Infant Massage.*

Mitchell, Karyn. *Reiki: A Torch in Daylight.*

Montagu, Ashley. *Touching, the Human Significance of Skin.*

Mumford, Susano *The Complete Guide to Massage.*

Muramoto, Naboru. *Healing Ourselves.*

Myss, Caroline. *Anatomy of the Spirit.*

Q'Keefe, Adele. *The Official Guide to Body Massage.*

Pritchard, Sarah. *Chinese Massage Manual.*

Prudden, Bonnie. *Pain Erasure.*

Rister, Robert. *Japanese Herbal Medicine.*

Roizen, Michael F. *Real Age.*

Rush, Anne Kent. *Romantic Massage.*

Rynerson, Kay. *The Thai Massage Workbook.*

Salvo, Susan G. *Massage Therapy, Principies and Practice.*

Sharamon, Shalila, and Bodo J. Baginski. *The Chakra Handbook.*

Stillerman, Elaine. *Mother Massage.*

Stormer, Chris. *Reflexology, the Definitive Guide.*

Tappan, Frances. *Healing Massage Techniques.*

Tortora, Gerard. *Introduction to the Human Body.*

Tucker, Louise. *An Introductory Guide to Reflexology.*

Walters, Lynne. *Kind Touch Massage.*

Werner, Ruth, and Ben E. Benjamin. *A Massage Therapist 's Guide to Pathology.*

Wescott, Patsy. *Overcoming Stress.*

Yogananda, Paramahansa. *Autobiography of a Yogi.*

Revistas

Existen muy pocas revistas especializadas en masajes. Aquí mencionamos a tres:

Massage Magazine
1636 West First Avenue, Suite 100
Spokane, WA 99204
1-800-533-4263

Massage Therapy Magazine
820 Davis Street, Suite 100
Evanston, IL 60201-4444
847-864-0123

Massage Australia
P.O. Box 13

Windang, New South Wales 2528
Australia

Fuentes en internet

La Internet es otro buen recurso para obtener información acerca de los masajes. A continuación veremos algunas páginas de Internet que muestran equipos para masajes, aunque existen muchas más:

www.allyouknead.com

www.isokineticsinc.com

www.365fitness.com

www.massageoutpost.com

www.bestmassagetable.com

www.promedproducts.com

Índice